看護学テキスト NiCE

看護教育学

看護を学ぶ自分と向き合う

改訂第3版

編集　グレッグ美鈴　池西悦子

南江堂

執筆者一覧

◆ 編 集

グレッグ美鈴	ぐれっぐ　みすず	名桜大学大学院看護学研究科
池西　悦子	いけにし　えつこ	大阪医科薬科大学看護学部

◆ 執 筆 （執筆順）

グレッグ美鈴	ぐれっぐ　みすず	名桜大学大学院看護学研究科
奥井　幸子	おくい　ゆきこ	岡山県立大学名誉教授
橋本麻由里	はしもと　まゆり	岐阜県立看護大学
田村　由美	たむら　ゆみ	日本赤十字広島看護大学
髙橋みや子	たかはし　みやこ	元宮城大学大学院看護学研究科
田中　響	たなか　ひびき	鳥取看護大学
近田　敬子	ちかた　けいこ	鳥取看護大学名誉学長
林　千冬	はやし　ちふゆ	神戸市看護大学
牧本　清子	まきもと　きよこ	大阪大学名誉教授
中岡亜希子	なかおか　あきこ	神戸女子大学大学院看護学研究科
池西　悦子	いけにし　えつこ	大阪医科薬科大学看護学部
北川　明	きたがわ　あきら	順天堂大学保健看護学部
和賀　德子	わが　とくこ	元東京医療学院大学保健医療学部看護学科
北得美佐子	きたえ　みさこ	東京医療保健大学大学院和歌山看護学研究科
安酸　史子	やすかた　ふみこ	日本赤十字北海道看護大学
塚本　友栄	つかもと　ともえ	自治医科大学看護学部
佐々木幾美	ささき　いくみ	日本赤十字看護大学
朝倉ストレンペック由紀	あさくらすとれんぺっく　ゆき	アドベントヘルス・パーカー病院（米国）
Joan Kathy Magilvy		コロラド大学（米国）名誉教授
Vicki Erickson		コロラド大学（米国）名誉教授
竹熊カツマタ麻子	たけくまかつまた　あさこ	静岡県立大学看護学部
角田みなみ	かくた　みなみ	聖アンソニー看護大学（米国）
松谷美和子	まつたに　みわこ	聖路加国際大学名誉教授

はじめに

　本書『看護教育学—看護を学ぶ自分と向き合う』は，2009年の初版から一貫してサブタイトルの「看護を学ぶ自分と向き合う」ことを大切にしている．「看護を学ぶ自分と向き合う」ことで，自分自身を知る努力をし，看護を学ぶことの自分にとっての意味を見つけてほしい．

　改訂第2版の刊行から5年が過ぎ，社会の変化とともに看護学教育にもさまざまな変化があった．改訂第3版の執筆にあたっては，初版，第2版に引き続く章の各執筆者に，最新の内容を加えていただいた．また新たな節として，「ICTを活用した学習」と「ダイバーシティとインクルージョン」を追加した．

　本書は，必要な知識の整理とともに，看護学生が自分の進路に悩むとき，看護学生として学ぶ過程で問題解決を図ろうとするときに活用できるテキストを目指した．さらに看護基礎教育を終えて，継続教育や卒後教育を受けている人々も活用できる内容とした．

本書の特長

　第Ⅰ章では，用語のさまざまな定義をみながら，「看護教育学とは何か」を検討する．第Ⅱ章の「専門職としての看護」では，専門職の基準を学び，日本の看護職について考える．また実践経験からどのように看護学が構築されるか事例を用いて解説する．さらに多職種連携教育を学ぶ．第Ⅲ章の「看護教育制度」では，歴史的な変遷と看護教育制度の現状と課題，さらに准看護師制度問題の理解を促す．第Ⅳ章の「看護学教育の基盤」では，6つの概念を学ぶことによって，学習の深化を目指す．第Ⅴ章では，「カリキュラム」の開発・デザイン・評価について学習する．第Ⅵ章の「学習理論と学習方法」では，学習とは何か，どのような学習理論・学習方法があるかを学ぶ．第Ⅶ章の「臨地実習における教育と学習」では，教育的ケアリングモデル・経験型実習教育とは何かを学び，臨地実習で看護学生が直面しやすい問題とその対処を具体例で示す．第Ⅷ章の「教育評価」では，目的・意義・考え方，および評価の実際の理解を目的とする．第Ⅸ章では「欧米における看護学教育」として，米国，英国の看護学教育を取り上げ，国際的な視点から日本の看護学教育の課題を考えることを促す．

　改訂第3版までの間に，執筆者の近田敬子先生，松谷美和子先生，Vicki Erickson先生がお亡くなりになった．私たちの師であった先生方とのお別れはたいへん悲しい．先生方のご冥福を心よりお祈りする．

　最後に改訂版の発刊にご尽力下さった各執筆者の方々，南江堂看護編集部の皆様，とくに初版から支援をして下さった竹田博安氏，改訂第3版において適切なご指摘を下さった鈴木詠子氏，森翔吾氏に心より感謝したい．

2023年12月

グレッグ美鈴
池西悦子

目　次

第Ⅶ章　臨地実習における教育と学習 ……………… 213

1　教育的ケアリングモデル・経験型実習教育　　安酸史子 ……………… 214

2　看護学生が直面しやすい問題：臨地実習を通して　　塚本友栄 ……… 225

第Ⅷ章　教育評価　　佐々木幾美 ……………………… 235

1　教育評価とは何か …………………………………………… 236

第IX章　欧米における看護学教育 ································· 255

※本書の欧文人物名のカタカナ表記は南江堂編集部が独自に作成

第I章

看護教育学とは何か

第I章

学習目標

1. 看護教育，看護学教育，看護教育学の違いを理解する
2. 看護学教育における看護教育学の役割を理解する

1 看護教育学とは何か

この節で学ぶこと

1. 看護教育学とは何かを理解する
2. 看護学教育，看護教育との違いを学ぶ
3. エビデンスに基づく看護学教育とは何かを理解する

　「看護教育学」とは何だろう．看護教育と同じなのだろうか．看護学教育とは違うのだろうか．この節を読んで，これからあなたが学習しようとしている「看護教育学」とは何なのかを，まず理解してほしい．

A. 関連する用語の理解

　　看護教育と看護学教育，看護教育学の違いを理解するために，まず関連する用語が辞書[1]でどのように定義されているかをみてみよう．

用語の整理

- **看護基礎教育**（basic nursing education）：わが国においては，看護師国家試験の受験資格を満たす看護師学校養成所（看護系大学，短期大学，看護専門学校*，高等学校衛生看護科専攻科等）における教育が看護基礎教育に該当する
- **看護継続教育**（continuing education in nursing）：日本看護協会（2012）は，「看護における継続教育とは，看護の専門職として常に最善のケアを提供するために必要な知識，技術，態度の向上を促すための学習を支援する活動である．継続教育は，看護基礎教育での学習を基盤とし，体系的に計画された学習や個々人が自律的に積み重ねる学習，研究活動を通じた学習などさまざまな形態をとる学習を支援するように計画されるものである」と定義している．看護継続教育は，以前，その一部に看護卒後教育を含むものとして捉えられていた．しかし，1977年の国際看護師協会による看護継続教育と看護卒後教育の区別の提唱等を契機とし，現在は「大学院で行われている教育」を意味する看護卒後教育とは区別されている
- **看護卒後教育**（graduate education in nursing）：日本看護協会は，看護卒後教育を「大学院で行われている教育」と規定している．わが国には，博士課程，修士

---

*学校教育法の規定により，専修学校には，高等課程，専門課程または一般課程があり，専門課程を置く専修学校は，専門学校と称することができる．

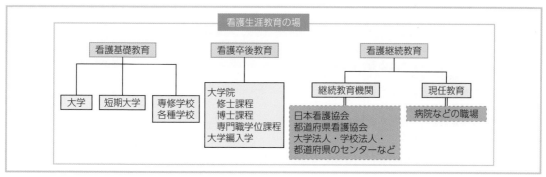

図 I-1-1　看護・看護学における教育

［稲田美和，池田明子，村上美好ほか：看護管理シリーズ 7　継続教育，第 2 版（荒井蝶子ほか監），p.26，日本看護協会出版会，1998 を参考に作成］

　　課程，専門職学位課程（専門職大学院）がある
- **現任教育**（in-service education (training)）：現職教育ともいう．現在任ぜられている（近い将来任ぜられる）職務を遂行する上で必要な能力を育成・充実させ，組織の発展に貢献することを目的とする教育（教授・学習）を指す
- **生涯教育**（lifelong integrated education）：教育は「すべての人の，誕生から死に至るまで一生を通じて行われる教育の過程で，それゆえに全体として，統合されて行われることが必要な教育の過程であらねばならない」という主張（教育理念）を内容とする用語．以前からあった家庭教育，学校教育，卒後教育，社会教育，成人教育，継続教育などあらゆる教育を包含した教育理念・用語として広く世界に普及している

　　これらの用語の関連とそれが実施される場所について，**図 I-1-1** に示す．

B.　看護教育，看護学教育，看護教育学の違い

　　次に，看護教育，看護学教育，看護教育学がそれぞれどのように定義されているか，どのような違いがあるのかをみてみよう．

1 ● さまざまな定義（表 I-1-1）

　　看護大事典で，小山は，**看護教育**（nursing education）とは「個人，家族および集団の最適な健康状態を目指し，その対象にとって最良の看護を提供できる専門職業人を育成するための教育のことを指す包括的な概念．看護師・保健師・助産師などの看護職になるための教育を指す場合もある一方，看護職になるための基礎教育と卒業後の継続教育を合わせた看護職の生涯教育を指す場合もある．20 世紀後半には，看護を学問として教育するという意味で，特に看護基礎教育や大学院における教育は『**看護学教育**』と表現されることが多くなった」[2] としている．

　　この定義では，看護教育は次の 2 つの使い方があることになる．

表Ⅰ-1-1　看護教育，看護学教育，看護教育学の定義の違い

	看護教育の定義	看護学教育の定義	看護教育学の定義	定義の考え方
氏家 (1991年)	4つに大別される ①看護師になるための看護師養成教育 ②看護職になるための看護職基礎教育 ③看護職基礎教育と卒業後の継続教育を併せた看護職生涯教育 ④資格の有無にかかわらず，看護学や看護の教育をするもの	看護を看護学として教育するもの		看護職としての教育は，看護学教育となりうる教育機関と，当分無理であると予想できる教育機関があり，すべての看護職教育が看護学教育であるとはいえない．
小山 (2002年)	①看護職※になるための教育 ②看護基礎教育と卒業後の継続教育を合わせた看護職の生涯教育	看護基礎教育と大学院で行われる卒後教育	看護教育に関連する教育制度・カリキュラム・教育方法・評価法そのほかについて，研究的な取り組みを行う学問あるいは学問領域のことをいう．	看護教育の概念は，看護学教育も含めた広い概念である．
大串ら (2005年)	専門的な看護実践活動についての教育システムである． 教育の対象者は，専門職としての看護職者であり，看護基礎教育と看護継続教育とを包含する．	学術的理論として体系化された看護実践の専門性を教授・学習する過程		専門職業である看護職の看護教育は，本来は看護学教育によって行われるべきであるという意味で用語上は重なり合う．概念についての内包（看護学教育）と外延（看護教育）の関係にある．
杉森 (2021年)	健康教育あるいは衛生教育と同様に，一般的・普遍的教育の一部と規定する．	大学・短期大学において行われる学部教育および大学院研究科の教育	看護学各領域の教育に共通して普遍的に存在する要素を研究対象として，看護学生を含む看護職者個々人の発達の支援を通して看護の対象に質の高い看護を提供することを目ざす学問である．	看護専門学校で看護学を教授しているのに看護専門学校は看護学教育の範疇には入らないという矛盾を持つが，看護職養成教育がすべて大学教育になることを願った定義である．

※看護職とは，看護師，保健師，助産師を指す.

　　①看護職（看護師，保健師，助産師）になるための教育
　　②看護基礎教育と卒業後の継続教育を合わせた看護職の生涯教育

　そして看護基礎教育や大学院で行われる卒後教育が看護学教育ということになる．
　さらに小山[3]は，看護教育と看護学教育は，著者により使い分けられていたり，その使い分けが明確ではない文献もあることを指摘し，看護教育を看護学教育と呼ぶことにより，看護を科学として体系づけるための研究の必要性が認識され，看護学の発展に寄与したとしている．そして看護教育の概念は，看護学教育も含めた広い概念であると結論づけている．
　一方，看護教育学（study of nursing education）は，「看護教育に関連する教育制度，カリキュラム，教育方法，評価法その他について，研究的な取り組みを行う学問あるいは

学問領域」[4] と定義されている．看護教育と看護教育学の違いは，小山の定義に示されている英単語をみるとわかりやすい．看護教育学は，看護教育を「study」，つまり研究する学問なのである．

氏家[5] は，「看護教育」の概念を看護職の教育内容や社会的な背景などによる変遷をもとに，次の4種に大別している．この論文が発表されたのは，1991年である．

①看護師になるための看護師養成教育
②看護職（看護師，保健師，助産師）になるための看護職基礎教育
③看護職基礎教育と卒業後の継続教育を併せた看護職生涯教育
④その他：資格の有無にかかわらず，看護学や看護の教育をするもの

氏家は，看護学教育について，看護を看護学として教育するものと定義し，看護職としての教育は，看護学教育となりうる教育機関と，当分無理であると予想できる教育機関があり，すべての看護職教育が看護学教育であるとはいえないとしている．このような考え方は，30年以上が経過した現在でも存在すると思われる．

大串ら[6] は，看護教育と看護学教育の用語があいまいに使われていることを問題視し，文献からこれらの定義を検討・考察している．その結果として，看護教育とは，専門的な看護実践活動についての教育システムであるとし，教育の対象者は，専門職としての看護職者（保健師，助産師，看護師）であり，看護基礎教育と看護継続教育とを包含するとしている．看護学教育については，「学術的理論として体系化された看護実践の専門性を教授・学習する過程」としている．これら2つの用語は，並列ではなく，専門職業である看護職のための看護教育は，本来は看護学教育によって行われるべきであるという意味で用語上は重なり合う．つまり一概念についての内包（看護学教育）と外延（看護教育）のような関係にあると結論づけている．

1988年，日本で初めて「看護教育学」というタイトルの書を著した杉森は，看護教育，看護学教育，看護教育学をそれぞれ次のように定義している．看護教育とは「健康教育あるいは衛生教育と同様に，一般的・普遍的教育の一部と規定する」[7] と述べている．つまり，看護師養成教育や看護学教育とは同義ではなく，看護教育は教育対象を特定すべき教育ではないとしている．また，**看護師養成教育**とは「看護基礎教育課程における看護学の教育を指し，教育課程修了後には，看護専門学校において課程修了を認定し，短期大学においては短期大学士，大学においては学士を授与し，同時に看護師国家試験の受験資格を与えるという共通した目的をもった職業人を育成する専門的教育である」[8] としている．一方，看護学教育とは「医学教育および薬学教育と同様に，大学・短期大学において行われる学部教育および大学院研究科の教育」[8] と規定し，看護師養成教育と看護学教育を明確に区別している．杉森らは，この看護学教育の規定は，保健師助産師看護師学校養成所指定規則において，看護専門学校で看護学を教授していることになっているにもかかわらず，看護専門学校は看護学教育の範疇には入らないという矛盾を持つが，看護職養成教育がすべからく大学教育になることを願い，あえてこのように規定すると述べている．この杉森らの規定は，看護学教育となりうる教育機関とそうでない教育機関があるという氏家の考え方と通じるものである．

　　看護学教育の発展を図り，看護職者による専門的な活動の質向上に寄与することを目的として，1991年に設立された一般社団法人日本看護学教育学会では，看護学教育を次のように定義している．「看護学教育とは，看護実践の質の保証あるいは改善のために，看護職を志向する者および看護職の資格を有する者を対象として，看護学の体系に則って展開される教授学習過程である．Nursing education is a teaching learning process in the discipline of nursing for people who aim to be a nursing professional and have a nursing license in order to assure or improve the quality of nursing practice[9]」．この定義の作成は，2期にわたる教育制度委員会が担当し，理事会での検討を繰り返し，学会員のパブリックコメントを経て決定された．この定義は，看護学教育を実施する教育機関を特定するのではなく，教育内容を強調する立場で作成されたものである．看護学教育の定義の検討には4年の歳月が費やされており，用語の定義の難しさを感じさせる．

　　杉森らは，看護教育学については，「看護教育学とは，看護学各領域の教育に共通して普遍的に存在する要素を研究対象として，看護学生を含む看護職者個々人の発達の支援を通して看護の対象に質の高い看護を提供することを目ざす学問である」[10]と定義している．

　　舟島は，この定義が含む内容を詳しく述べている．「看護学各領域とは，基礎看護学，母性看護学，小児看護学，成人看護学，老年看護学，地域看護学，精神看護学などを意味する．さらに，看護学各領域の教育とは，これらの領域の目的を達成するための教育であり，看護基礎教育，看護卒後教育，看護継続教育のすべてを包含する．加えて，そこに存在する普遍的要素とは，看護教育制度，看護学教育カリキュラム，看護学教員，看護学生，看護学教授＝学習過程が包含する要素，看護学教育評価など多様である」[11]と説明している．

　　佐藤らは，「一連の授業過程の理論的裏づけとなる学問は教育学であり，看護の場合は看護教育学である．…(略)…看護教育学は，教育学を基盤とした看護に関する教育の目的や方法の理論を研究する学問であるといえる．しかしながら，看護教育学でいう看護とは何を指すのかについては看護界でのコンセンサスは得られておらず，不明確なところもある．すなわち看護学を教授するための看護学教育学なのか，看護師育成のための看護師教育学なのか，また，看護教育学のなかには看護の基礎教育のための基礎看護教育学や専門分野の看護教育学が存在するのか，あるいは包含されるものなのかなど判然としないまま今日にいたっている」[12]という問題を指摘している．

2 ● 定義における論点の整理

　　これまでみてきた看護教育，看護学教育，看護教育学におけるさまざまな定義の論点を整理すると，次のようになる．

　　①看護教育は，看護職養成教育と同義か
　　②看護教育は，看護学教育を含むか
　　③看護教育は，看護基礎教育と看護継続教育の両方を指すか
　　④看護教育は，上記のどれとも異なる一般的・普遍的教育か
　　⑤看護学教育は，看護職養成を行うすべての教育機関（看護専門学校，短期大学，大

　　学）および大学院で行われているとするか，看護専門学校を除外するか
　　⑥看護教育学は，看護教育を対象とするか，あるいは看護学教育を対象とするか
　　⑦看護教育学は，看護に関するすべての教育を対象とするか

3● 本書における定義

　　以上の文献検討および論点の整理をもとに，本書では，看護教育，看護学教育，看護教育学を次のように定義して用いることとする．

- 看護教育とは，杉森らの定義を踏襲し，**対象を特定しない看護に関する一般的・普遍的教育**と定義する．したがって，看護職を養成する教育とは異なるものである．
- 看護学教育とは，**看護職（看護師，保健師，助産師）になるための基礎教育および大学院で行われる卒後教育**をいう．杉森らが看護学教育として定義している大学・短期大学および大学院研究科の教育に，看護専門学校における教育を追加するものである．杉森と同様に，看護職を養成する教育がすべて大学教育となることを期待するが，現状において約63％を占める看護専門学校での教育においても，看護学が教授されるべきという考えから，看護専門学校の教育を含むものとする．
- 看護教育学とは，上記に規定した**看護学教育における教育制度，カリキュラム，教育方法，学習方法，評価など，および継続教育を研究対象とし，社会の変化に対応し，質の高い看護実践を行い，自ら生涯にわたって学ぶことのできる看護職の養成を目指す学問**と定義する．

　　この本で看護教育学を学ぶ人には，看護教育学が看護学教育において研究対象としている教育制度，カリキュラム，教育・学習方法，評価における基礎知識を身につけてもらうことと，教育実践および研究から生まれた看護学教育の基盤となる概念を理解し，看護学を学ぶ意味を考えてもらうことを期待している．

C. 看護教育学における教育・研究

　　看護基礎教育の中で，どの程度，看護教育学の授業が行われているかについての最近のデータは見当たらない．2004年に看護系大学のシラバスなどの分析により「看護教育学」の授業の実態調査を行った加古ら[13]は，看護教育学を教えることは「学習支援」という機能を発揮するのではないかと述べている．

　　本書で目指していることは，この研究で言及されている「学習支援」である．基礎的知識を持った上で，看護を学ぶ自分に向き合ってほしい．また私たち教師が何を大切に教育しているのかを知ってほしい．そのことで，看護学を学ぶ場で出会った学生の皆さんと教師の私たちが協同する経験の意味がみえてくると思う．

　　看護学教育機関の認定を行っている**全米看護連盟**（National League for Nursing：NLN）は，2020～2023年にかけての看護学教育における研究優先順位を発表している[14]．それによると，①革新的な教授法・学習法の開発と普及による看護教育学の確立，②教員の教育実践の構築，③多職種連携教育（IPE）やグローバルな取り組みなど，学習を促進し，

ヘルスケアの公平性とクライエントケアを向上させるパートナーシップの構築，③看護学教育，スタッフ，行政，ヘルスケアのニーズを満たす看護教員の人材育成である．

ヤング（Young PK）[15]は，看護教育学の研究には，さまざまな研究的アプローチが必要であるとし，看護師資格試験（NCLEX-RN，p.261参照）を例にとり，研究すべき疑問の例を挙げている．この論文では，研究への5種類のアプローチが説明されているが，これを割愛し，看護師資格試験を国家試験と置き換えて，ヤングの述べる看護教育学研究のための疑問を，どのような研究が看護教育学の研究となりうるのかの例として紹介する．

看護教育学研究のための研究疑問の例

- 国家試験の合否と，学業成績あるいは学業成績以外のどのような要因が関係しているか
- 国家試験の成績と，教育課程（専門学校，短期大学，大学）の種類にはどのような関係があるか
- 担当の学生が国家試験に不合格になるということは，教員にとってどのようなことを意味するのか
- 国家試験の問題には，ジェンダー・バイアス（社会的・文化的性差別あるいは性的偏見）が存在しているか
- 国家試験に合格した点数と安全な看護ケア提供との関係はどのようなものか
- 国家試験は安全な実践ができる人とそうでない人を識別する，ということを示すエビデンスはあるか

舟島[16]は，国立大学唯一の看護学部（千葉大学）で実施された看護教育学研究を分類し，看護教育学研究の体系を明らかにしている．それによると，看護教育学研究は，「基盤研究」「応用研究」「統合研究」に分類され，応用研究は基盤研究発展型，研究課題確定型，社会対応養成型の3タイプに分類されるとしている．詳しい説明は，当該書籍を参照されたい．この分類は，看護教育学研究を行う際に，現在行っている研究の位置づけを確認し，将来の方向性を理解するために重要な分類であるとしている．

D. エビデンスに基づく看護学教育

エビデンス（evidence）は，証拠や科学的根拠と訳される．「エビデンスに基づく」とは，意思決定や判断をする際に，最新かつ最良のエビデンスを活用することを意味する[17]．看護師にはエビデンスに基づく看護実践が必要とされ，それは教育においても同様で，学生は実習においてエビデンスに基づく実践を要求されている．では，看護教員はエビデンスに基づく教育をしているだろうか．そしてエビデンスに基づく教育とは何だろうか．

エビデンスに基づく教育とは，「様々な環境において学習者の新しいレベルの知識を支援，維持，および促進するために，エビデンスによって検証された教育原理を用いた動的で全体的なシステム」[18]である．つまり，看護学教育の実践のために，研究によって明らかにされた教育原理（目的・意義・方法・内容など）を用いることである．では，看護学教育に研究によって生み出された教育の方法や内容を用いるとは，具体的にどのようなこ

とだろうか.

　たとえば,基礎看護教育課程で皆さんが受けている看護技術の教育を考えてみよう.教師が技術を教える方法は,経験や慣習に基づいて決められている場合がある.このように教育方法が経験だけに基づいていたり,理論的な根拠がないまま決定されたりするのではなく,研究によって明らかになった知見を基に教育方法の決定を行うのである.NLNが集積してきた看護学教育の研究成果を集めた書籍が出版され,『エビデンスに基づく看護学教育』[19]として邦訳が出版されている.この本には,看護技術の教育方法について13編の研究論文が取り上げられている.日本でもしばしば使われている技術チェックリストであるが,それは有効か,模擬病室で演習をすることが学生の不安の軽減にどのような影響を及ぼすか,などの研究である.チェックリストについては,神経機能検査のための実技チェックリストが効果的かつ効率的なものであるという研究結果や,チェックリストが学生にとっていかに不合理で,複雑で,ストレスのたまるものであるかを明らかにした研究結果がある.看護技術教育におけるチェックリストの使用について,従来使ってきたから使うということではなく,チェックリストを使用することが学生にどのような肯定的あるいは否定的影響を与えているのかを研究し,使用方法やチェックリストそのものの改善を行っていくことが必要となる.これがエビデンスに基づく看護学教育である.

　エビデンスに基づく看護学教育を実施するためには,看護教員は教育実践を,研究から得られた知識に基づいて行わなければならない.看護教育学の発展は,エビデンスに基づく教育を実施することに深く結びついている.

　では,エビデンスに基づく実践をするため基礎教育課程で学ぶ学生は,卒業時にどのようなスキルを持っていればよいだろうか.テファニディス(Theofanidis D)[20]は,以下の7項目ができる必要があるとしている.

　これらの内容は,欧州の現状をもとに考えられているが,日本の看護学生にも当てはまると思われる.

① 自分たちの看護実践環境において改善すべき領域を明らかにする
② 臨床における日常的な仕事の中のエビデンスの不足を記述する
③ 見つけたエビデンスの厳密さを批判的に論じる
④ 日常の看護実践におけるエビデンスのギャップを批判的に論じる
⑤ 看護実践への示唆を説明する
⑥ 現在の健康問題の実際的な解決方法を産み出す方法として,エビデンスに基づく実践を解釈するスキルを育成する
⑦ 現在の困難な財政状況の中で,非現実的で費用のかかる解決方法を示唆するのではなく,簡単で費用効果の良い解決方法の簡潔な概要を作成する

コラム

頑張るために，「杉森塾」

　私を含めて本書の執筆者の何人かは，この節で多く引用した『看護教育学』の著者である杉森みど里先生の下で学んできた．2009年3月に杉森先生は，群馬県立県民健康科学大学の学長を退任され，50年余りにわたる職業生活を終えられた．その杉森先生の最終講義は，「看護教育学　看護学教育組織運営論を基盤とした組織の革新・創生」であった．その内容については，群馬県立県民健康科学大学看護学部長の小川先生が詳しく報告されている[i]．

　杉森先生は最終講義を「今の時代は『頑張らないこと』が良いことらしいですが，でも世の中には頑張らなければいけない仕事もあるのです．私たちの仕事は，頑張らなければいけない仕事なのです」というメッセージで締めくくられ，その言葉は心に響いた．私たちは杉森先生から多くのことを学んできたが，すべての根底にあったものは「看護が専門職として自律すること」であったと思う．小川先生が最終講義の報告でも書かれているように，杉森先生は「看護職者の教育は，看護職者自身が行うべき」と言い続けられた．私は，教育の仕事に就いてから困難にぶつかるたびに，「この状況を，杉森先生ならどう考え，どう対処されるだろうか」と考えながら働いてきたように思う．

　杉森先生から学んだことを糧にして，日々の実践から学び，それを次の世代に伝えていくこと，それが「私が頑張らなければいけないこと」だと思っている．杉森先生のご指導で修士の学位を得た私たちは，杉森先生の退職記念パーティーの日に「杉森塾」を発足させた．看護と教育を語り合い，支え合いながら，杉森先生が言われたように「頑張っていこう」としている．困ったときにはメールで相談し合い，時には杉森先生を囲んで食事会を開き，頑張る工夫を続けている．

　学生の皆さんにも，自分自身にふさわしい「頑張る方法」を見つけてほしいと願っている．それは1人で頑張ることかもしれないし，私たちのように仲間と手を取り合って頑張ることかもしれない．

引用文献
i）小川妙子：杉森みど里教授最終講義を聴いて─『看護教育学』の思いを受けつぐ．看護教育50(8)：700-701，2009

学習課題

1. 看護教育は，なぜさまざまな定義があるのか，考えてみよう
2. 看護学教育はどのように定義されるべきか，周りの人と話し合ってみよう
3. 今受けている教育の中で，研究結果に基づいて実践されるべきことには，どのようなことがあるか考えてみよう
4. 教育方法の中で，変更が必要と思うことは何か，周りの人と話し合ってみよう

引用文献

1）永井良三ほか（監修）：看護学大辞典，第6版，メヂカルフレンド，2013
2）和田　攻ほか（編）：看護教育．看護大事典，第2版，p.592，医学書院，2010
3）小山眞理子（編）：看護教育の原理と歴史，p.6，医学書院，2003
4）前掲2），p.592
5）氏家幸子：看護教育の概念．看護MOOK No.37，p.8，金原出版，1991
6）大串靖子，一戸とも子，西沢義子ほか：看護教育と看護学教育─用語としての定義・解釈に関する検討─．弘前大学医学部保健学科紀要4：1-10，2005
7）杉森みど里，舟島なをみ：看護教育学，第7版，p.6，医学書院，2021
8）前掲7），p.9

9）グレッグ美鈴，定廣和香子，佐々木幾美ほか：一般社団法人日本看護学教育学会「看護学教育制度関連データーベースの作成」事業報告—「看護学教育の定義」の検討過程—．日本看護学教育学会誌 **26**(1)：97-104，2016

10）前掲 7），p.1

11）舟島なをみ：看護教育学研究—発見・創造・証明の過程，第 3 版，p.2，医学書院，2021

12）佐藤みつ子，宇佐美千恵子，青木康子：看護教育における授業設計，第 4 版，p.17，医学書院，2009

13）加古まゆみ，林千冬，中根薫：看護系大学における看護教育学教育の現状とその課題—シラバス調査からの報告．看護教育 **45**(10)：868-874，2004

14）National League for Nursing：NLN research priorities in nursing education 2020-2023，〔https://www.nln.org/docs/default-source/uploadedfiles/research-grants/nln-research-priorities-in-nursing-education.pdf?sfvrsn=c-6b8a70d_0〕（最終確認：2022 年 11 月 1 日）

15）Young PK：Toward inclusive science of nursing education：An examination of five approaches to nursing education research. Nursing Education Perspectives **29**(2)：94-99，2008

16）前掲 11），p.29-30

17）国立教育政策研究所（編）：教育研究とエビデンス—国際的動向と日本の現状と課題—，p.28，明石書店，2012

18）Cannon S & Boswell C：Evidence-based teaching in nursing：a foundation for educators, 2nd ed, p.9-10, Jones & Bartlett Learning, 2016

19）スティーブンス C，キャシディ V：エビデンスに基づく看護学教育（杉森みど里監訳），医学書院，2003

20）Theofanidis D：Evidence based practice and evidence based nursing education. Journal of Nursing & Care **4**(4)：2015

第Ⅱ章

専門職としての看護

1　専門職とは何か

　看護教育学が対象とする看護学教育は，看護職を養成するための教育でもある．その看護職が担う看護という職業について，「看護専門職」という言葉や「看護は専門職である」という表現がよく聞かれる．しかし，看護が専門職であると言っている人の大半は，看護職である．社会は看護を専門職と認めているだろうか？　また，看護が専門職になるとはどういうことだろうか？

A. 専門職の特質・基準

1●専門職とは

a. プロフェッショナルとアマチュア

　本節で取り上げる「専門職（プロフェッション）」を考える前に明らかにしておきたい用語の使い方として，アマチュアに対する**プロフェッショナル**（いわゆるプロ）がある．この場合のプロフェッショナルとは，特定の領域や仕事において能力があり，その活動によって収入を得ている人をいう．つまり，その活動を趣味としている人であるアマチュアの対概念であり，音楽家，野球選手，芸術家，調理師，美容師などが含まれる．本節で取り上げる専門職（プロフェッション）は，音楽家や野球選手などのプロとは異なるものである．

b. 確立された専門職

　西洋社会では，聖職者，医師，弁護士が古典的専門職，あるいは**確立された専門職**（established profession）として認められている．これは，1895 年にヘイスティングス（Hastings R）が著書「大学の起源」[1] の中で，高等の諸科学として神学，法学，医学を挙げたことによる．西洋社会で，聖職者，医師，弁護士が古典的専門職であると認められているということは，ある職業を専門職であるか，そうでないかを決める基準や特質が存在することになる．そしてその基準や特質には，次に述べるようにさまざまなものがある．

2 ● 看護学以外の学問分野における専門職の特質

　まず，看護学以外の学問分野における専門職の特質をみてみよう．最初の本格的な専門職に関する報告書は，1910年に社会学者であるフレックスナー（Flexner A）が医学教育について発表したものであるといわれている．フレックスナーは，プロフェッションは，以下の6つの特質をもっているとしている[2]．

①知的な職業であり，当該職業に従事している者が適切な選択を実施し，かつ判断を下す際に重大な責任を負っていること
②特定分野に関する高度な体系的知識を所持し，かつ長期間の教育訓練を受けていること
③体系的知識が現場で応用できるように実践的な性格を持っていること
④特別な技術あるいは技能を要するだけでなく，知識だけで事態に対処できない場合には獲得した技能によって物事に対処できること
⑤専門職団体（professional association）が組織化されており，専門職団体がプロフェッショナル教育の内容および専門職に参入する際の資格の認定などを規制していること
⑥当該職業に携わっている人物に公共への奉仕（public service）志向があること

　英国の社会学者であるミラーソン（Millerson G）[3]は，さまざまな専門職の定義を分析し，理論的知識に基づく技能，能力試験，同僚に対する忠実さなどの14の要素を明らかにした．この分析から，基本的な特徴として次の6項目を挙げている．

①専門職は，理論的知識に基づく技能を持っている
②理論的知識は，訓練と教育を必要とする
③専門職は，資格試験に合格することで，能力を証明しなければならない
④専門職としての規範は，行動規範を順守することによって保たれる
⑤サービスは，公共の利益のために行われる
⑥専門職は，団体を組織する

　時井[4]は，1950年代から1960年代の研究は，教育，看護，図書館司書などの，まだ確立された専門職として認められていない職業が，専門職といえるかどうかを検討するために行われ，これらの特質的要素にどの程度当てはまるかで，準専門職（semi-profession）・半専門職（quasi-profession）・パラ専門職（para-profession）などの呼称が出現したと説明している．
　またコリンズ（Collins R）[5]は，専門職的地位が確立されていない場合に，その職業を疑似専門職と呼び，社会福祉や精神医学をその範疇（はんちゅう）に含めた．

3 ● 看護学における専門職の基準

　次に，看護学ではどのような特質を専門職の基準としているかをみてみよう．

a. ルシールの専門職の基準

　ルシール（Lucille JA）[6]は，フレックスナーの基準やその他の人の基準を参考に，専

門職の特質として以下の10項目を挙げている.

① 専門職は，その実践において明確な知識体系を用いる．その知識体系は，理知的で関心のある現象を記述できるものである

② 専門職は，使用する知識体系を絶えず拡大し，専門職メンバーが悪影響を与えることがないように，その時に通用している知識を得ることを生涯にわたって課す

③ 専門職は，実践家の教育を高等教育機関に託する

④ 専門職は，人間の幸福にとって不可欠な実践的サービスに知識体系を適用する．またその知識体系は，とくに経験豊かな実践家が新人の技能を育成するのに適している

⑤ 専門職は，専門職としての方針の作成や実践および実践家の監督において，独立して（権限を有して）機能する

⑥ 専門職は，専門職者とクライエントの関係を規制する倫理綱領によって導かれる

⑦ 専門職は，そのメンバー間で共有される特定の文化，規範，価値の存在によって特徴づけられる

⑧ 専門職は，入職するための明確な教育的準備の基準をもっている

⑨ 専門職は，知的で，個人的な利益よりもサービスを高めようとし，自分が選択した職業を一生の仕事であると認識する資質をもつ人々を引きつける

⑩ 専門職は，行動の自由，継続的な専門職としての成長の機会，そして経済的保証を提供することによって，その実践家に報いる努力をする

ルシールは，看護がこれらの基準を完全には満たしていない理由として，以下の6点を挙げている.

- 看護理論の基礎がまだ開発中である.
- 一般の人々は，必ずしも看護職を専門職とみていない.
- すべての看護師が高等教育機関で養成されていない.
- すべての看護師が看護を一生の仕事であると思っているわけではない.
- 多くの実践現場で，看護は自分たちの方針や活動を統制していない.
- 看護師は常に自分たちの時間を学生や新人看護師のために投資しようと思っているわけではない.

b. ブラックによる専門職とその他の職業との対比

ブラック（Black BP）は，専門職（profession）と専門職以外の一般的な職業（occupation）を対比している（**表Ⅱ-1-1**）．この表にある「**コミットメント（commitment）**」とは，かかわり合い，肩入れ，主体的傾倒，主体的関与とも訳され，そのことに一生懸命になること，情熱を傾けることである．また「**説明責任（accountability）**」とは，個人や組織が影響を与えたと思われる事象や結果に関し，その原因となる意思決定行為について合理的に説明を行う責任を指す．この表で専門職を説明すると，「強い信念や明確な価値観をもってフリーターをしている人もいる」「大学を卒業したウェートレスもいる」という意見が必ずある．フリーターになるのに，強い信念や明確な価値観が必要不可欠か，あるいはウェートレスになるのに，大学を卒業することが必要条件かを考え，職業の特徴として理

表Ⅱ-1-1　専門職以外の職業と専門職の比較

専門職以外の職業（occupation）	専門職（profession）
訓練は仕事の中で行われる場合が多い	教育は大学で行われる
訓練期間の長さはさまざまである	教育は長期にわたる
仕事の大半は肉体労働である	仕事は精神的な創造性を含む
意思決定は，多くの場合，経験や試行錯誤によって行われる	意思決定は，多くの場合，科学や理論的根拠（エビデンスに基づく実践）によって行われる
価値観，信念，倫理は，仕事に就くために重要なことではない	価値観，信念，倫理は，仕事に就くための必須部分である
仕事に対するコミットメントや個人の一体感はさまざまである	仕事に対するコミットメントや個人の一体感は強い
働く人々は監督されている	働く人々は自律している
しばしば仕事を変える	あまり仕事を変えない
物質的報酬が仕事をする主な動機である	コミットメントは，物質的報酬を超える
説明責任は主として雇用主にある	説明責任は個人にある

［Black BP：Professional Nursing. Concepts & Challenges, 9th ed, p.60, Elsevier, 2020 より筆者が翻訳して引用］

解する必要がある．その職業に就いている人を比較しているのではなく，あくまでも専門職という職業と専門職以外の一般的な職業の比較である．

c. ケリーの専門職の基準

さらにブラックは，ケリー（Kelly L）の基準を紹介している[7]．ケリーは，1922 年に米国インディアナポリスで設立された看護学国際名誉学会（Honor Society of Nursing, Sigma Theta Tau International：STTI）の会長でもあった看護師で，長期にわたって専門職看護の次元の探究を行った人である．ケリーは以下の 8 つを専門職の基準として挙げている．

①提供されるサービスは，人間性と社会の福祉にとって重要である
②研究によって継続的に拡大される特定の知識体系が存在する
③サービスは，知的な活動を含み，個人の責務（説明責任）が著しい特徴である
④実践家は，高等教育機関で教育される
⑤実践家は，相対的に自立（independent）しており，自分たちの方針や活動を管理している（自律性 autonomy）
⑥実践家は，サービスによって動機づけられ（利他主義），自分の仕事は自分の人生にとって重要な要素であると考える
⑦実践家の意思決定や行為を導く倫理綱領がある
⑧実践の高い基準を促進し支持する組織が存在する

d. フッドの専門職の特徴

またフッド（Hood LJ）は，専門職の特徴を 13 項目挙げ，看護がどの程度，それぞれの項目に当てはまるかを表にしている（**表Ⅱ-1-2**）．

表Ⅱ-1-2　看護は，いかに専門職の特徴に一致しているか

専門職の特徴	基準や特徴の一致の程度
自分たちの仕事をコントロールする権限	・個人で（開業して）高度な看護実践を行っていない限り，看護師は診療所やヘルスケア施設で働いている． ・各州の看護委員会は，看護師業務法における規則と規程を定めている．
専門化された知識体系	・看護は，包括的な看護ケアを提供するために，さまざまな領域の知識を使っている． ・看護研究は，実践のための新たな科学的知識を創出している．
フォーマル・エデュケーションの計画	・現在，専門職としての看護実践を行うために3つの教育レベルが存在する．ディプロマ課程（専門学校），準学士課程（短期大学），学士課程（大学）である．
専門的能力	・看護師は，薬理学，物理学の諸分野，病態生理学，診断検査，外科処置を理解し，アセスメント能力を発揮する．また看護師は，クライエントケアに使用する技術機器を管理する技能を有している． ・看護実践の専門化された領域で認定を受けている看護師も多い．
仕事の遂行のコントロール	・看護師は，クライエントの状況と実践領域に基づいて，独自の判断を下す． ・シェアードガバナンス（共同統治）や質管理の枠組みを用いている組織で働いている看護師もいる．
社会へのサービス	・看護ケアはクライエントシステムに焦点を当てている． ・他者へのケアリングは，ほとんどの看護理論で主要なテーマになっている． ・看護師は，他者をケアすることで，中程度の収入を得ている．
自己規制	・看護師は，実践をしている州の看護師業務法に従っている． ・各州の看護委員会が看護実践を規制している．
能力を保証するための認定制度	・看護師になるためには，看護師免許の試験を受ける．これは，安全な看護実践を行うために最低限必要な能力を測定する試験で，看護師によって開発されている． ・看護師は，看護専門機関から専門分野の認定を受けている． ・州によって，免許を継続するために継続教育を要求するところもある．
専門職の基準の法的強化	・すべての看護師は，与えられたクライエントのケア状況において，合理的かつ慎重な看護師が行うであろうことに基づいて，自分の行動に対して責任を負う． ・各州の看護委員会は，州内の看護実践を制限する力をもっている．
倫理的実践	・米国看護師協会と国際看護師協会は，それぞれ看護師の倫理綱領を出版している．
同僚による下位文化	・専門職看護団体は，情報網を作る機会，シェアードガバナンス，臨地実践パートナーシップモデルを提供し，スタッフの看護師や看護管理者間の同僚意識を強めている．
内的報酬	・多くの看護師は，クライエントや家族の人生に影響を与えることによって，深い個人的な満足を感じている． ・看護師の中にはこの専門職を，日々の生活の中で宗教的な信念を実践する機会であると捉えている人もいる．
社会の受け入れ	・2019年の時点で，看護は，18年にわたって，あらゆる専門職の中で，最も誠実で倫理的な専門職であると評価されている（その後もこの評価は続いている．p.21参照）．

[Hood LJ：Leddy & Pepper's Conceptual Bases of Professional Nursing, 10th ed, p.19, Wolters Kluwer, 2022 を参考に作成]

B.　専門職の特徴からみた日本の看護

　　それでは，日本の看護の現状を考えたとき，看護は専門職といえるだろうか．フッドの専門職の特徴について，日本の看護がそれらをどのように満たしているかをみてみたい．

（1）自分たちの仕事をコントロールする権限

　　大半の看護師は施設に所属している．看護師・准看護師の就業者数は2019年で，1,577,844人であり，その約63％が病院で，約19％が診療所で就業している[8]．開業している看護師はごく少数である．つまり看護師は自分たちの仕事を自分たちでコントロールする権限

をもっている場合は少なく，多くの場合，医師などのヘルスケア管理者によって管理された施設で働いている．

(2) 専門化された知識体系

　現在では，看護実践の基礎となるさまざまな**看護理論**が開発されている．これらの理論の大半は米国で開発されたものであるが，1970年代にこれらの理論の多くが邦訳され，実践や研究に活用されている．看護研究は，実践の改善のみならず，看護知識を生み出している．また看護学の知識の創出にかかわる看護学の博士課程も2021年で107課程（共同教育課程は合わせて1課程と算出）と増加している[9]．したがって看護は，専門化された知識体系を構築しつつあるといえる．今後，その知識体系を確立する努力が続けられる必要がある．

(3) フォーマル・エデュケーションの計画

　フォーマル・エデュケーションとは，法令等により，社会的に公認された学校教育を指し，日本の学校教育法第1条*に規定されている学校―小学校，中学校，義務教育学校，高等学校，大学など―で行われている教育が含まれる[10]．そしてフォーマル・エデュケーションは，それ自体が公認されており，修了することが社会的効力をもち，上級学校への進学の際の受験資格や就職の際の学歴条件を満たすものとなる．

　保健師助産師看護師養成所指定規則における学校とは，「学校教育法第1条の規定による学校及びこれに付設される同法第124条の規定による専修学校又は同法第134条第1項の規定による各種学校をいう」[11]と定められており，これらの学校で行われている教育もフォーマル・エデュケーションに含まれる．

　看護師になるための教育機関としては，フッドが挙げているのと同様に，日本においても専門学校（専門課程を置く専修学校），短期大学，大学の3種類および高等学校の看護に関する学科において入学時から5年間の教育を受ける5年一貫校の教育機関が存在する．米国と異なるのは，教育機関の数である．詳しくは他の章に譲るが，米国では，短期大学は通常2年課程であり，看護学教育課程の中で一番多い．次いで大学が多く専門学校は非常に少ない．一方，日本では専門学校が約63％と多く，大学が約27％であり，短期大学が2％以下と最も少ない．また5年一貫校は約7％と短期大学の数を超えている（2020年）[12]．日本においても，看護はフォーマル・エデュケーションを計画しているといえる．

　前述したルシールは，看護が専門職の基準を完全には満たしていない理由の1つとして，「すべての看護師が高等教育機関で養成されていない」ことを挙げている．この場合の高等教育機関は，大学を指している．**高等教育**（higher education）を辞書[13]で引くと，中等教育以降の教育，単科大学や総合大学で提供される教育と書かれており，高等教育機関を大学とする場合もある．米国には「H1-Bビザ」という高度な専門知識を要する職業に就くための就労ビザがある．この取得要件は，就こうとする職業分野あるいはそれに相当する分野で学士（大学卒業）以上の学位，またはそれに相当する経験を有していることとなっている．

---

*学校教育法第1条：この法律で，「学校とは，幼稚園，小学校，中学校，義務教育学校，高等学校，中等教育学校，特別支援学校，大学及び高等専門学校とする」とされている．

(4) 専門的能力

　フッドが述べているように，看護ケアを提供するためには，さまざまな領域の知識が必要となる．そのために看護師は，看護学だけではなく，病理学や薬理学，保健学や心理学など幅広い領域を学び，アセスメントに必要な知識を身につけている．厚生労働省は，看護師に求められる実践能力として，「ヒューマンケアの基本的な能力」「根拠に基づき，看護を計画的に実践する能力」「健康の保持増進，疾病の予防，健康の回復にかかわる実践能力」「ケア環境とチーム体制を理解し活用する能力」「専門職者として研鑽し続ける基本能力」の5つを挙げている[14]．これらの能力をどの程度身につけているかは，個人によって異なるが，看護は明らかに専門的能力を有しているといえる．この専門的能力の獲得は，試験などの評価に基づき，教育課程の修了を認定し，国家試験を課すことによって保証されている．

(5) 仕事の遂行のコントロール

　看護師は，患者の状態をアセスメントし，必要なケアを計画・実施・評価し，その過程で自分の行うケアに責任をもっている．したがって看護は，自ら仕事の遂行のコントロールをしているといえる．

(6) 社会へのサービス

　看護は，他の人の幸福（安楽，健康，快適さ）に対して利己的ではない関心をもち，実践をしており，社会へのサービスをしているといえる．

(7) 自己規制

　職業による自己規制について，米国看護師協会の社会政策声明では，看護および看護実践の範囲を看護職が定義することから始まるとしている[15]．日本看護協会は，「看護は，あらゆる年代の個人，家族，集団，地域社会を対象とし，対象が本来もつ自然治癒力を発揮しやすい環境を整え，健康の保持増進，疾病の予防，健康の回復，苦痛の緩和を行い，生涯を通して，その人らしく生を全うすることができるよう身体的・精神的・社会的に支援することを目的としている」[16]とし，看護の本来的な機能と役割，看護業務の範囲や基準を規定している[17]．さらに日本看護協会は，会員の自治によって保健師，助産師，看護師および准看護師の福祉を図るとともに職業倫理の向上，看護に関する専門的教育および学術の研究に努め，それによって国民の健康と福祉の向上に寄与することを目的とし，さまざまな活動を実施している．したがって看護は，自己規制をしているといえる．

(8) 能力を保証するための認定制度

　看護師は，看護師国家試験に合格して厚生労働大臣の免許を受けなければならないと，保健師助産師看護師法に規定されている．しかし米国のような免許更新制度はない．専門看護師，認定看護師には，5年ごとの更新審査を受ける認定更新制がある．

(9) 専門職の基準の法的強化

　保健師助産師看護師法は，免許や試験，業務の制限を明らかにし，免許の取り消しや業務停止についても規定している．看護は，専門職の基準について法的強化を図っているといえる．

(10) 倫理的実践

　日本看護協会は，『看護師の倫理綱領』を1988年に発表した．2003年にその一部を改

訂し，『看護者の倫理綱領』とした．さらに2021年には，看護を取り巻く環境や社会情勢の変化に対応し，『看護職の倫理綱領』として公表している[18]．この前文では「看護職は，免許によって看護を実践する権限を与えられた者である．看護の実践に当たっては，人々の生きる権利，尊厳を保持される権利，敬意のこもった看護を受ける権利，平等な看護を受ける権利などの人権を尊重することが求められる．同時に，専門職としての誇りと自覚をもって看護を実践する」としている．さらに「あらゆる場で実践を行う看護職を対象とした行動指針であり，自己の実践を振り返る際の基盤を提供するものである．また，看護の実践について専門職として引き受ける責任の範囲を，社会に対して明示するものである」と述べている．看護専門職としての実践の振り返りと社会への説明責任のために倫理綱領が作られ，看護は倫理的実践を行っている．

(11) 同僚による下位文化

　社会学の辞典[19]によると下位文化とは，ある社会の一部を構成する人々によって担われる特有な行動様式や価値基準によって特徴づけられた文化で，その社会の支配的な文化の一部に位置づけられながら，それ自体比較的顕著な文化をいい，さまざまな民族，地域，職業などの諸集団（明確な枠組みをもたない社会的範疇）の文化を指すものとして普及してきたとある．

　この下位文化の形成は，職業的社会化といわれるプロセスによって行われる．ディンモハメディ（Dinmohammadi M）らは，職業的社会化の概念分析を行い，次のように定義している．「職業的社会化とは，看護職の態度，知識，技能，価値観，規範，行動などが内面化され，専門職としてのアイデンティティが形成されるダイナミックで相互に影響し合うプロセスである」[20]．看護師は，基礎教育および継続教育における職業的社会化により，集団として特有な行動様式や価値基準をもつ下位文化を形成し，同僚意識を強めているといえる．

(12) 内的報酬

　報酬には，外的報酬と内的報酬とがあり，外的報酬は，物を売って利益を得たり，労働によって賃金を得たりするなど，目に見える報酬である．一方，内的報酬とは，自分の仕事が他者の役に立ったりして，そのことに生きがいや達成感を得るなどの精神的な満足感を得られるものである．看護師を対象としたキャリア発達の研究[21]において，看護師は「自己実現の手段としての看護師という認識」をもち，看護師であることが自己の成長につながると表現しており，精神的な満足を得ていると考えられる．また臨床看護実践における価値を記述した研究[22]においても，「生きがい・やりがい」が見出されている．

(13) 社会の受け入れ

　日本の状況を考える前に，フッドが「看護はあらゆる専門職の中で，最も誠実で倫理的な専門職として評価された」と述べているギャラップ（Gallup）社の世論調査について説明したい．ギャラップ社の世論調査は，長期にわたり，人々の生活に影響するさまざまな事柄について，民間の意見を公表している．1999年の調査に看護師が含まれてから，2001年9月11日の同時多発テロの後，消防士が第1位に選ばれた以外は，誠実で倫理的な専門職として，看護師が第1位にランクされ続けている．2021年の調査まで，20年連続の第1位である．この調査は米国人を対象として，さまざまな職業について「誠実度と

倫理観」を5段階評価（非常に高い〜非常に低い）してもらうものである．2021年の調査では，「非常に高い」と「高い」の合計で，看護師が81%を獲得している．第2位は医師であり，それ以降は小学校教諭，薬剤師，軍将校の順であった[23]．

　　日本では，最近の職業別信頼度調査は見当たらないが，市場調査を行う非営利組織であるGfK Verein は，20数ヵ国を対象とした調査で，日本においては，2014年に看護師が最も信頼できるという評価を得ていたことを報告している[24]．日本においても看護師は信頼できる職業と捉えられている．

　　以上，フッドの専門職の特徴13項目についてみてきたところ，日本における看護は，ある基準では専門職であるといえ，ある基準においてはそれを満たさず，専門職であるとはいえないことになる．しかし石村[25]は，現実に100%の専門職というものはなく，あるものは80%の，あるいは50%の専門職であり，ある点では専門職性が高く，ある点では専門職性が低いというのが現実の姿であろうと述べている．また竹内[26]は，専門職研究者が専門職—非専門職連続体説を取っているとし，ある職業が専門職であるかどうかの議論よりも，どのくらい専門職に近いかが問われるべきであるとしている．看護は，専門職に近付こうと努力している職種であるといえる．

C. 専門職性

　　専門職性は，学問領域によって異なる使い方がされている用語である．教育学では，教師の専門職性は，「教職がどれだけ専門職としての地位を獲得しているのかという点を問題にする」[27]．社会福祉学では，専門職性の概念は，社会において職業として成立していくために，理論の実用性や有用性を探求するレベルの課題を有しているとし，社会福祉士の専門職性の主要因子として，専門職の援助・関係・評価，組織の中での自己実現，専門職団体の活用の3つが明らかにされている[28]．

　　看護学の文献をみてみよう．看護学では，専門職性を「プロフェッション（professions）の従事者たるプロフェッショナル（professionals）に特徴的に見出される，固有の職業活動への取り組み方ないしその遂行に関する共有の志向を意味するものである」[29]という経済学者の定義の下に，文献検討による研究が行われている．その結果，**看護職の専門職性**を構成する概念として，次の8概念が明らかにされている[30]．①クライエントの総合的理解，②専門的知識と技術に基づく看護実践，③問題解決能力，④専門職としての成長，⑤患者の権利の尊重と擁護，⑥多職種との連携・リーダーシップ能力，⑦社会的責任，⑧専門職としての自律性である．看護職が専門職により近づくために，これらの専門職性を獲得し，実践の中で発揮していくことが求められている．

　　2014年に保健師助産師看護師法が一部改正され，2015年10月より「特定行為に係る看護師の研修制度」が開始されている．日本看護協会は，看護師の専門性をさらに発揮し，少子超高齢社会における国民のニーズに積極的に応え，看護師に期待される役割を発揮できるよう研修制度の活用を推進するとしている．診療の補助業務の拡大が看護師の専門職性とどのようにかかわるのかを考える必要がある．看護本来の専門職性とは何かが問われている．

D. スペシャリストとジェネラリスト

　1つの分野における職業のスペシャリスト化は，専門職化と密接に関連しているが，スペシャリストがすぐに専門職となるのではない．言い換えると，専門職はスペシャリストではあるが，スペシャリストは専門職ではない[31]といわれている．ではこのスペシャリストとは何だろうか？　それはジェネラリストとはどう違うのだろうか？

a. スペシャリスト

　日本看護協会は，スペシャリストを次のように定義している．「スペシャリストとは，一般的に，ある学問分野や知識体系に精通している看護職をいう．特定の専門あるいは看護分野で卓越した実践能力を有し，継続的に研鑽を積み重ね，その職務を果たし，その影響が患者個人に留まらず，他の看護職や医療従事者にも及ぶ存在であり，期待される役割の中で特定分野における専門性を発揮し，成果を出している者である」[32]．この定義に従うと，現在，看護職の中でスペシャリストとして資格を伴って認められているのは，専門看護師と認定看護師である（第Ⅲ章2参照）．

b. ジェネラリスト

　一方，ジェネラリストの定義は次の通りである．「ジェネラリストとは，特定の専門あるいは看護分野にかかわらず，どのような対象者に対しても経験と継続教育によって習得した多くの暗黙知に基づき，その場に応じた知識・技術・能力を発揮できる者をいう」[33]．この定義に従うと，"スペシャリストでなければジェネラリストである"とはいえない．ジェネラリストであるためには，どのような場面でも適切なケアを行う知識・技術・能力がなければならないからである．

　スペシャリストを目指す人も増えてきているが，専門性を持つことだけがキャリア発達ではない．ワッツ（Watts AG）[34]は，キャリアを上昇するものと捉えるのは古い考え方であり，キャリアは仕事と学習の中で一生涯進んでいき，その進行は上昇だけでなく，横にも広がると述べている．横に広がるキャリアとは，仕事のやりがいを見出し，質の向上を目指して，日々の実践の意味を問いながら働くことである．スペシャリストであれ，ジェネラリストであれ，これが最も重要である．

コ ラ ム

冷蔵庫看護師（refrigerator nurse）ってなあに？

　米国では看護師のことを registered nurse（登録看護師）という．先日，『看護におけるキャリアの構築とマネジメント』[i]という本を読んでいたら，「冷蔵庫看護師」という言葉に出会った．この本の中で，冷蔵庫看護師は以下のように説明されていた．

　「看護はジェネラリストやスペシャリストとして，幅広いキャリア発達の機会を提供している．しかしある看護師たちは，自分の看護師という職業をキャリアとしてではなく，単なる仕事と考えている．これらの看護師たちは，しばしば『冷蔵庫看護師』と呼ばれている．なぜなら看護師になる動機が，生活するための稼ぎを得るという以上のものではないからである．『冷蔵庫看護師』と表現することは，決してこのような人たちを軽蔑するために使っているのではない．看護という素晴らしい専門職の中で，キャリアに失敗してしまう要因に注意

を向けてほしいと思うからである．看護をキャリアと捉える看護師は，自分の仕事を高く価値づけ，お金のために働いている看護師よりも，自分たちが行っている看護を楽しんでいる.」

　お金を得ることは，生きていくためにとても大切である．しかし看護師という職業が単にお金を得るための手段としてではなく，自分が人間的に成長し自己実現する手段であると捉えられる看護師に育ってほしいと願っている．なぜなら看護は，それほど価値のあるキャリアだから.

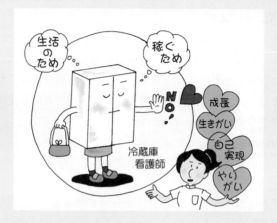

引用文献
ⅰ）Miller TW：Building and Managing a Career in Nursing, p.13-14, Sigma Theta Tau International, 2003

学習課題

1. 看護は，どの程度専門職の基準を満たしているか
2. 「看護は専門職である」とは，どういうことか
3. 看護がより専門職に近づくために，今あなたにできることは何か
4. 職業としての自律とは，どのようなことか
5. ジェネラリストになるために，今あなたに必要なことは何か

引用文献

1) Hastings R：The University of Europe in the Middle Ages, p.9, Oxford, 1895
2) 山田礼子：プロフェッショナル化する社会と人材―経営人材のプロフェッショナル化と教育―．高等教育研究 7：24, 2004
3) Millerson G：The Qualifying Associations：A Study in Professionalization, p.4, Routledge and Kegan Paul, 1964
4) 時井　聰：専門職論再考―保健医療観の自律性の変容と保健医療専門職の自律性の変質, p.12-13, 学文社, 2005
5) コリンズ R：資格社会―教育と階層の歴史社会学(新堀通也監訳), p.74, 有信堂高文社, 1984
6) Lucille JA：Kelly's Dimensions of Professional Nursing, 10th ed, p.163, McGraw-Hill, 2011
7) Black BP：Professional Nursing. Concepts & Challenges, 9th ed, p.61, Elsevier, 2020
8) 日本看護協会出版会(編)：令和 3 年看護関係統計資料集, p.8-9, 日本看護協会出版会, 2022
9) 前掲 8), p.197-201
10) 細谷俊夫ほか(編)：新教育学大事典第 6 巻, 第一法規出版, p.73-74, 1990
11) 厚生労働省：保健師助産師看護師学校養成所指定規則,〔https://www.mhlw.go.jp/web/t_doc?dataId=80081000&dataType=0〕(最終確認：2022 年 10 月 28 日)

12）前掲 8），p.62-65

13）Merriam-Webster Online，〔https://www.merriam-webster.com/dictionary/higher%20education〕（最終確認：2022年10月28日）

14）厚生労働省：看護基礎教育検討会報告書，2019，〔https://www.mhlw.go.jp/content/10805000/000557411.pdf〕（最終確認：2022年10月28日）

15）American Nurses Association：Nursing's Social Policy Statement：The essence of the profession, 3rd ed, p.26, American Nurses Association, 2010

16）日本看護協会：看護にかかわる主要な用語の解説―概念的定義・歴史的変遷・社会的文脈―，2007，p.10，〔https://www.nurse.or.jp/home/publication/pdf/guideline/yougokaisetu.pdf〕（最終確認：2022年10月28日）

17）日本看護協会（編）：看護に活かす基準・指針・ガイドライン集2022，日本看護協会出版会，2022

18）日本看護協会：看護職の倫理綱領，2021，〔https://www.nurse.or.jp/home/publication/publication/rinri/code_of_ethics.pdf〕（最終確認：2022年10月28日）

19）森岡清美，塩原　勉，本間康平（編）：新社会学辞典，p.147，有斐閣，1993

20）Dinmohammadi M, Peyrovi H, Mehrdad N：Concept Analysis of Professional Socialization in Nursing. Nursing Forum 48(1)：32, 2013

21）グレッグ美鈴，池邉敏子，池西悦子ほか：臨床看護師のキャリア発達の構造．岐阜県立看護大学紀要3(1)：1-8, 2003

22）Gregg M, Magilvy JK：Values in clinical nursing practice and caring. Japan Journal of Nursing Science 1(1)：11-18, 2004

23）Gallup：Honesty/Ethics in Profession，〔https://news.gallup.com/poll/1654/honesty-ethics-professions.aspx〕（最終確認：2022年11月1日）

24）GfK Verein：職業への信頼度に関するグローバル調査，〔https://japan.cnet.com/release/30070218/〕（最終確認：2022年11月1日）

25）石村善助：現代のプロフェッション，p.20，至誠堂，1969

26）竹内　洋：専門職の社会学―専門職の概念―．ソシオロジ16(3)：50, 1971

27）今津孝次郎：変動社会の教師教育，名古屋大学出版会，p.47，2017

28）秋山智久：社会福祉専門職の研究，ミネルヴァ書房，p.115，p.182-183，2007

29）長尾周也：プロフェッショナリズムの研究―(1)プロフェッションおよびプロフェッショナル―，The Journal of Economic Studies 25(1)：18，1980

30）葛西敦子，大坪正一：看護職の専門職性を構成する概念，弘前大学教育学部紀要93：89-96，2005

31）前掲25），p.6

32）前掲16），p.26

33）前掲16），p.25

34）Watts AG：Reshaping career development for the 21st century, Watts T：Career Development Policy & Practice. NICEC, p.29-41, 2016

2 実践の学問としての看護学

この節で学ぶこと

1. 看護専門職としての実践の特徴を理解する
2. 看護専門職として自分自身の看護実践を省み発展させ続ける責任を理解する
3. 看護学は，実践経験から看護を創造することで構築されていくことを理解する

A. 実践から看護学へ—零（ゼロ）からのスタート

　筆者は，東京大学医学部衛生看護学科の2期生（1958年卒）である.

　大学では，学科40数人の教員のうち，看護教員は，准教授1人，講師1人，助教4人で圧倒的に医師が多かった. 医師からは「自分たちに看護は教えられない. 医学のエッセンスを教える. 卒業後，自分たちで"看護とは何か"を見つけ出し，実践して看護学を創り上げていってほしい. その基盤となる能力を身につけることを願って教育している」と言われた. 大学生の頃から「プロフェッショナルナースとは？　プロフェッショナルであるのと，そうでないのとどう違う？」という問題意識はあった.

　教養・専門課程とも，出欠をとられたことも，宿題を出された記憶もない. 一方，個人，グループを問わず「これをやりたい」と学生が申し出たことは，全部させてもらった. 1期生が動物を解剖する授業では「動物の看護をするわけではない. 人間でやりたい」と申し出て，そうなった. おかげで2期生も，4人に1体で解剖の実習をした.

　その後，保健師として31年間，企業で実践を行い，それから大学で教職に就き2009年3月まで計51年間働いた. 2000年以降は，マネジメント，人材育成，情報を構成要素とし，これらを統合した日本最初の「**機能看護学**（Management in Nursing）」の構築を試みてきた. 機能看護学の目的は「看護実践を支え，発展させる機能を追究する」である（詳細は後述する）. これは，31年間の実践経験から学んだことが基盤となっている.

　看護実践は，まず現状を直視し保持する情報の意味を問うことから始め，そこから考えられる必要な看護を実践し，さらに実践の結果，得られた経験の意味を問う. 意味を問うことでさまざまなことがみえてくる. 裏づけとなる根拠が必要なときには調査・研究を行い，現状や自分自身に課題があればそれを改善する手立てを講じる. そのように常に学び，自身を成長させる努力を重ねることで，看護学に寄与する実践の知識を得る.

　では，具体的に，筆者が一看護職者として，どのように看護実践から新たな看護を開発し「機能看護学」へと発展させたかを，実例で紹介する. ここから，「実践の学問としての看護学」について学んでもらいたい.

B. 看護専門職としての実践

1 ● 事実と情報の意味を問う

　筆者は大卒看護職第一走者としてキャリアをスタートした．当時，日本に看護学は育っておらず，一般教養，医学のエッセンスに，若干の看護の知識と技術を身につけて卒業し，**産業保健師**として企業に入社した．1958 年当時，健康管理といえば，ほとんどが結核管理であったが，高血圧などの生活習慣病も問題となりつつあった．1959 年 7 月に，東京 23 区に働く日本電信電話公社（現 NTT）社員 2 万 8 千人を対象に，16 の医務室から健康管理部門のみ切り離して，東京中央健康管理センター（以下，センター）に一元化することになった．筆者は，この要員として先行して採用されていた．

　現在のような看護学の知識，方法論を持たない手探り状態の中，最初に取り組んだのは，"復職不可能"と引き継いだ結核患者 12 人の事例について，筆者を含む 4 人の保健師と結核科部長の医師 1 人でチームを組み，本当に復職不可能なのか 1 例 1 例検討することであった[1]．12 人はいずれも自宅療養中で，医療給付期間が終了し，治療に保険が使えず，かつ休職中で退職寸前の状態であった．彼らの状況・事実を知るために，事前に質問紙調査を行った後，自宅訪問をした．そこで保健師の筆者がみたのは，一様に医療に背を向ける姿であった．中には新興宗教にすがっている人もいた．医師や保健師に勧められ，気がすすまないにもかかわらず手術を受けさせられた結果，手術が失敗し復職できなくなった人など，保健師として考えなければならない課題がたくさんあった．

　訪問を終えてみると，定年退職予定の 1 人を除いて全員が復職を希望していることがわかった．復職に向けて可能な限り対策を実行した結果，復職不可能とされていたうちの半数の 6 人が復職できた．看護実践者として，現状を見直し，事実は何か，情報が意味することは何かを問うことがいかに大切であるかを，身をもって学んだ．

2 ● 実践の意味を問い看護を開発する

　保健指導の実践から新たに保健指導を構築していった過程をみる．

a. 疾病管理における保健師独自の保健指導の確立

(1) 保健指導の中心課題

　1959 年から健康診断に血圧，心電図，検尿が加わり高血圧症，心疾患，腎疾患，糖尿病のスクリーニングを行うことになった．その結果，要管理者数は増え続けた．1968 年からは，従来は医師が行っていた検査データの対象者への説明と，それに対する保健指導を保健師が行うことになった．いざ保健師が行うと，社員の反応はそれまでの医師に対するものとは異なり，遠慮がなく率直であった．こちらの働きかけを拒否する者，注文をつける者，自分の気に入らない事態になると断固背を向ける者，表面上だけはこちらにうまく合わせている者などさまざまであった．

　保健師の立場からみると，結核管理では受け持つ役割が決まっており，X 線像の病型分類に基づいて保健指導の内容も決まっていた．画一的な説明をし，結核を治すことを最優先に指導内容を遵守してもらうための保健指導だった．管理対象の疾患が増えたが「疾病管理」に変わりないから，それまでと同じ方法で保健指導を試みたが，まったく通用しな

かった．そこから，疾病管理における保健指導とは何かについての試行錯誤が始まった．

(2) 保健指導の方法の変容－成功例の意味を問う

　肝疾患で酒をやめる必要のある3人が禁酒に成功した事例を振り返ってみると，やめ方は三人三様であった．家族の協力を得て家族ともどもやめた者，職場の協力があった者，本人が一大決心して成功した者．共通しているのは，保健師が社員の意見や生活を聞き，具体的な対策は相談・合意の上で決めたことであった．

　そこで，保健指導を社員との相談・合意に基づき行うようにしたところ，うまくいくようになった．合意の内容は，疾病の観点からは最善ではなく，次善，三善の策であることが多かった．社員の立場からすると，自分の貫きたいことが採り入れられ，現実の社会生活に支障をきたさず実行可能な対策であったこと，何より，自分自身も指導内容の決定のプロセスに参加しているために責任を持って主体的に指導内容を遵守する動機づけができたことが，うまくいくようになった鍵であった．

　同時に,「保健指導」という言葉が私たちの考えにしっくり当てはまらないことに気づき,「健康支援」という言葉が徐々に浸透していった．

　今になると，1975年にニューヨーク看護師協会が，1980年に米国看護師協会が発表した"医学は人間の健康問題を診断し治療するが，看護は健康問題に対する人間の反応を診断"とした指針に対し，1960年代のセンターの保健師たちは格闘していたのだと理解できる．社員が「できる」「やってみる」といったことから手始めにスタートし，経過の中で目標を決め，セルフマネジメントできるように誘導した．

(3) 保健指導の目標の変容

　生活習慣病ではむしろ退職後に問題が起こることが多く，本人と家族で予想される事態に対処できるようにしておくことが不可欠である．休日や退職後の健康問題への対処を考えると，社員が日頃から近隣の医療機関にかかっておく必要があり，信頼できる医療機関の選定が重要な相談事項となった．そのことを通して，保健師が目指す最終目標は，「対象者1人ひとりが保健師の助けを必要としない状態になること」となった．

　センターでは，社員の個人ファイルを作成・使用していた．全社員1人に必ず1冊あり，採用健康診断以来の健康情報が入っていた．診察の際には，看護記録も加えた．それを読んだ医師らから「記録が面白いし，診断・治療に必要な情報なので，前日に読んでおきたい」との申し出があり，社員の予約日の前日夕方に医師の机上に，ファイルに入れて配布されるようになった．これが独自の業務の始まりとなった．次第に，社員自身の健康へのマネジメント能力も高まっていった．

> **事例❶**
>
> 　研究所の研究員が，腎機能検査で異常を示していた．検査成績をグラフにして持参した．グラフをみると，値の上下が激しく，悪化するのはコンピュータ使用期間であることに気づいた．1960年代のコンピュータ室は寒かった．理由がわかったので対応し，状態も改善した．

事例❷

　当時，多忙な部署の社員が，健康診断で尿蛋白（＋）と言われ，「原因はわかっている．忙しすぎるのだ．自分から申し出たことは職場に内緒にして，超過勤務制限の勤務区分にしてほしい」と申し出た．その通りにしたら，尿蛋白（－）になった．

b.「訴え」に対する健康支援の開発

(1) 問診における医師の役割と保健師の役割

　センターでは，健康診断時に医師と保健師が問診を行っていた（図Ⅱ-2-1）．医師の目的は，健康診断の項目では発見できない疾病をスクリーニングすることであり，どういう病気で，どの程度重く，どういう治療が必要かを予測して判断することである．それに対して保健師の目的は，疾病の発見ではなく，健康に関して困っていることへ相談にのり，困り具合を軽減する，生活に支障がないようにする，自分で対処できるように支援することである．そのために「病院へ送る必要があるか」「生活調整で改善できるか」「もう少し様子をみるか」「これは病院へ送らなくても大丈夫でないか」などを判断する[2]．

　問診では多様な「訴え」が聞かれる．中には生活を変えることで「訴え」がなくなることも多かった．訴えやその経過は多種多様で，対応も千差万別であった．治るものは治し，改善できるものは改善を図り，良くならないものには生活への支障が少しでも軽くなるよう，さらに自身で対処できるよう支援した．このタイプの保健指導を，「健康相談」というようになった．

(2)「訴え」に対する健康相談の重要性

　1975年に開催された労働医学研究集会で，某管内職場1,983人に行った問診を具体例で紹介した[2]．質問紙健康調査を専門とする大学助教授の医師は，保健師のこの活動を評価し，以下のような発言をされた[3]．

　「自覚症状を扱う場合には，常に2つの側面を念頭に置く必要がある．1つは，医師の行う疾病の診断・治療のための情報である．もう1つは，『実体』ではなく意識や性格に

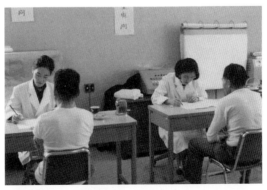

図Ⅱ-2-1　健康診断時の問診風景（1960年代後半）
当時は保健師間の距離が近く，他人の話が聞けるような状況だった（現在ならプライバシー問題になる可能性がある）．

関係する1つの上部構造といったらいいか，その人の性格や意識を反映している何ものかであり，『実体』とはきれているものである．これが「訴え」である．前者の立場のみからすると，訴えだけがあって調べても何もない場合，訴えのほうが否定される．後者の立場からすると，根拠を持っている，いないにかかわらず，訴えを持って目の前にいること自体を問題にしなくてはいけないということになる．後者の場合の「自覚症状」は実体ではなく，その人の意識なり生活の部分であり，みる者とみられる者との関係の中で処理されなければならない．表出を問題にするという立場は大変難しい，デリケートな問題を含んでいるように思う．保健師とクライエントという関係の中で処理している様子を興味深く感じた．それ自体を問題にするという方向は，今後の健康管理の中でいささかも重要性を失わないであろう．」

c.　自己決定の支援

社員が受診や治療を拒否する場合に，保健師はどうしたらいいのだろうか．

事例❸

定期健康診断時に，収縮期血圧値は測定限界を超え，拡張期血圧値も140 mmHgの社員に遭遇した．保健師は「センターは受付時間外だが，電話して頼むから今から外来に行くように」と言ったが，「用事があるので3日後に行く」という答えだった．社員は2日後，自宅で脳出血により死亡した．機関長に「健診時に血圧が高かったのに何もしなかった．センターに落ち度があったのではないか，この社員の健康管理について報告書をもらいたい」と言われた．看護記録には，長い経過があり保健師や医師は一貫して受診を勧めてきたが，ついに受診しなかったことが記されていた．筆者が看護記録をまとめ，循環器科部長に見せると，「これでいい．僕の名前も入れておいてくれ」と言われ，2人の連名で提出した．機関長は報告書を読んで，「本人は大人なのだから，これだけ勧められても行かないのは本人の責任」ということになった．当り前のことを実行し，それを記録しておくことが，自分たちを守ることにもなるという経験をした．

社員の**自己決定**を尊重し，嫌がることを強要しない方針を採ると，事例3のように社員が命を落とす結果になることもある．強制によって命は助かるが，長く恨みを買うこともある．本人の自己決定と健康を両立させることは難しい．看護職である自分はどう考え，どう判断すべきかが問われる場面である．

d.　保健指導とは

当初，保健指導とは，社員の健康をより良くし，悪いところがあれば治すことを第一目標・第一選択としていた．しかし，それは保健師の意見であり，社員にとっての幸せにそぐわないこともあった．社員が本当に望むことは千差万別であり，時には命よりも仕事が大事な場合もある．社員個別に合ったニーズを満たしながら，少しでも健康にとって良い方向に支援することが保健指導の本質だった．そのことに気づくことで保健指導もおのずと変容し，保健師の目指す保健指導が開発されていったのである．

e. 有害物質を使用する研究者の健康管理

　筆者が最初に担当した職場が，電気通信研究所であった．ここでは，放射線，レーザー光線，金属，有機溶剤など多様な有害物質を使用していた．これまで看護職は，有害業務従事者に行われる特殊健診の採血のみ行っていたが，研究所から「職場環境や作業の管理もやってほしい」と言われた．若い時の経験は貴重だと考えていたので，「私を助けてくれる指導者をつけてほしい」と要求し，経験豊かな指導医が月1回研究所に来ることになった．指導医の来社時には，たまった課題を解決するため，共に所内の現場を忙しく回った．

　ある研究室で爆発事故が起きて，研究者が負傷したことがあった．専門医から，化学剤の保管方法や取り扱いの注意まで，研究者ともども指導を受けた．ほかにも，「勉強になるから」と指導医が担当する他社の特殊健診を見せてもらい，中小企業の作業現場のすごさをみた．

　研究室へも出向いた．現場を見ることは重要で，机の上にビーカーや湯呑み茶碗が雑然と置いてあることもあった．事故撲滅のため，それぞれの置き場所を決め，安全に配慮するようにした．

　研究室に行くと，まず「あなたの研究を外国語や専門用語を使わずに説明してください」とお願いすることにしていた．ある時，研究者から「わかりましたか？」と問われ，筆者が「わかりません」と答えると，「それでよいのです．あなたにわかることをしているのでは，研究といいません」と言われて気が楽になった．健康に関することを聞くと，研究者はわかるように説明してくれた．

3 ● 専門性を探求する

a. 歴史から学ぶ−本来業務，専門性を問われて

　疾病管理の対象が全疾病に拡大された1968年以降，要管理者数は増加し，年数が経つに従い業務量は増え，業務内容は幅を広げていった．その一方で，統計で推移をみても保健指導の成果があるとは思えなかった．また，栄養士，体育指導員，ケースワーカーなどが専門性を確立して，保健師のみが取り残されていく感覚があった．

　増加する検査や事務作業について，医師に「これは，保健師の本来の業務とは違うのではないか」と主張した．しかし，「それでは，あなたたち保健師の本来の業務，専門性とは何ですか」と問い返され，答えることができなかった．保健師の本来業務，専門性とは何か．その答えを探るために，自社の保健師活動の歴史を振り返った．

　企業において本格的な保健師活動が始まったのは，結核管理からである．結核は，大正末期から昭和の戦中・戦後の30年間，死亡原因の第1位として猛威をふるった．伝染し，若者が多く死亡する疾病であり，戦争遂行のための健民・健兵政策としても，国家が最優先とする重要な健康問題であった．当時，筆者の勤めた企業は，結核患者が多いことで知られており，1つの企業で二百数十人の保健師を雇ったという記録が残されている．

　日本の結核管理は多大な成果を上げたが，これは，保健師の貢献なしには達成できないことであった．結核対策に関する会社の公文書を調べたが，保健師の意気込みとひたむきさが伝わってきて，心を打たれるものであった．

　筆者が入社した頃は，結核の管理方法や保健師の業務は確立されており，結核問題は山

を越えていた．次の健康問題として，生活習慣病，精神衛生が浮かび上がっていた．これらに取り組むために，前述の医務室のセンター化に伴い，筆者は採用された．

　歴史からわかった重要なことは，私たち保健師は，保健師業務の目的，意義，方向性など，大切なことを自分たちで決めてこなかったということである．これからの保健師活動の目的，本来業務や専門性は，誰でもなく自分たちで決める必要があることに気づいた．さらに，かつての結核管理が，社員1人ひとりの健康と幸せを願ったというよりも，健民・健兵政策の遂行のためであったことを知ったことで，これからの保健師は「保健師として，何のために何をする，何に貢献する」と常に自問自答していかねばならないことを学んだ．

b. 専門職者の姿勢・熱意

　「専門職とは，専門性とは」ということについて考える上で一番勉強になったのは，前述した身近にいるセンター結核科部長の仕事に取り組む姿勢と人間性であった．センター発足当時，30代で結核研究所から着任され「今まで研究したことを現場に活かしたい」と意気盛んであった．この医師は誰よりも本気であった．復職不可能と引き継いだ12人をなんとか救いたい，気の毒な事例を1例でも減らしたいという熱意が伝わってきた．たとえ，集団を対象にした画一的な方法であっても，個人に対して血の通うこまやかに配慮されたケアを行き届かせることができることを，身をもって示した．1人ひとりにどれだけ質の高いケアを提供できるかは，担当する医師や保健師の本気の度合と実践能力の高さによるのだという強烈な印象を残した．以後25年間一緒に仕事をしたが，些細な仕事も手を抜かず，常に全力で取り組まれた．これぞ専門職の鑑であった．

4 ● 保健師の専門性の確立 — 役割・機能の充実を目指す

a. 保健師に求められるリーダーシップ

　健康支援，健康相談，職場巡視を積極的に行うようになると多種多様な問題に直面し，それに対処し協働する資源が必要になる．センターにも，職場に共通した健康問題に対しては，労働衛生（専門の医師・保健師），精神保健（専門の医師・保健師・ケースワーカー）のチームがあった．そのほかに専門家としては，体系的に健康管理を行っている疾病の専門医，栄養士，体育指導員，薬剤師などがいた．

　保健師は，担当する職域の健康問題を予防活動に結びつけるのが本務である．個々の対象者には，ジェネラリスト[*1]として，社員の高いQWL（Quality of Working Life，労働生活の質），QOLと医療，看護とを両立させ，より健康的な生活を目指し，専門家を含むチームの中でリーダーシップを発揮してチームワークを機能させることである．センターの専門医も保健師がチームリーダーになることを歓迎した．

b. 保健師の機能の充実，資源の活用

　保健師が多彩な健康問題に直面したとき，それに対処できるかどうかは，保持する医療・保健資源の質以上に，その資源をいかに活用することができるかにかかっている．

[*1] ここでいうジェネラリストとは，担当の職域にいる社員全員を全人的にケアし，そこで起こる健康問題のプライマリケアに当たるという意味で，スペシャリストとは対照的に広範囲の役割を担っているということである．

　ある時，センターの勇気ある保健師が，自社の病院の医師に紹介状を書き，相談に来た社員にもたせた．当時は，保健師が医師に紹介状を書くことはなかった．すると，宛名の医師から，医師に対するのと同様のていねいな返事が来た．病院としても「センターの保健師が，スクリーニングをしてくれることになるのでありがたい．病院全体で受け入れる体制を作る．特定の医師，あるいは科を指名してもよい．どこに送ればよいかわからなければ，自分宛に送ってくれれば，しかるべき所へ回す」ということになった．その医師は，センターの医師と連携する科の部長で，病院側の窓口であった．それ以来，病気に関する相談で，保健師が病院に紹介することが増えていった．病院の好意に応えて，少しでも医師の診断・治療に貢献したいという考えから，紹介状に，訴えに関する今までの経緯に，健康時のデータも加えたところ，ありがたいとの反応であった．

　これは，保健師が病院という資源をうまく活用し，保健師自身の役割・機能も高めて，対象者への援助の質を向上させた例である．「社員の健康にとって本当に良いことをする」精神は，組織・職位・職種を超え，保健師の役割・機能を高めるものである．
　また，医師ではなく，保健師だからこそ対象者の援助の質を高めることもある．

　病院で複数の専門医にかかっている社員から，「ある先生は体重を増やせ，もう1人の先生は減らせと言う．現状を維持したら，2人から叱られた」と相談された．病院に伝え，医師らが相談し，対策を一本化して社員に対応することになった．

c. 産業保健師の専門性－労働に目を向けた活動
(1) 定期健康診断の問診における労働の視点

　社員の健康管理に携わりながら，労働の態様（たいよう）が健康に大きな影響を及ぼしていることに気づき始めた．定期健康診断の訴えに"労働"の視点を意識しないと，一般的な症状として見逃してしまう．常に，訴える症状と労働に関連がないかを考察する必要がる．1974年の定期健康診断の問診でみられた労働に関連した健康問題の例を挙げる．

　訴えは"耳鳴りがする"であった．その社員は電話線の工事でコンクリート・ブレーカーを使用していた．センターで耳鼻科専門医が診たが，疑われる疾病はすべて否定されたため，職業性のものだろうという結論になった．そこで，センターの労働衛生専門チームと共に労働環境を調査した．工事の模様を再現してもらい，ブレーカー使用時の騒音の測定，周波数分析を行った．すると，周波数 1,000～4,000 Hz 帯で騒音の許容基準を超えており，社員の聴力を損ねていたことが裏づけられた．以後，作業時には必ず耳栓をすることになった．

産業保健師は，時には健康にかかわる労働環境の改善を事業主に訴えていく必要がある．

> **事例 ❼**
>
> "目が疲れやすい"と訴える社員がいた．「ここ1年，目が疲れ，肩もこる．1年前に今の職場に変わって，部屋は暗いし仕事は細かい，電気スタンドをつけてくれと頼んだが，予算がないと言われた」実際にその職場に行ってみると，確かに照度が足りないと思われた．まず照度を測定し，暗いようなら電気スタンドを設置するよう会社に働きかけ，電気スタンドがつき，社員の訴えは消えた．

(2) 健康と仕事の関連性の統計学的調査・研究

健康と仕事の関連性を根拠づけるために，**統計学的調査・研究**を行う必要がある．また，統計学的調査・研究によって，新たな健康管理・保健指導の基準を設けることも可能である．センターには医学統計科があり，部長は結核研究所からの赴任で，ほかに統計とコンピュータの専門家がおり，いつでも助けを受けられる体制が整っていた．

> **事例 ❽**
>
> 1967年から体系的に糖尿病管理が始まった．健康と仕事との関連についての初めての調査研究であった[4]．保健師は，仕事，日常生活，食生活，健康管理対策の4項目，41問からなる質問紙調査を行い，314例について分析した．治療を受けている125人の糖尿病患者のうち，血糖のコントロール不良群とそうでない群とを比較したところ，各労働態様の間で最も有意差が認められた項目は，食事療法，日常生活の注意を実行しているか，いないかであった．できない半数は，多忙な上級管理者であった．

> **事例 ❾**
>
> 1982年の定期健康診断時に行った生活時間と検診項目との関連の調査では，労働と健康との関連を指摘した[5]．長時間勤務し，睡眠時間が少ないほど肥満度＋10％以上の者が多いことが統計学的有意差をもって明らかになった．

> **事例 ❿**
>
> 当センター独自の平均体重（身長$_{(cm)}$−100）×0.6＋20を生み出し使用した[6]．1969年度における定期健康診断受診者39,217人の結果を集計・分析し，まったく異常所見のない群の身長と体重の相互関係から平均体重を設定した．健康管理活動の目指す基準を自らの集団の健康者から生み出した．健康にとって良い標準体重とは何かが確立されていなかった当時，自前の指標を開発したことは画期的であった．（※ただし，現在はこの方式は使われていない．）

C. 実践の学問としての看護学—機能看護学の構築

　1989 年からは大学で教鞭を執った。これまでの実践で培った知識・経験を看護学に反映し，また，自らの実践を通して自分自身を育て看護を発展させることのできる次世代の看護職を育てたいと思ったからである。

　その後，20 年間，大学の教員として教育に携わった。31 年の実践経験と 20 年の教育経験を通して学んだ看護専門職として必要な資質と，実践から構築した看護学「機能看護学」について述べる。

1 ● 看護専門職としての実践・成長を方向づけるもの

a. 教養教育の重要性

　看護専門職としての自分を支え，育成したものの中核は，看護以外の勉強で，大学でいえば**教養教育**であった。教養は看護の選択肢の幅を広げ，深い思慮に基づいた看護実践を生む。そのような看護実践を積み重ね，看護の難しさとやりがいを体験することにより，看護を続けるエネルギーが生まれる。

　看護専門職は，あらゆる人を対象として全人的に看護する。看護は，対象者と人間対人間の関係をもって行われる。病み，障害を持ち，死へ向かうなど，重い課題と共に生活している人々を看護する。時には，精神の奥深くまで入り影響を及ぼすこともある。重い責任と，人間性が問われる職業である。それには，成熟した 1 人の人間であること，善良で**健全な一市民**であることが前提となる。また，**看護専門職**は，大局観を持って判断することと，意思決定に責任が求められる。自分自身の看護実践にとどまらず，地域，日本や世界の看護と連帯することも求められ，現在の看護実践のみでなく将来の看護実践にも責任がある。

　目指す看護を実践する能力を身につけるためには，看護以外のことに関心や興味を持ち，本を読み，考え，看護職以外の人たちと交流することが必要であった。看護以外の勉強や教養により，人は広く，深く，豊かに，柔軟になる。看護にとって重要な他者を理解し，他者とコミュニケーションをとる能力ばかりでなく，他職種や他学問分野と交流できる基盤が作られる。また，教養によって人間観，看護観，価値観，倫理観が深まり，自己の看護の目的や意味を社会との関連で理解することができるようになり，それが自分自身を成長させ続けることにもつながる。

　倫理問題への対処は葛藤の中で行われることが多い。たとえば，一市民としての自分と，看護専門職としての自分との葛藤などがある。教養の豊かさがそのような葛藤に立ち向かう力と知恵を生み出してくれる。迷い，悩み，考え抜いた末に決断した経験は，価値観を異にする他人の苦渋の決断にも共感することを可能にする。看護職者として，他者との共感能力は欠かせない資質である。

b. 日々の実践のマネジメント

　すべての看護専門職にとって，自身の日々の実践をマネジメントすることは不可欠である。しかし，このことはあまり意識されていない。

　マネジメントとは，日常語で「〜をうまくやること」，すなわち明確な意図を持って，

効果・効率を考えながら行動することである．それには，看護観，価値観，倫理規範が明確であることが前提である．「忙しくて患者のところへ行く時間がない」「デスクワークに追われ，住民のところへ行けない」という発言は，マネジメントの欠如である．業務全体を見据えて，目的に向かって重要な業務に当てる時間やエネルギーを増やすように変えることが，実践において最も重要なマネジメントで，すべての看護専門職が行うべきことである．

　同時に，看護専門職は組織の一員でもある．**組織の理念**は，組織の目的，使命，価値を言葉で表したものである．組織のメンバーは，理念の具現化に向けて実践する責任を担っている．理念を共有することで，職位，職種を越えた連携・協働が可能になる．さらに，現在求められているのは，地域医療・保健[*2]のための保健・医療・福祉・看護の施設を越えた連携・協働である．**地域の理念を共有することが不可欠である**．

c. 学会，国際交流

　保健師として勤務していた1969年，東京で第16回国際産業保健学会が開催され，準備にも当たった．1973年，疾病管理に埋没している日々に「産業保健・産業看護がやらねばならない本来業務を果たしていない気がして悩んでいる」とセンター所長に訴えたところ所長は「国際交流を通じて，諸外国の産業保健を見てこい」，とスウェーデンで10月に開かれる産業看護科学委員会に送り出してくれた．その後1975〜1990年までこの委員会で委員を努めた．

　これらに参加して学んだ知見は，**産業看護**[*3]の業務とは何かであり，当時まだ産業看護が育っていなかった日本においては斬新なもので，産業保健師としての専門性について考えさせられ，専門性を追求する刺激となった．

　学会や**国際交流**は，自身や実践の成長に大いに役立つ．実践を学会で発表することにより，質疑応答の中で聴講者がその意味を言葉で表現してくれたことが役立ったし，つけ加えられた応援の言葉に勇気づけられもした．

　1975年の国際産業保健学会において，初めて英語で発表した．発表後，当時の東北大学の医学部教授から"英文の要旨"の書き方を教えていただいたり，また，筑波大学の教授から「これ参考になるから」と文献をいただいた．学問としての看護の発展は，医学側も好意的であるという印象であった．質の高い保健・医療・福祉の実践には看護が欠かせないという認識が広がり，看護の成長が期待されていた．

　国際交流，国際学会で知り合った海外の看護師は，教師であり，友達であり，サポーターであった．1973年にスウェーデンで開かれた産業看護の会議は，初めて参加した海外での学会であったが，当時唯一の知り合いだったオーストラリア人の保健師が進んで隣に

[*2] 地域住民全体が健康であるために，医師，医療従事者，行政，住民組織が連携・協働して，健康維持・増進，疾病予防から治療，リハビリテーション，在宅療養者・高齢者・障害者・妊婦・子育て者の支援などが包括的に行われる活動全体を指す．

[*3] 産業看護：当時学んだ知見を以下にまとめる．
　① 看護師は，従業員の健康に影響を与える多くの要因に対処する．
　② 労働環境の中に健康に対する危険がないかどうかを見きわめ，それらを除去あるいは管理する方法を決定する．
　③ 傷害を受けたり病気になったりした労働者のために，最適なケアとリハビリテーションを提供する．
　④ 労働者への安全・健康の教育と健康保持活動を通して看護師としての職務を全うする．
　⑤ 看護基礎教育，継続教育を通して産業看護の実践が可能となるように看護師を教育・訓練する．
　　当時，欧米ではすでに産業看護が看護の一分野として確立しており，働く人々の安全と健康を守り，健康や人生にとって有意義な働き方の追求をしていた．

座ってくれ，会議中に分からない単語があると教えてくれた．

　また，諸外国における従業員に対する健康管理を学びたくて，同種企業の数ヵ国の保健師にお願いしたところ，快く受け入れてくれ，見学することができた．これは自身の看護実践に大いに役に立った．

　ある国際学会では，「日本の看護職は英語が苦手だから」と発表を渋ると，「英語なら全面的にサポートするから，積極的に日本の実践を発表してほしい」と米国の大学教員が申し出てくれた．

　産業保健，産業看護の向上という共通の目標達成に向けて，国や人種を超えて共感し，協力し合うことができた．

2 ● 実践から機能看護学の構築へ

　2000年に創設された岐阜県立看護大学において，日本で初めての**機能看護学**の授業が始まった．地域基礎看護学，機能看護学，育成期看護学，成熟期看護学の四大講座のうち，機能看護学以外の三大講座では，看護の対象者に関する看護学を学ぶのに対し，機能看護学の講座では看護専門職である自分たちに焦点を当てた．看護に関する知識や技術は変化し，発展し続ける．自分が選択し，就職する領域によっても異なる．看護専門職としての自分自身とその実践を問い，双方を発展させ続ける努力は，どの看護領域でも共通に必要である．この実践の基盤を推進する能力を看護基礎教育で学び，現役の期間中，絶えず実行し続けることを期待している．

　機能看護学の創設に開学準備室の時から携わった．与えられた課題は，看護管理学，看護教育学，看護情報学をその内容とすることであった．そこで，機能看護学の目的を，「看護実践を支え，発展させる機能を追究する」とし，マネジメント，**人材育成**，情報を構成要素とした．これらの要素を相互作用させ総合的に機能させることもまたマネジメントであるから，これらの構成要素を融合・統合することが経験できる授業展開を設計した．アウトプットの目標は，「1人ひとりが良い看護をする，組織として良い看護をする，生涯にわたり成長し続ける人材となる」とした．これは，**看護継続教育**の基盤となる部分の育成でもある．

　カリキュラムは，機能看護学の構成要素であるマネジメント，人材育成，情報を融合・統合させ，1年次から順次「セルフマネジメント」「看護情報」「キャリアマネジメント」「組織とマネジメント」「トップマネジメント機能」を学修する構成となっている（**表II-2-1**）．各授業は，看護実践で得たことを基盤に看護専門職としての実践や自己の成長に必要と考える教育内容を含んでいる．

　以下に，それぞれの科目の教育内容について述べる．

a. セルフマネジメント

　セルフマネジメントは，機能看護学が目指す人材育成の基盤であり，主柱である．看護専門職である前に，1人の人間として，一市民として自分のあり方を問い，自分自身を生涯にわたって育てることを考え，実行し始めることを狙う．看護専門職は，1人の人間として成長・成熟し，健全な一市民であることが前提である．また，対象とするあらゆる人を理解するには，教養教育が重要である．人間理解のために，人間，文化，歴史，政治，

表Ⅱ-2-1　機能看護学のカリキュラム

科　目	ねらい
セルフマネジメント	人間としての成長・成熟や看護専門職として実践を発展させる態度の基盤を育成する
看護情報	看護専門職として責任を持ち，情報を収集し，吟味して利用・活用することで，質の高い実践を目指す態度を養う
キャリアマネジメント	質の高い実践を目指し，それが可能となるように専門職としての自己を育成する
組織とマネジメント	組織の一員として理念に向けたクライエント中心の実践をし，さらに所属する組織の発展に寄与する
トップマネジメント機能	国や地域の理念に向けて組織やシステムの連携・協働のリーダーシップを発揮する

経済，科学，芸術などについて，卒業後も幅広く学び続けていく必要がある．

　セルフマネジメントでは，看護学を学問として学んでほしいというメッセージを伝える．学問は，学び，かつ問うと書く．高校まではひたすら学んできたが，大学では問うという学修方法を身につけてほしい．常に，自分自身や，行動したことの意味を問い続けてほしい．これが，その後の看護実践を方向づける．「自分は，なぜ，何をしようとして看護の道を選ぶのか」「社会にどのように貢献するのか」「どのような看護師になるのか」，さらに卒業後には，「自分の実践している看護は，対象者にとってどのような意味があるのか」「もっとよくするにはどうすればよいか」など，さまざまな問いが沸いてくる．実践しながら問い続ける態度が，**積極性，主体性，自律性**を育み，看護実践を向上させる．"価値観，人間観，世界観，自治，自律，意思決定，責任"の7つの言葉は，セルフマネジメントを実行するためのキーワードである．

b. 看護情報

　看護情報は，情報を扱う方法でなく，コンピュータの使い方でもない．看護に関する情報を根本から問うものである．

　情報は看護において重要な要素であり，その利用・活用は看護の質に直接に影響する．その意味で，「看護を情報で実践する」という実感が私たちにはある．看護は人間とその生活に直接かかわるので，看護活動を行う際には，対象者や周囲に与える影響を十分に考慮して情報を扱う必要がある．授業を通じて，看護専門職として，責任を持って情報を収集し，吟味して利用・活用する態度を養う．看護情報を収集するためには，自らの看護観に基づいて，目の前の対象者にどのような看護を具体的に実践するかという意図を明確にして，必要最小限の正確で質の高い，看護の対象者に固有の情報を収集する必要がある．使わない，また使えない情報は，収集しない．利用する情報の意味を十分に吟味しないと，良い看護実践につながらない．

c. キャリアマネジメント

　看護基礎教育の目標は，看護専門職であるジェネラリストの育成である．したがって，看護専門職の実体を理解することが学修の鍵となる．看護師免許を取得すれば看護専門職になるのではない．「自分は，看護専門職として，その重い責任を引き受ける覚悟があるか」を自問自答してほしい．看護専門職として進路を決定する前に，まずこの段階を踏んでほ

しい.

　看護専門職であることを引き受けることで，倫理に適う実践をする責任が生じ，実践を倫理の視点で問い続けることになる．英国の「看護専門職としての行為に関する倫理綱領」によると，「在職中は，知識・技術を最新のものにし続けなければならない．最新の根拠，最高の実践，可能な場合には実証された研究に基づいたケアを実践する責任がある」とある．そのためには，その実践が可能となるように適切な資源を探し，自分自身を教育・訓練し続ける責任がある．資格取得，大学院進学，研修会，院内教育，OJT（On-the-Job Training，オンザジョブトレーニング）とも，個人が意図と目的を持ってこれからの自分のキャリアを視野に入れて選択し，学修するための手段である．

d. 組織とマネジメント

　組織はなぜ必要か．1人ひとりが良い看護をするだけでは，組織としての良い看護にならない．組織には，以下のような責任がある．

　①質の高い看護を安定して提供すること
　②看護の経験知を蓄積すること
　③良い看護を提供していくことを通して良い看護実践者を育成すること
　④看護学の構築につながる実践・研究を行う

　「長く存続し，発展し続け，同業他社の間で広く尊敬を集め，大きなインパクトを世界に与え続けてきた卓越した企業」を“ビジョナリー・カンパニー”という[7]．良い企業を調査・比較した文献をみると，ビジョナリー・カンパニーの特徴は，企業の目的と基本的価値からなる基本理念が組織に浸透し一貫して実行されており，また，社員がそれを実感していることであった．新入社員教育，人材育成，人事，製品開発など，企業の基本的な方針から日々の意思決定まで，企業活動のすべてを通して基本理念が貫かれている．

　実習でみてきた看護と照合して，現状はどうであったか，各自がどのように組織に貢献するかを学修する．

e. トップマネジメント機能

　質の高いジェネラリストの機能について学ぶ必要がある．企業では，社長の役割である．
　保健師は，担当する地域・企業の人々の健康問題すべてに責任がある．自身で対処するにせよ，他職種と協働するにせよ，その問題に取り組み，住民・社員の健康を目指して良い成果を上げる責任がある．政治，経済，社会の動向，対象者の意向や文化，倫理など多様な視点から検討して，目前の看護実践のために最善の意思決定をする．
　職域を担当する保健師は，T字型の能力を使ってほしい．“T”の縦の棒（｜）は，保健師の独自機能である保健指導の能力である．横の棒（―）は，保健師が，周囲，組織内外の資源を活用してジェネラリストとしての業務を高度化し，より効果を上げるために資源を活用するものである．たとえば筆者は，問診[2]でてんかんの疑いのある3名を精神保健チームと週1回来所する非常勤の専門医に送った．3名中2名は職業が運転手であり，訴えは「気を失う」であった．センターに資源があったからできたことである．ジェネラリストとして資源を充実するために意見を提出することも大切である．
　臨床におけるプライマリナースは，患者やその家族の身近にいて，その意向を汲んで全

人的なケアを行う．看護師は，専門領域がある職種の専門家からなるケアチームを，看護の対象となる人にとってより良い方向へまとめていく役割を担う．このためには，社長のような広い視野で，包括的で重い責任を担って意思決定をする必要がある．社長はトップマネジャーとしての権限を持つが，看護専門職はリーダーシップを発揮して自らが築いてきた人間関係の信頼の上に立ってこれを行う．ゆえに，**トップマネジメント機能**と名づけた．患者の意向や生活をよく理解しているジェネラリストであるプライマリナースのこの役割は，患者にとって重要である．各スペシャリストがプライマリナースのリーダーシップにより，患者にとってより良いケアを提供することが期待できる．

　以上に述べてきた内容については，自ら看護実践現場での課題を見出し，より質の高い実践をするための方法を見出すために研究的に取り組むことも重要である．

コラム

機能看護学のその後

　奥井幸子先生のもとで機能看護学が始まって20年以上が過ぎた．マネジメント，人材育成，情報を構成要素として「"一人ひとりがよい看護をする，組織・チームでよい看護をする，生涯にわたり成長し続ける"人材を育成する」という機能看護学の目的は変わっていない．

　一方，この間の看護学教育の大学での進展，地域包括ケアの推進に向けた保健医療福祉の変化，学生の学修状況を反映して各科目の学修課題は変化している．「セルフマネジメント」では，自分自身のあり方や，行動の意味を問い続けると共に，人が人をケアすることにおいて，自分と異なる他者を1人の人として理解し尊重することを通してセルフマネジメントの意義を問うている．また，「キャリアマネジメント」では，専門職としての成長・発展過程や，学問としての基礎教育課程，社会のニーズを捉えて看護の専門性を開発・向上する意義を問うことなども学修課題に加わった．

　「トップマネジメント機能」では，地域包括ケアを推進する保健医療福祉の動向から，看護専門職が利用者への包括的な責任を担い，最善の意思決定を行うことを，包括的マネジメントとして捉え直し，科目名を「包括的マネジメント」と変更した．幅広い見地から，包括的マネジメントを実行し責任を果たすために看護専門職として自ら担うべき役割を考えることを目指している．

　今後も，人間，社会，看護の現状を捉え，変えないもの・変えるものを見きわめながら，機能看護学の発展をめざして試行錯誤を続けたい．

学習課題

1. 看護専門職としての実践の特徴を言葉で表現してみよう
2. 看護専門職としての自分や自身の看護実践を育成するために実行していることを列記しよう

引用文献

1) 稲葉滋子，友野　信，奥井幸子ほか：医療給付期間が満了した長期療養者および最近3年間の復職者の状況．逓信医学13(2)：52-57，1961
2) 奥井幸子：自覚症状調査の問題点とその活用－問診の具体的進め方．健康管理252：11-24，1975
3) 鈴木庄亮：自覚症状調査の問題点とその活用－ある質問紙調査票作成の試み．健康管理252：25-31，1975

4)　Umeki Y, Okui Y, Wagatsuma M et al.：Industrial nurses in diabetes mellitus control. Proceedings of XVI International Congress on Occupational Health, p.782-783, Japan Organizing Committee of XVI International Congress on Occupational Health, 1971

5)　久野範子，今西康子，奥井幸子：生活時間と健康．逓信医学 37(2)：5-10, 1985

6)　奥井幸子：標準体重の基準について．健康管理 286：5-8, 1978

7)　コリンズ CJ，ポラス JI：ビジョナリー カンパニー 時代を超える生存の原則（山岡洋一訳），p.3-11，日経 BP 出版センター，1995

┃参考文献┃

1)　奥井幸子，坂田直美，奥村美奈子ほか：諸外国と日本における看護教育の比較・検討プロジェクト．平成 4 度短期大学教育方法等改善経費研究成果報告書，1993

3 多職種連携教育（IPE）

この節で学ぶこと

1. IPE の定義，意義を理解する
2. IPE カリキュラムや卒後研修プログラム展開のポイントを理解する
3. IPE を通して学習者が修得するコンピテンシーを理解する
4. IPE における学習評価方法について知る

　多職種連携教育（Interprofessional Education：IPE）は，新たなチーム医療のアプローチの仕方として注目されている多職種協働実践（Interprofessional Work：IPW）の実践と対の新しい教育方法である．今後，IPE を看護基礎教育のカリキュラムや卒後研修プログラムに組み込むことが推進されるため，本節では，IPE について IPW との関連も含めて述べる．

A. チーム医療と IPE

　チーム医療は 1977 年に雑誌『看護』に初めて登場し[1]，看護実践の現場では当たり前のこととして捉えられてきた．しかし，近年「チーム医療とは，一人の患者に複数のメディカルスタッフ（医療専門職）が連携して，治療やケアに当たること」とチーム医療推進協議会が定義[2]しているように，チーム医療を推進するためには複数の専門職の連携と協働がこれまで以上に重要になってくる．この背景は，看護を含む保健医療福祉分野のさまざまな変化が関係する．たとえば，少子高齢化に代表される人口動態の変化，医療機器の進歩と並走する医療技術の進歩，それに伴う在院日数短縮化，地域・在宅医療の推進や医療費削減政策などである．また，医療サービスを利用する人々が持つ複雑性（重複した生活習慣病を持つ人の身体的事象のみならず，高齢で認知症を発症していたり，こころの安寧（あんねい）が難しかったり，家族背景が複雑だったり，医療を受ける経済的問題を抱えていたり）によって，医師，看護師という単独の専門職だけでは対応が困難なケースが増えていることも深く関連している．まして，現代社会にあっては，医師，看護師以外の保健医療福祉関連の職種は増加しており，それぞれが独自の役割を果たしている．

　看護職に限らず，保健医療福祉職は，人々の健康に貢献する職業であり，患者や利用者を限定するまでもなく，健康はすべての人々の願いである．しかし，このような現代医療にあっては，医療事故，患者や利用者を虐待するケースが増加している．その原因の 1 つが，職種間の情報の共有がされていないなどのコミュニケーション不足だといわれている．

表Ⅱ-3-1　「チーム医療」を構成する要素

1. 協働志向
　　複数の職種が対等な立場で協力していくこと
2. 患者志向
　　患者が中心であること
3. 職種構成志向
　　チームのメンバーとして複数の職種がかかわること
4. 専門性志向
　　各職種が専門性を発揮すること

［細田満和子：「チーム医療」とは何か—医療とケアに生かす社会学からのアプローチ, p.35, 日本看護協会出版会, 2012 より引用］

チーム医療がスローガンのようになり，実態が形骸化(けいがい)している中で，チーム医療の再考により，チーム医療を構成する要素[3]（**表Ⅱ-3-1**）が報告され，チーム医療の実践は，多職種による連携・協働実践へと変化している．さらに，このような社会状況の中，認定看護師や専門看護師など看護ケア領域での専門分化が進んでおり，複数の専門職との連携と協働によるケアの実践について再考する必要がある．しかし，他職種同様，看護師も他の複数の専門職との効果的なケアの協働実践を意識した教育は行われてこなかった．

B.　IPE の定義と意義

1 ● IPE の定義

　IPE の定義は，IPE を世界的に牽引してきた英国専門職連携教育推進センター（Center for the Advancement of Interprofessional Education：CAIPE）[4] が 2002 年に提唱したものが広く認知されている．

　"Interprofessional Education <u>occurs</u> when two or more professions learn with, from and about each other to improve collaboration and the quality of care."
　「IPE とは，複数の領域の専門職者が，連携及びケアの質を改善するために，同じ場所で共に学び，互いから学び合いながら，互いのことを学ぶことである．」[5]
　※下線は筆者追記による

　つまり，IPE は IPW 実践のためのさまざまな学習の機会であるが，原文の「<u>occurs</u>」の意味からすれば，2 つ以上の異なる領域の専門職や学生が，学びの場を共有し，互いの領域について相互に学び合いが生じる場や状況がある教育方法を IPE と呼べると，学習者間の学びの相互作用が強調されている．そこで，この定義の意味していることをもう少し具体的にいうと，次のように整理できる．

①IPE は，2 つ以上の異なる領域の保健医療福祉関連職（専門職を目指す学生を含む）教育（学習）の機会の 1 つである．したがって，資格取得前の基礎教育，資格取得後の専門職の継続教育の双方を含む．また，公式の教育課程のみならず，課程

外での非公式な教育（学習）の機会も含む.

② IPE の目的は，保健医療福祉サービスの質向上が目標である．すなわち，保健医療福祉サービスの第一の受益者は，それらを利用する利用者（患者や家族）である.

③ IPE の目的を達成するために，保健医療福祉サービスを提供する関連組織・機関に属する専門職間の実践活動において，これまでの保健医療福祉サービス提供から，かかわる専門職間の連携・協働の質を向上する仕方— IPW に変革する必要があるということである.

④ IPE は，同じ場所で共に学び，互いから学び合いながら，互いの領域のことを学ぶ学習の機会によって生じるのであり，そのような学びが形成されるような教育（学習）の機会を創造する必要があるということである.

⑤ IPE の成果は，上記②の目的から考えると，学習参加者である保健医療福祉専門職（専攻学生）が，実践の場でより質の高い専門職間の連携・協働実践が可能になり，サービス利用者（患者・家族）と共にその状況での最善のケアが行われている状況を指す.

2 ● IPW と IPE

保健医療福祉専門職間の連携・協働実践を IPW というが，統一された定義はない．しかし，IPW の用語が生まれた英国の保健医療福祉サービス提供システムの状況，それ以降の IPW の世界的な発展を概観し，IPW は，次のような意味で共通認識されている.

IPW は，異なる２つ以上の保健医療福祉関連専門職間，あるいは組織・機関間（組織・機関内に置かれた部署間を含む）が，サービス利用者（患者や家族）の利益を第一義として，総合的・包括的なケアサービスを提供するために，相互尊重と相互依存の価値を基盤とし，フラットな関係性の中で，目標を共有し，互いの役割・責任を明確にし，それらを理解・尊重して，その状況に応じた最善の方法で提供すること，その過程である[6].

IPW が実践されるには，それぞれの専門職が IPW 実践に必要な知識やスキルを身につけていることが重要である．しかし，これまでの保健医療福祉専門職の教育は，それぞれ別々に独自に行われてきた（現在も教育体制は変わらない）．つまり，IPW は IPE によって習得可能な実践能力を備えた専門職によってなる実践の形である.

3 ● IPE と MPE

IPE と似た用語に MPE（Multiprofessional Education）がある．IPE と MPE は互換的に使われてきたが，厳密にいうと IPE と MPE は異なる．IPE の「interprofessional」は，「inter-」に「interact（相互に影響し合う）」と「integrate（集約し統合する）」の意味を含む．MPE の「multiprofessional」は，単に「multi-（多数の）」専門職の集合を意味する．しかし，1988 年の WHO（世界保健機関）の報告書[7]（**表Ⅱ-3-2**）では，MPE の定義に「interaction（相互作用）」の重要性が述べられており，前述の CAIPE の IPE の定義が公

表Ⅱ-3-2　WHO による MPE の考え方

MPE は，異なる教育背景を持つ健康に関連する仕事（occupations）に就いている人々（学生も含む）のグループが，それぞれの教育のある一定期間共に互いが影響し合う学習の機会である．MPE の目的は，病気の予防，治療やケア，リハビリテーション，ならびにその他関連するヘルスケアサービスを向上するために協働することである．MPE の学習を通して，専門職としての実践活動を行うために，高等教育期間の早い時期に健康関連専門職について，相互尊重ならびに相互理解を促進し，より積極的に協働できるような知識，スキル，態度を身につけることが重要である．そうすれば，学習者（学生）は個性を活かし，創造力に富む，共感的態度をよりいっそう向上し，状況や問題をよりクリティカルに分析する能力が身につくだろう．また，これらの能力は，将来直面するであろう課題に対しても柔軟に対応する度量を養うことができるだろう．

［WHO：Learning together to work together for health—Report of a WHO Study Group on Multiprofessional Education of Health Personnel. World Health Organization Technical Report Series **769**, p.5-6, p.11, 1988 より筆者が翻訳して引用］

表されるまでは MPE も互換的な言葉として扱われてきた．現在も，IPE と MPE が論文中に散見されるが，IPE，MPE の言葉の由来とその意味を十分理解した上で使用されている場合，標記については厳密さを問われてはいない．

4 ● 看護が先駆けの日本での IPE

　チーム医療と同様に，IPE・IPW の用語は，池川が英国ロンドンサウスバンク大学（London South Bank University）を視察し IPE についてまとめた報告に初めて登場する[8]．その後，池川と田村らは，IPE の聖書ともいうべきレザード（Leathard A）の「Going Interprofessional：Working Together for Better Health」の抄訳・解説を連載している[9]．ケアの場が病院や施設中心から地域社会へ移行していく 21 世紀の保健医療福祉政策やサービス提供システムの動向から，IPW は重要な考え方であり，IPW を推進するためには IPE を導入することは必定であると考えたからである．現在，医療施策の地域包括ケアが推進されていることもあり，多くの医学・薬学・看護学教育のカリキュラムに多職種連携や協働の内容が組み込まれており，そのための IPE が拡がっている．

　日本での IPE が現実の教育課程の形として表れたのは，文部科学省の大学教育改革プログラムによるところが大きい．埼玉県立大学，千葉大学，神戸大学，筑波大学，札幌医科大学，北里大学，新潟医療福祉大学など，国公私立を問わず，大学学部教育改革の 1 つに IPE プログラムを導入した．以来，25 年近く経過した．各大学のそれぞれの状況に応じた IPE が展開され，IPE 導入大学は増えている．

C. 効果的な IPE の展開

1 ● IPE 導入のポイント

　IPE は，1 つの教育方法であり，CAIPE の代表として IPE を世界的にリードしているバー（Barr H）は，「IPE の構成要素は，対人関係，グループ間の関係，組織間の関係，専門職間のプロセスの理解によって導かれる一貫した根本原理の中で，協働実践のために共に学ぶという理論的解釈に関連する相互作用，グループを基本とする学習といった成人学習（Adult Learning, Andragogy）の原則の適用である」[10]と述べている．そして，以下のよ

うな効果的に IPE を展開するポイントを示している.

①患者，利用者，当事者を IPE カリキュラムのデザイン，教授活動，学習評価に含むこと

②IPE プログラムにかかわる関係者同士の協働を推進すること（FD，SD [*1] 活動）

③IPE とともに，MPE や単一専攻での学習とのバランスを図ること

④協働実践のための**コンピテンシー** [*2] を明確にすること

⑤専門職間の協働実践の価値—包括的，公平，平等，オープン，謙虚，成熟，偏見のない，互恵的—を，学習内容に具体化して組み込むこと

⑥学習者が相互に学び合える学習方法を活用すること

⑦IPE を学習した学生のアセスメント方法の選択と開発をすること

⑧IPE 実践を公表すること

2● IPE 導入の障壁

以上のことを考慮し，実際に IPE プログラムを構築するためには，さらに IPE の障壁ともいうべき以下の課題について検討する必要がある.

①IPE プログラムを専門職個々のカリキュラムの中にどう組み込むか．そもそも，IPE は資格取得前のプログラムと資格取得後の教育プログラムのどちらに組み込むほうがより適切か．資格取得後の継続教育の場合は，各職能団体の考え方によりさらに難しい

②IPE を資格取得前の基礎教育のカリキュラムに組み込む場合，必修科目か選択科目か，単位数や時間数，どの年次の科目に位置づけるかなど，カリキュラム編成上の課題が大きい

③IPE を資格取得前の基礎教育のカリキュラムに組み込む場合，実際の展開上，少人数グループ学習が基本となるので，教室（ゼミ室）の数の確保などの物理的学習環境の課題が生じる

④IPE を担当する教師の数と共に，異なる専攻学生同士を共に，互いから，互いについて学び合う状況を作り出す教師の力量が問われることになる．大学という高等教育は，これまで知識伝承型が主流であったため，教師の準備性も課題である．そもそも，IPE の価値自体を受け入れられない教師も存在するので，IPE をカリキュラムに組み込むための大学組織全体での合意形成は特に重要であるし，組織のリーダーのリーダーシップが鍵となる

⑤IPE 教育によって，どのような能力を育むのか．コンピテンシー・ベースの教育が主張される中，IPE によって学生たちが，専攻領域は異なるが，IPW 実践を推進する専門職に成長していくための共通に備える IP コンピテンシー（知識やスキ

[*1] FD：Faculty Development, SD：Staff Development
[*2] **コンピテンシー**：ある職務または状況に対し，基準に照らして効果的，あるいは卓越した業績を生む原因としてかかわっている個人の根源的特性であり，高業績者の持続的な行動特性である [11].

ル）は何か．それらをどのような方法で学修するのか，教育カリキュラムである
以上評価はどのようにするのか

3 ● IP コンピテンシー

　IPW を実践する専門職は，どのような IPE で，どのような IP コンピテンシーを習得す
る必要があるだろうか．

　コンピテンシーは，1973 年米国の心理学者マクレランド（McClelland DC）によって
提唱され，1990 年代に，人的資源管理に導入されるようになった．個人の根源的特性は
氷山モデルで説明されることが多い（**図Ⅱ-3-1**）．コンピテンシーは，知識（**認知領域**），
技能（**精神運動領域**），態度（**情意領域**）からなり，氷山の最下部にある自己イメージや
特性，動因は中核的人格で，なかなか開発ができない（変えることが難しい），その上の
隠されていてなかなか見えない信頼・価値観は，難しいが変容が可能である．一方，氷山
の表層部分の知識や技能は，目に見えるので開発が容易であるとされる．

　IPW の実践あるいは実践現場で IPW を推進していくための IP コンピテンシーを考え
ると，知識，技能（スキル），態度，信頼・価値観は次のように考えられる[12]．

- 知識：他の専門職の職務や役割，責任を理解し，自己のそれとどのように関連する
　　かを明確にすること．他の関連職種の持っている知識やスキルや，責任の範疇^{はんちゅう}を
　　認めること．チームワークの原則と効果的なチーム活動を理解すること
- 技能（スキル）：他の職種とあるいは他の職場と，口頭あるいは文書によるコミュ
　　ニケーションを活用すること．協働することが必須，あるいは有効な状況を明確
　　にすること
　　サービス利用者や介護者と協働すること．職場で共に学び合う共同学習を活用す

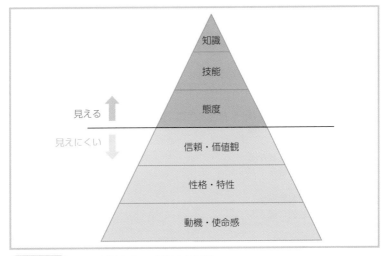

図Ⅱ-3-1　コンピテンシーの氷山モデル
［McClelland DC：Testing for competence rather than for "Intelligence". The American
Psychologist **28**(1)：1-14, 1973 より筆者が翻訳して引用］

　　るること
・**信頼・価値観**：多くの専門職が連携・協働することの価値を認めること．他の専門
　職の見方や考え方，価値観を尊重し認め受け入れること

　これら3つのIPコンピテンシー領域は，実際にIPEのカリキュラムや卒後研修のデザインをする場合に重要であり，教育・研修とその評価の視点はセットで考えるのは必然である．

　また，バーはコンピテンシーを基盤としたIPEのコア・コンピテンシーを，①どの専門職にも共通する能力，②個々の専門職独自の能力，③協働的能力の3要素で示している[13]．

　欧米では，IPEのコンピテンシーの枠組みが開発され，多くのIPEカリキュラムや研修プログラムに用いられている．主なIPEのコンピテンシー枠組みを**表Ⅱ-3-3**に示した．

　現在は，2011年に公表された米国のIPEのコンピテンシー枠組みが多用されている．日本でも，日本の保健医療福祉システムと保健医療福祉専門職教育体制に見合う**IPEのコンピテンシー枠組み**が2015年に公表された[14]（**表Ⅱ-3-4**）．

　日本のIPEのコンピテンシー枠組みは6つの概念で構成され，そのうちの2つのコア領域を中心に置いている．1つ目は，患者・利用者・家族・コミュニティ中心である．患者・利用者・家族・コミュニティのために，協働する職種で患者や利用者，家族，地域にとっての重要な関心事/課題に焦点を当て，共通の目標を設定することができる能力をいう．2つ目は，職種間コミュニケーションで，患者・利用者・家族・コミュニティのために，職種背景が異なることに配慮し，互いに，互いについて，互いから職種としての役割，知識，意見，価値観を伝え合うことができる能力である（**図Ⅱ-3-2**）．

表Ⅱ-3-3　主なIPEコンピテンシー枠組み

CIHC, 2007[a]	WHO, 2010[b]	USA, 2011[c]
役割の明確化：自分自身と他の専門職の役割を理解し，その知識を利用者の目標に達するために適切に活用できる	1. チームワーク	領域1：IPWに対する価値・倫理（VE1-10）
患者中心のケア：ケアの構築，実行において患者，家族，地域をパートナーと位置づける	2. 役割と責任	領域2：協働実践のための役割と責任（RR1-9）
チーム機能：チームダイナミクスとチーム形成の過程での効果的な多職種連携を理解する	3. 多職種間コミュニケーション	領域3：多職種でのコミュニケーション（CC1-8）
協働的なリーダーシップ：協働的な実践モデルを支持するリーダーシップの原則を理解し，活用できる	4. 患者のニーズ理解とパートナーシップ関係の構築	領域4：専門職間のチームワークおよびチームベースの実践（TT1-11）
多職種間のコミュニケーション：異なる専門職が協働的で信頼できる態度で互いに話し合う	5. 倫理的実践	
多職種の対立の解消：意見の対立が生じたときに，積極的に，建設的に働きかけて解決する		

[a) Canadian Interprofessional Health Collaborative: Interprofessional Education & Core Competencies—Literature review, 2007/ b) WHO：Framework for Action on Interprofessional Education & Collaborative Practice, 2010/c) American Association of Colleges of Nursing et al：Core Competencies for Interprofessional Collaborative Practice—Report of an Expert Panel, 2011 より筆者が翻訳して引用]

表II-3-4	日本の IPE コンピテンシー枠組み

1. 患者・利用者中心

　　患者/サービス利用者のケア向上のために，協働する職種間で患者/サービス利用者，家族，コミュニティにとっての重要な関心事 / 問題に焦点を当て，目標を共有することができる

2. 職種間コミュニケーション

　　患者/サービス利用者のケアの向上のために，職種背景が異なることに配慮し，専門的知識や意見を互いにやりとりすることができる

3. パートナーシップ

　　患者/サービス利用者に協働したケアを提供するために，相手を尊重し，信頼関係を築くことができる

4. 相互理解と職種活用

　　患者/サービス利用者に協働したケアを提供するために，職種の特徴や役割および活動状況を理解し合い，活かし合うことができる

5. ファシリテーション

　　患者/サービス利用者に協働したケアを提供するために，関係構築を援助し，各専門職が能動的にかかわれるように働きかけることができる．また，時に生じる職種間の葛藤に対応することができる

6. リフレクション

　　他者と協働する能力を高めるために，連携・協働した経験を俯瞰し，自身や他者の感情，思考，行為，役割，価値観を再考することができる

［医療・保健・福祉の現場を支える「多職種連携力」を持つ人材育成プログラム開発事業（代表校：三重大学）平成 26 年度文部科学省「成長分野等における中核的専門人材養成の戦略的推進事業」報告，2015 より引用］

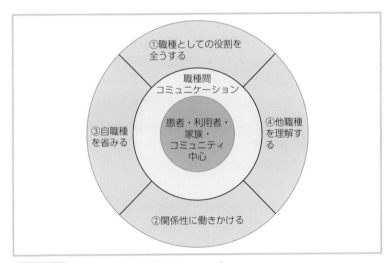

図II-3-2　日本の IP コンピテンシーモデル

IP コンピテンシー枠組みは 2 つのコア領域（患者・利用者・家族・コミュニティ中心，職種間コミュニケーション）を中心に置いている．また，この 2 つのコア領域を支え合う 4 つの領域がある．

① 職種としての役割を全うする：互いの役割を理解し，互いの知識・技術を活かし合い，職種としての役割を全うする能力

② 関係性に働きかける：複数の職種との関係性の構築・維持・成長を支援・調整することができる．また，ときに生じる職種間の葛藤に，適切に対応することができる能力

③ 自職種を省みる：自職種の思考，行為，感情，価値観を振り返り，複数の職種との連携協働の経験をより深く理解し，連携協働に活かすことができる能力

④ 他職種を理解する：他の職種の思考，行為，感情，価値観を理解し，連携協働に活かすことができる能力

［医療・保健・福祉の現場を支える「多職種連携力」を持つ人材育成プログラム開発事業（代表校：三重大学）平成 26 年度文部科学省「成長分野等における中核的専門人材養成の戦略的推進事業」報告，2015 より引用］

4 ● IPE による学習評価

　IPE の教育・研修プログラムをデザインする場合，コンピテンシーを基盤としている以上，学生の IP コンピテンシーのレベルを評価することになる．IPE の学習評価は，カークパトリック（Kirkpatrik DL）の評価モデル[15]を使用することが多い．IPE の学習評価ツールの開発はまだ十分とはいえない．とくに，日本では IPE を実践している大学や病院施設は増えてきているが，IPE 教育・研修の成果として学習者はどのような IP コンピテンシーを修得・向上しているかを評価する道具の開発は遅れている．筆者らは，IPE プログラムを保健学系大学に導入する際，同時に学習評価ツール RIPLS（Readiness for Inter-professional Learning Scale）日本語版を開発した[16,17]（**表Ⅱ-3-5**）．この RIPLS 日本語版は，カークパトリックの評価モデルの第 1 段階である学習者の反応（reaction）レベルを評価するもので，IPE の成果としての IPW パフォーマンスを評価するものではない．IPW パフォーマンスを評価するための方略と道具の開発が急務である．RIPLS 日本語版は，現在多くの日本の IPE 実践校で使用されているが，さらなる洗練が期待される．

　IPE の学習の機会には，ほとんどの看護学生が参画している．その理由は看護職の専門性にある．看護職の守備範囲はとにかく広い．活動の場も対象となる人々も，必要とされる知識や技能（スキル）も広範である．また，看護職は実践活動そのものが，シフトワークの特殊性により看護職チームとして働いている．そのため，他の職種とチームを組んで働くことにはそれほど抵抗はないかもしれない．おのずと，チームケア活動でリーダーシップをとることが多いといえよう．

　IPW は，自然発生するのではない．個々の専門職種が IPW の価値を共有し意図的に協働する必要がある．そのための IPE 教育であり，IPW に必要なコンピテンシーがそれぞれの国や地域の保健医療福祉システムや教育体制に合わせて出されている．

　IPE は各分野の専門職養成教育にとってイノベーションとなると考えられ，組織全体で共通認識を持って取り組む必要がある．各分野の専門職養成教育にとって，IPW は当たり前のことであるが，IPE は，専門職の基礎教育に拡がっているにすぎない．実践の場での，体系化された専門職の生涯学習としての IPE は不十分である．また，IPE を教育カリキュラムや研修プログラムに組み込むには，各自が自分の能力を自覚し，意図的に成長できる指針が必要である．IP コンピテンシーは，専門職能団体を含め，日本における保健医療福祉職の教育の中で，IPW を推進する専門職誰もが持つべき能力としての位置づけができるかは，大きな課題であろう．同時に，組織が意図的な人材育成を行い，組織内・地域の IPE/IPW の質保証を行う必要がある．ケアの質向上は，IPW が当たり前に行えることによって成し得ることなのかもしれない．

表Ⅱ-3-5　RIPLS 日本語版

項　　目	5 強くそう思う	4 そう思う	3 どちらともいえない	2 そう思わない	1 全くそう思わない	自由記載欄（各項目について，お気づきのことを自由にお書きください）
	学籍番号（　　　　）氏名（　　　　）職種（　　　　）以下の項目について，右の回答欄のもっとも該当するところに印をつけてください．					
1	他専攻の学生と共に協同学習することは，将来有能なヘルスケアチームのメンバーになるために役に立つだろう					
2	ヘルスケアを学ぶ学生が患者/クライエントの問題解決のために協同して学ぶことは，患者・クライエントに役立つ結果につなげられるだろう					
3	他専攻の学生との協同学習は，将来実践における種々の問題を理解する能力を高めるだろう					
4	資格取得前に他専攻の学生と共に学ぶことは，資格取得後の相互関係性を向上させるだろう					
5	コミュニケーションスキルは，他専攻の学生と合同で学習するとより向上するだろう					
6	他専攻との合同学習は，他の専攻（専門職）のことについて肯定的に考えるのに役立つだろう					
7	合同学習で小グループでの課題学習をするには，学生はお互いに信頼，尊重することが必要である					
8	チームワークのスキルは，ヘルスケアを学ぶ学生にとって必須である					
9	他専攻との合同学習は，自己の（専門職の持つ）限界を理解するのに役立つだろう					
10	他専攻の学生と合同学習をすることは，時間の無駄である					
11	ヘルスケアを学ぶ学部学生には，他専攻との合同学習は必要ない					
12	実践的問題解決能力は，自己の専攻の中でこそ学習することができる					
13	他専攻の学生との合同学習は，患者・クライエントや他の専門職との意思疎通のために役に立つだろう					
14	私は，他専攻の学生と合同で小グループによる課題学習の機会を積極的に受け入れられる					
15	他専攻の学生との合同学習は，患者/クライエントの問題をより明確にするのに役に立つだろう					
16	資格取得前に他専攻の学生と共に学ぶことは，よりよいチームワーカーになるために役に立つだろう					
17	看護職や他のコ・メディカルの役割・機能は，主に医師のサポートをすることである					
18	他専攻との合同学習では自己の（目指す）専門職の役割が理解できない					
19	自分の専攻では，他の専攻の学生よりもっと多くの知識やスキルを習得しなければならないと思う					

*使用する場合は作成者代表：田村由美の許可を得てください

RIPLS：Readiness for Interprofessional Learning Scale

［Tamura Y, Seki K, Usami M et al.：Cultural adaptation and validating a Japanese version of the readiness for interprofessional learning scale（RIPLS）．Journal of Interprofessional Care 26(19)：56-63, 2012 より著者が翻訳して引用］

学習課題

1. IPE とはどのような教育か説明してみよう
2. IPE を各教育機関で資格取得前の看護基礎教育課程に組み込む場合のポイントは何か，周りの人と話し合ってみよう
3. IPE で学習者に求められるコンピテンシーをいくつか挙げてみよう
4. IP コンピテンシーのうち，あなたにとって修得が容易なものはどれか考えてみよう

引用文献

1) 中西睦子：チーム医療における医師—看護婦関係. 看護 **29**(5)：6, 1977
2) チーム医療推進協議会：チーム医療とは，〔https://www.team-med.jp/specialists〕（最終確認：2023 年 10 月 31 日）
3) 細田満和子：「チーム医療」とは何か—医療とケアに生かす社会学からのアプローチ，日本看護協会出版会，p.31-43，2012
4) CAIPE：Defining IPE, 〔http://caipe.org.uk/resources/defining-ipe/〕（最終確認：2016 年 10 月 16 日）
5) 埼玉県立大学（編）：IPW を学ぶ 利用者中心の保健医療福祉連携，中央法規出版，2009
6) 日本看護管理学会学術活動推進委員会（編）：IPW. 看護管理用語集，第 2 版，p.4-5，日本看護管理学会，2016
7) WHO：Learning together to work together for health—Report of a WHO Study Group on Multiprofessional Education of Health Personnel. World Health Organization Technical Report Series **769**：5-6, 11, 1988
8) 池川清子：英国における Inter-professional 教育の現状と教育内容. Quality Nursing **2**(3)：216-220, 1996
9) 池川清子，田村由美，工藤桂子：今，世界が向かうインタープロフェッショナル・ワークとは—21 世紀型ヘルスケアのための専門職間連携への道. Quality Nursing **4**(11)：965-972，1998
10) Barr H, Koppel L, Reeves S et al.：Effective Interprofessional Education—A UK review for health and social care, 2000
11) スペンサー RM，スペンサー SM：コピテンシー・マネジメントの展開（梅津祐良ほか訳），生産性出版，2011
12) 田村由美（編著）：新しいチーム医療，p.142，看護の科学社，2012
13) Barr H：Competent to collaborate：Towards a competency-based model of interprofessional education. Journal of Interprofessional Care **12**(2)：181-187, 1998
14) 医療・保健・福祉の現場を支える「多職種連携力」を持つ人材育成プログラム開発事業（代表校：三重大学）平成 26 年度事業報告，2015
15) Kirkpatrik DL：Evaluation of training. Training and Development Handbook, Craig RL, Bittle LR eds, McGraw-Hill, 1967
16) Tamura Y, Seki K, Usami M et al.：Cultural adaptation and validating a Japanese version of the readiness for interprofessional learning scale (RIPLS). Journal of Interprofessional Care **26**(19)：56-63, 2012
17) 田村由美，ボンジェ ペイター，多留ちえみほか：IPE 科目の効果：クラスルーム学習と合同初期体験実習が大学一年生の IPW 学習に及ぼす影響. 日本保健医療福祉連携教育学会学術誌 **4**(2)：84-95，2012

第Ⅲ章

看護教育制度

1 看護制度・看護教育制度の歴史的変遷

この節で学ぶこと

1. 保健師，助産師，看護師それぞれの職業の成立と，特に看護師の教育・資格制度が整備された過程を理解する
2. 戦争が看護職者の教育・資格にどのような影響をもたらしたかを理解する
3. 第二次世界大戦後の GHQ の活動と戦後の教育改革について理解する
4. 戦後，看護教育制度がどのように変化して現在にいたっているのかを理解する

　本章では，日本の看護教育制度について学ぶ．現在行われている看護職者養成教育は，保健師助産師看護師法の下，1つの教育制度の中で保健師，助産師，看護師の教育がなされている．しかし，現在に至るまでには制度の複雑な変遷があり，さまざまな問題を抱え，改善してきた経緯がある．また，今日でも，准看護師制度の抱える問題は大きい．

　日本における看護教育制度の現状については本章第2節で，准看護師制度問題については第3節で述べるとして，本節では，日本の看護制度・看護教育制度が変わりゆく医療界，社会的な要求をどのように反映しながら現在にいたったのか，主に看護関連の法律と省令，各種「報告書」から，その歴史的変遷をみていく．

A. 看護制度の原点，その成立過程

　現在は，保健師助産師看護師法により，保健師，助産師，看護師は大きなくくりとして1つの看護制度の中にあるが，歴史的成立過程をみると，社会的な要求を受けて個別に制度が構築されてきた．最も古くは現在の助産師に当たる産婆であり，次いで，看護師，保健師が誕生・制度化されていった．

1 産婆教育制度

a. 産婆の出現と産婆の職業化

　出産は身内の女性や助産の経験の多い年配女性が介助に当たることが多かったが，江戸時代初期（1600年代）から，徐々に一定の技能などを持ってお産の助けを生業とする者が現れ，子とり婆，穏婆などの名称が用いられ，中期には産婆として職業と認められるようになった．

　賀川子玄（1700〜1777年）の時代に入り産科の学術が進歩すると，職業化した産婆の教育に対し，批判が高まり，教育の機運が起こってきた．その一方で人々は産婆を1つの

職業として認め，妊娠，出産，産褥や育児について産婆を全面的に頼っていた．

　江戸時代後期の 1832（天保 3）年，医師の平野重誠は，産婆教育向けの教本『病家須知』（うち 7・8 巻が『坐婆必研』）を刊行した．これ以降，たとえば“シーボルトの娘イネ”のように医学塾で勉学する人，産婆向け修了証も現れるなど，産婆教育は本格的に胎動し始めた．

b. 産婆教育の始まりと制度化

　文明開化の時代に入り，明治政府が最初に取り組んだ衛生行政は堕胎・間引きを禁止することであった．1868（明治元）年 12 月，産婆に関する最初の取締規則「産婆ノ売薬世話及堕胎等ノ取締方」を布達した．“近年，産婆が堕胎薬を売るまたは堕胎などを行う者がいると聞くが，もってのほかである．元来産婆は人の命にかかわる大切な職業であるから，仮に人の頼みを受けようとも，決して，売薬や堕胎などを行ってはいけない．万一そのようなことがあれば，取り調べの上，処罰する”という内容であった．国が産婆を責任ある職業として認め，明文化したもので近代産婆制度の出発点となった．

　政府は，1874（明治 7）年 8 月，文部省から衛生行政全般の方針「医制」を東京・京都・大阪へ布達した．「医制」50〜52 条（明治 8 年改正後に 29〜31 条）に産婆の教育，免許，業務および禁止事項を規定した．ただし，（当分の間）産婆行政を各地方庁に委嘱し，各地方庁では地方の実情に合った教育や資格を検討し始めた．

　1875（明治 8）年の改組により学術や教育は文部省へ，衛生行政は内務省衛生局となり，産婆教育は内務省管轄，医学教育は文部省管轄となった．同年より内務省は産婆免状試験を課し，内務省免状付与を開始した．

c. 「医制」布達後の東京府・地方庁の活動，「産婆規則」制定まで

　東京府では，産婆教育を東京府病院院長 長谷川 泰に委嘱した．1876（明治 9）年，長谷川は東京府病院に産婆教授所を設立して内務省免状産婆教育を開始し，同時に従来営業者の教育・試験・仮免状下付を行った．教育は 20 歳以上 30 歳以下の女子を対象とし，ドイツ・エーナ大学教授シュルチェ（Schultze BS）著産婆学第 3 版『朱氏産婆論全九巻』に基づいて行われた．同産婆教授所は 1877〜1881（明治 10〜14）年の 5 年間だけであったが，多数のリーダーとなる産婆や産婆教師を輩出した．また，同所で翻訳した『朱氏産婆論』を全国の県庁に寄贈し，同所の教育方法は東京府病院方式と称され，近代産婆教育の源流の 1 つとなった．

　地方の取り組みは，たとえば山形県では，1874（明治 7）年「医制」を受けた後，「従来営業者の試験・鑑札付与」を開始，1880（明治 13）年「山形県済生館産婆教場」を設立して産婆教師に東京府病院産婆教授所の卒業生を招聘し，東京府病院方式で教育を行った．その後，県内の産婆の需要に対応しながら徐々に産婆関係規則を国の水準に近づけ，1889（明治 22）年には山形県「産婆規則」を制定し，山形県産婆免許状を発行した．この時，山形県の本免許状は国の内務省免状の位置づけであった．

　各地方庁の産婆教育が試みられ，産婆の水準が全国的に同一となった時点で，1899（明治 32）年 7 月勅令「産婆規則」，同年 9 月「産婆試験規則」・「産婆名簿登録規則」が制定された．産婆規則により初めて産婆の定義・業務，禁止事項，罰則などが規定，産婆試験規則により修業年限・試験科目・受験方法が規定，産婆名簿登録規則により免許証授与方

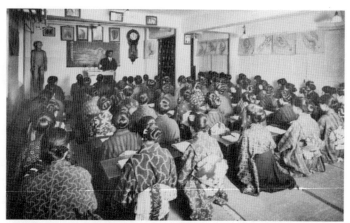

図Ⅲ-1-1　大正初期，緒方助産婦養成所（1892［明治 25］年設立）の授業風景
医師の講義を正座して聴講する助産婦生．この養成所が初めて産婆を助産婦と称した．
［写真提供：財団法人洪庵記念会］

法が示された．諸規則類は第二次世界大戦後の 1948（昭和 23）年「保健婦助産婦看護婦法」制定時まで効力を有した．産婆の質を一定にするため，1912（明治 45）年 6 月「私立産婆学校産婆講習所指定規則」が制定され，定員，入学資格，修業年限，授業科目，臨産実験数，設備などの要件が規定され，指定学校講習所卒業生は無試験で産婆名簿登録が可能になった（**図Ⅲ-1-1**）．

2●看護婦教育制度

　江戸時代後期には，医者や病院という仕事・機関は存在したが，産婆以外に現在の看護師に当たる職業は，幕末の特殊例以外にはなかった．これは，看護は家庭内か地域の相互救助で行うという，当時の時代背景によるところが大きかったであろう．ナイチンゲール（Nightingale F）による看護の革命から，世界的に看護婦教育が広まり，それを受けて日本にも看護婦教育が導入されていった．

a. 看護婦教育の始まり－看護婦教育の複数の源流

(1) 先駆者による看護婦教育

　1860 年，ロンドンの聖トーマス病院に**ナイチンゲール看護学校**が設立され，ナイチンゲール式教育方法は短期間に世界中に広まった．日本には明治 10 年代に，欧米から看護婦教育が移入された．

　日本でも 1884（明治 17）年 10 月，高木兼寛，リード（Reade ME，米国・看護婦）は**有志共立東京病院看護婦教育所（2 年制）**で教育を開始した．高木は聖トーマス病院での医学研修中に，ナイチンゲール方式の看護に触発されたという．現在の東京慈恵会医科大学医学部看護学科の前身である．

　1886（明治 19）年 4 月，ベリー（Berry JC，米国・医師）とリチャーズ（Richards L，米国・看護婦）は**京都看病婦学校（2 年制）**で教育を開始し，外来や訪問看護を行い，京都府，医師や一般の人々から歓迎された．

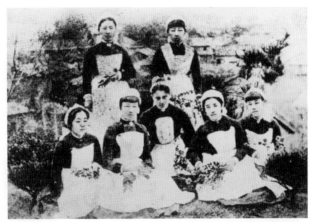

図Ⅲ-1-2　1887（明治20）年，桜井女学校付属看護婦養成所の実習服を着た1回生の生徒と看護教師ヴェッチ氏

ヴェッチ氏（前列中央）は，明治20年10月に帝国大学のお雇い外国人として契約，看護実習指導を行った．

［写真提供：看護史研究会］

　同年11月，ヴェッチ（Vetch A，英国・看護婦）は桜井女学校付属看護婦養成所（2年制：1年講議・1年実習委託）で教育を開始した（**図Ⅲ-1-2**）．両校は廃校になったが，卒業生の活動は日本の看護に大きな影響を与えた．

(2) 医学部附属の看護婦教育

　1888（明治21）年2月，帝国大学医科大学（現在の東京大学医学部）に帝国大学医科大学看病法練習科（付添看護婦）設立，翌年，看病法講習科（1年制，後に2年制看護婦）となった．当初はヴェッチに教育を委嘱したが，次第に医学部教授が看護教育責任者となった．この形態が全国に普及し，最近まで看護教育機関の一般的形態となった．

(3) 病院による看護婦教育

　1877（明治10）年に結成された博愛社が1886（明治19）年博愛社病院を設立，翌年に日本赤十字社病院となった．1890（明治23）年4月，**日本赤十字社看護婦養成所**（1年半制）が併設された．その後も教育期間は1893（明治26）年（3年半制），1896（明治29）年（3年制）と教育内容により変化した．現在の日本赤十字看護大学の前身である．

(4) 仏教系の看護婦教育

　仏教系の看護婦教育は，キリスト教系看護婦教育から刺激を受けて開設された．大日本仏教法話会京華看病婦学校（1893［明治26］年4月），本願寺本派看護婦養成所（1898［明治31］年5月）などが設立され，教育期間は2年，実習は京都帝国医科大学附属病院や京都府立医学専門学校附属病院で行ったという．両校は大正年間に廃校された．

b. 看護婦教育の制度化－看護婦教育と免許の統一運動から「看護婦規則」制定

　明治時代中期から官民で独自に教育と免許付与が行われ，明治末には地方庁ごとに「看護婦規則・看護婦試験規則」制定がなされた．1900（明治33）年東京府の「看護婦規則」を皮切りに全国に波及し，1914（大正3）年には29府県が制定していた．当時，府県ごとに教育・免許付与方法が異なるため，看護婦の知識・技術・倫理面に大きな差異を生じ

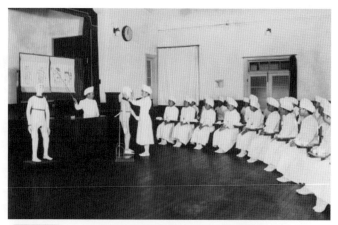

図Ⅲ-1-3　日本赤十字社看護婦養成所の授業風景

昭和前期は繃帯法に重点がおかれた．看護婦長が掛図（図譜）で説明し，モデル人形を用いて頭部繃帯のデモンストレーションを行っている．
［写真提供：日本赤十字看護大学史料室］

ていることが社会的に問題となり，「同一の教育・国家資格」運動へと発展して行った．

1915（大正 4）年，**全国統一の「看護婦規則」**が制定された．第 1 条に "看護婦は公衆の求めに応じて傷病者または褥婦看護の業務をなす女子をいう" と定義され，第 2 条に "18 歳以上で看護婦試験に合格した者，地方長官の指定した学校講習所を卒業した者で地方長官の免許を受けた者"，第 5 条に "1 年以上看護の学術を修業した者でなければ，看護婦試験を受けることができない" と規定された．この一方，附則に "地方長官は第 2 条の資格を有しない者に対し，当分の内その履歴を審査し看護の業務を免許し准看護婦免許を下付することができ，准看護婦に対して本令の規定を準用する" と，看護婦・准看護婦の複線型の教育・免許が明示された．同年「私立看護婦学校看護婦講習所指定標準ノ件」により，入学資格・修業年限，教育課程などの看護教育基準が厳しく審査されることになった．しかしながら，看護教育制度は最初から複線型の教育制度・資格制度で開始したといえよう．

c. 私立看護教育機関における欧米の新潮流を取り込んだ先駆的な看護婦教育

(1) 日本赤十字社看護婦養成所（図Ⅲ-1-3）

1921（大正 10）年，日本赤十字社の**田淵まさ代**はロンドンで開催された第 2 回国際公衆衛生看護講習会に出席した．講習会での公衆衛生看護事業発展の世界的風潮を取り込み，翌年，日本赤十字社の救護看護婦生徒養成に社会的看護事業の教育を加えた．その後，1928（昭和 3）年 8 月に「**社会看護婦養成規定**[*1]」を制定し，田淵まさ代と**井上なつゑ**が教育に当たった．養成期間は 1 年で，受講資格者は年齢 30 歳未満，救護看護婦長または救護看護婦，高等女学校卒業者もしくはこれと同等以上の学力を有する者に限った[*2]（な

[*1] 近代保健事業の形成期で，まだ保健婦制度がなかった時期に，公衆衛生看護事業に従事できる人材を育成するために，救護員養成に関する規定に加えて，「社会看護婦養成規定」が制定された．1922（大正 11）年 9 月の時点で，社会事業看護婦として，①巡訪看護婦，②小児看護婦，③学校看護婦，④工場看護婦，⑤病疫看護婦，⑥そのほか，を挙げている．

[*2] 授業科目は公衆衛生看護総論，個人衛生，集団衛生，社会的疾病の予防（急性伝染病・結核・癩・性病・トラホームなど），妊産婦および乳幼児保健，細菌学・排泄物検査，社会事業（概論・各論）のほか，一般教養と講話法の実習などであった．前半期は主として学科の教育，後半期は主として実務教練・実地見学であった．

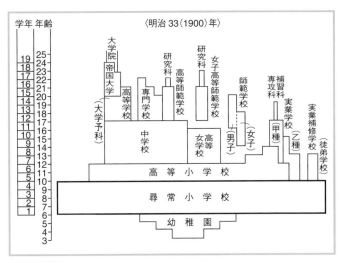

図Ⅲ-1-4　1900（明治33）年教育制度
［森　秀夫：日本教育制度史, p.151, 学芸図書, 1984 より引用］

お, 社会看護婦養成は 1937［昭和 12］年 2 月に中止されている）.

　1929（昭和 4）年（1 回生, 卒業 7 人）から 1935（昭和 10）年（7 回生, 卒業 20 人）とわずかな期間であったが, 卒業生は, 新分野の聖路加国際病院訪問看護部および学校保健婦などとして活躍し, 養護訓導, 産業看護婦, 小児外来などを軌道にのせていった.

(2) 聖路加女子専門学校

　トイスラー（Teusler RB, 米国・医師）は, 1920（大正 9）年, **聖路加国際病院附属高等看護婦学校（3 年制）**を設立した. 当時の米国看護教育界では, 看護職者養成教育は病院附属でなく総合大学（university）または単科大学（college）で行い, 公衆衛生看護は特別な教育を行う潮流であった. 病院長は米国視察後の 1927（昭和 2）年「**聖路加女子専門学校**[*3]」に昇格させ, 日本で唯一の看護系高等教育機関となった. 1930（昭和 5）年に研究科を設置し, 病院看護婦監督者, 看護婦養成所教員, 公衆衛生看護指導者などを目的に**公衆衛生看護婦養成**を開始した.

　以上の, 2 つの教育機関は欧米の新潮流を取り込んで人材育成に尽力し, その結果, 1945（昭和 20）年以降の新制度（看護制度, 教育制度）への改革と成立に貢献できる人材を多数輩出した.

3 ● 保健婦教育制度

　戦争による疲弊からくる公衆衛生の悪化, 結核の流行などの社会問題が起こり, これらの社会の要請に応える形で**保健婦の制度**が作られていった.

[*3] 旧制度の専門学校：当時の専門学校は, 1903（明治 36）年公布の「専門学校令」により「高等ノ学術技芸ヲ教授スル学校ハ専門学校トス」と規定されていた. 入学資格は中学校または高等女学校卒業者で, 修業年限は 3 年以上であった. 同令による専門学校には, 医学・法律・経済・商科のほか, 美術・音楽, 農林・工業・商業・文学・宗教・薬学・医歯学・芸術・体育など各種の専門学校が設立され, 女子専門学校も多数設けられた（**図Ⅲ-1-4**）.
［森　秀夫：日本教育制度史, p.71, p.82, 学芸図書, 1984 より引用］

a. 公衆衛生問題発生から地域保健活動の開始

　大正時代，青年の結核死亡および乳幼児死亡が公衆衛生の問題となり，社会的な施策がとられた．1918（大正7）年以降に東京に産育会，大阪市に巡回産婆事業，乳幼児健康相談などが開始され，内務省は1926（大正15）年「小児保健所計画」を提示した．1928（昭和3）年大阪市は独自に「小児保健所」を開始し，民間では1927（昭和2）年「大阪朝日新聞社社会事業団公衆衛生訪問婦協会」が設立され，1930（昭和5）年，保良せきによる訪問看護婦事業が開始した（1938［昭和13］年「社会事業法」制定に伴い民間事業の同協会事業は廃止された）．

　一方，聖路加国際病院訪問看護部「乳幼児健康相談所」は，1927（昭和2）年，日本赤十字社救護看護婦養成所卒業生4人を迎えて開始された．1935（昭和10）年，東京府は京橋区を特別衛生地区に定め，保健館を設立，聖路加国際病院「乳幼児健康相談所」と職員の委譲を受け，日本最初の保健所として出発した．

b. 戦時体制下における「保健婦規則」の成立

　日本は昭和に入ると，満州事変（1931［昭和6］年～），日中戦争（1937［昭和12］年～），太平洋戦争（1941［昭和16］年～）そして第二次世界大戦（～1945［昭和20］年）と戦争続きであった．大正時代から，都市部の乳児，農村などを対象に産婆・看護婦・無資格者による訪問看護活動が開始，活発になった．このような社会的な健康上の問題に対するため，1937（昭和12）年4月「保健所法」が制定され，7月制定の「保健所法施行規則」により保健所職員として「保健婦」の名前が明記された．翌年に内務省衛生局から厚生省が独立し，同時に「国民健康保険法」が制定された．

　各国民健康保険組合に保健婦の設置が奨励され，1940（昭和15）年大阪朝日新聞社社会事業団が主催する第1回「全国社会保健婦大会」が開催され，名称の統一・資格・業務が問題となったが，同年「国民体力法」制定，そして1941（昭和16）年「人口政策確立要綱」（閣議決定）制定と続き，公衆衛生活動の目的は「国民の健康を維持増進し体力を向上せしめて，人的資源を確保する」と変化していった．同年に第2回「全国社会保健婦大会」が開催された直後，「保健婦規則」が制定された．

　保健婦は，保健婦規則第1条で"年齢18歳以上で保健婦試験に合格した者で3ヵ月以上業務の修業者，厚生大臣指定学校講習所の卒業者，地方長官の免許を受けた者"，第4条で"教育期間1年以上"と規定された．一方で，附則に"看護婦・産婆資格を有し一定期間保健婦業務従事者などは地方長官の履歴審査により免許を取得できる"と，複線型の教育制度・資格制度が示された．同年制定の「私立保健婦学校保健婦講習所指定規則」により教育課程が一種（新規保健婦用），二種（看護婦資格者用），三種（産婆資格者用）に区分された．

c. 1945年以前，看護職に関する法規と教育は「規則」と「徒弟教育」

　前述したように，成立過程が異なる「産婆規則」（1899［明治32］年）[*4]・「看護婦規則」

[*4] 「産婆規則」に対して，大阪産婆連合会は，1925（大正14）年5月～1942（昭和17）年2月の間，「産師（婆）法制定」の陳情運動を行った．その間衆議院・貴族院は何度も通過したが，政府委員が反対し「法制定」は実現しなかった．大阪産婆連合会は1925（大正14）年に組織され，1926（大正15）年大阪府下各市郡産婆会会長らが協議し，二千数百人の会員を擁する大阪府産婆会を設立．その後，東京府，神奈川県の産婆会と合流し，大日本産婆会を結成した．

（1915［大正 4］年）・「保健婦規則」（1941［昭和 16］年）と 3 種類の規則があった．1942（昭和 17）年「国民医療法」が成立し，第 2 条の規定により医師，歯科医師，保健婦，助産婦（名称変更），看護婦は医療関係者として規定された．

保健婦・助産婦・看護婦に関する法規は「勅令産婆規則」「内務省令保健婦規則」「内務省令看護婦規則」であり，管轄する官庁は内務省であった．現行の看護課に相当する管轄課はなく，「産婆規則」は内務省衛生局母子衛生課，「看護婦規則」は内務省病院課，「保健婦規則」は内務省公衆衛生課で施行されていた．

また教育機関では，1927（昭和 2）年に専門学校の認可を受けた聖路加女子専門学校は文部省の管轄であったが，他はすべて徒弟学校とされ，内務省の管轄下であった．

B.　戦中の看護教育制度の混迷期から戦後の看護教育の基盤形成期

現在の看護教育制度の基盤となる保健師助産師看護師法は，1948（昭和 23）年に制定された「保健婦助産婦看護婦法」がもとになっており，現在にまで影響を及ぼす日本における看護制度のターニングポイントであった．その成立過程をみる．

1 ● 戦時体制下，看護教育制度の混迷期 ― 規則の改悪

a. 看護婦教育

戦時期において，戦争が拡大するにつれて看護婦の需要が増加し，その対応のために「看護婦規則」は改正された．1941（昭和 16）年 10 月に，看護婦教育の対象年齢は「18 歳以上から 17 歳以上」へ，さらに 1944（昭和 19）年 3 月に「17 歳以上から 16 歳以上」へと切り下げられ，同年 10 月に厚生省令による看護婦試験の受験資格の特例により，"当分の間女子中学校を卒業しまたは地方長官が之と同等以上の学力があると認めた者は 3 ヵ月以上，そのほかの者は 6 ヵ月以上の看護の学術を修業した者は，看護婦試験を受けることができる"と切り下げられた．

また同年 10 月 2 日厚生省令により「私立看護婦学校看護婦講習所指定標準ノ件」が改正され，入学資格の切り下げと，教育期間の短縮がなされた．修業期間は本来の 1/2 から 1/4 となり，即戦力の速成教育となった．この条件で運用した教育は質が著しく低下し，看護教育制度は崩壊した状況となっていった[1]．

b. 保健婦教育

保健婦教育は，1944（昭和 19）年「私立保健婦学校保健婦講習所指定規則に関する訓令」で一種・三種の授業・実習時間が短縮された．一方で，同日「指定保健婦学校保健婦講習所教授科目並時間数等基準」の通達により，時間短縮による教育・保健婦の質の低下を防止するため，内務省への報告・届出義務が強化された．終戦直前の翌年 5 月に新「保健婦規則」，新「保健婦養成所指定規程」制定により，前年の通達の徹底が図られた．また，この新「保健婦規則」第 19，20 条により保健所長を中心とした体制が確立し，初期の保健婦活動の自主性，自律性は消失したことが推察される．保健婦は戦時体制下に誕生し，国の政策に組み込まれ，保健婦独自の活動の進展は停滞していたといえよう．

表Ⅲ-1-1　GHQ 看護課の改革―占領直後から約 6 ヵ月の活動

①看護職能団体結成に対する援助（1945［昭和 20］年 10 月 25 日）：産婆・保健婦・看護婦の一本化を意図した日本産婆看護婦保健婦協会設立
②看護教育審議会の設立（1946［昭和 21］年 3 月 25 日）：教育水準を引き上げるための教育制度の確立，看護の質を高めるための免許制度に関する法制定：保健師法，保健婦産婆看護婦令，保健婦助産婦看護婦法，保健婦助産婦看護婦養成所指定規則の制定に関与
③デモンストレーションスクール設立：東京看護教育模範学院設置（1946［昭和 21］年 6 月 1 日），国立東京第一病院附属高等看護学院（1947［昭和 22］年），国立岡山病院附属高等看護学院（1948［昭和 23］年）
④全国の看護教育の調査（1946［昭和 21］年 4 月）：神奈川県から順に全国の看護教育と看護婦養成機関の実態調査
⑤看護職再教育講習会の主催と援助（1946［昭和 21］年）：再教育講習会（幹部講習会，保助看指導者短期養成講習会

［城丸瑞恵：GHQ 看護課の占領直後から約六ヶ月間の活動．日本医史学雑誌 **47**（2）：351-363, 2001／ライダー島崎玲子，大石杉乃：戦後日本の看護改革―封印を解かれた GHQ 文書と証言による検証，日本看護協会出版会，p.57-95, 2003 を参考に作成］

c.　産婆教育

　戦争の国外での拡大に伴って，1933（昭和 8）年，産婆になれる者に朝鮮・台湾・関東州の産婆試験に合格した者が追加され，1943（昭和 18）年には産婆名簿登録手続きが簡略化された．産婆に関しては，それ以外の資格年齢・教育期間・教育課程に関する改正は行われなかった．

2 ● 戦時体制から戦後の看護教育制度の整備確立期

a.　戦時期の改悪された規則の是正

　第二次世界大戦終了後，戦時期に改悪した法規・規則を旧に戻した．
　「看護婦規則」は，1945，1946（昭和 20，21）年の改正で看護婦年齢は 18 歳以上，教育期間 2 年以上と旧に戻した．「保健婦規則」は，1945（昭和 20）年 10 月に厚生省訓令により特例が廃止され，1947（昭和 22）年 3 月改正で三種の区分を廃止・一本化し，入学資格は高等女学校卒業者または同等の学力を有する者，修業年限は 3 年以上とした．また同年 5 月「産婆規則」は「助産婦規則」に，「私立産婆学校産婆講習所指定規則」は「私立助産婦学校助産婦講習所指定規則」に名称変更した．

b.　看護・看護教育の基盤形成期―GHQ に看護課設置，看護・看護教育の改革

　日本は，1945（昭和 20）年 8 月 15 日に無条件降伏し連合国軍の占領下に入り，連合国最高司令官軍総司令部（General Head Quarters：GHQ）が置かれた．GHQ は間接統治方式であり，日本政府と行政機関や行政機構は存続し，GHQ が指導監督する方式であった．1951（昭和 26）年 9 月，平和条約・日米安全保障条約が締結され，翌年 4 月条約が発効し日本は独立した．その間の看護・看護教育の政策は，以下のようであった．
　GHQ 公衆衛生福祉部に看護課が設置され，1945（昭和 20）年 10 月 2 日にオルト（Alt GE）が初代課長に就任し，その 4 日後には，当時公衆保健局保健所課に勤務中の金子 光を訪問した．また，現状視察を行って日本の看護制度・看護教育・養成機関の実態を知り，占領直後の評価を行った．その結果，**表Ⅲ-1-1** のような具体的な改善目標を持ち活動を展開した[2]．当初問題となったのは，戦前・戦中に教育を受けた看護職者の免許と業務の

扱いであった．1946（昭和21）年4月，第2回「看護教育審議会」で看護指導者の講習会について討議され，GHQ看護課，日本赤十字社，聖路加国際病院，厚生省が計画にかかわることになった．6月に，日本産婆看護婦保健婦協会が責任を持って就業看護婦に対する短期講習会を開催することを厚生省が提案し，全国同一企画で都道府県，院内という単位で実施された[2,3]（p.302, 資料3）．GHQ看護課は，厚生省内にいる各課の看護職，看護の職業団体者を始め，多数の看護職と接触し連携しながら，日本の看護の質向上を目指す推進役となった．

(1) 厚生省医務局に看護課設置

GHQ看護課の指導の下，日本では1948（昭和23）年7月15日，厚生省の衛生行政機構を大幅に再編成し，**厚生省医務局に看護課を設置**，厚生省勤務者の看護技官を異動させ，事務官を加え総勢16人で出発した．保健婦助産婦看護婦法制定の15日前であった．この時点で看護課が独立し，看護行政ができるようになった．その後の看護行政事業の基盤となった．しかし，1956（昭和31）年3月31日厚生省の行政機構改革によって廃止され，所掌していた行政業務は新たに設置された医事課に移管された．その後，看護行政の強化を図るために1963（昭和38）年4月看護課が復活した．

(2) 看護職能団体結成に対する援助—日本看護協会の設立

看護職能団看護職の地位向上に貢献すると考え，占領直後から看護職を一本化する働きかけが行われていた．1946（昭和21）年GHQの指導により，日本産婆会，日本帝国看護婦協会，日本保健婦会の3つの職能団体を統合し「**日本産婆看護婦保健婦協会**」が設立され，1951（昭和26）年に「**日本看護協会**」に改称した．当時の主な活動は看護職の再教育のための講習会の開催，雇用，労働条件の推進，災害時の救援活動，看護職の地位向上などであった．

(3) 看護教育審議会の設立—保健婦・助産婦・看護婦を統合した「保健婦助産婦看護婦令」「保助看養成所指定規則」制定

看護教育審議会は1946（昭和21）年3月25日に設立され，教育水準を引き上げるための教育制度の確立，看護の質を高めるための免許制度に関する法制定の検討がされた．「保健師法（案）」は保健婦・助産婦・看護婦を一本化し保健師とする案であったが，反対が多く実現には至らなかった．この法案が意図した保健婦・助産婦・看護婦の統合を盛り込んで，1947（昭和22）年7月「**保健婦助産婦看護婦令**」が政令で制定され，甲種看護婦・乙種看護婦が誕生した．同年11月，審議会で検討した教育基準や教育課程に基づく「**保健婦助産婦看護婦養成所指定規則**」が厚生省令で制定された（p.285, 資料1）．科目は衛生法規，医療社会事業，看護史，看護倫理，看護管理，総合症例研究，疾病および看護法などで，実習は128週で病棟勤務・外来勤務であった（p.292, 資料2②）．新制度の養成所として聖母厚生女子学院，札幌天使女子厚生専門学校，国立病院附属看護学院17校が開学された（p.285, 資料1）．

1948（昭和23）年7月「**保健婦助産婦看護婦法**」（保助看法）が制定された．文部省高等教育局医学教育課に看護専門官が配置され，翌年5月，初の文部省と厚生省の合同省令である「**保健婦助産婦看護婦学校養成所指定規則**」（指定規則）が制定された（p.285, 資料1, p.293, 資料2③）．この2年前に厚生省が制定した「指定規則」の科目から，当時

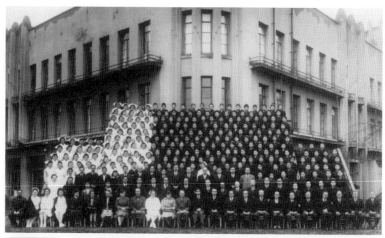

図Ⅲ-1-5　1947（昭和22）年3月，東京看護教育模範学院の卒業式の集合写真

左側（白衣）は聖路加の本科24人と聖路加女子専門学校厚生科39人，右側は日本赤十字社甲種救護看護婦養成所149人，それぞれの学校の制服を着用．前列中央に高松宮殿下，その左側にGHQのメンバー，右側に日本赤十字社や政府のメンバー．
［写真提供：日本赤十字看護大学史料室］

の日本でニーズの低かった衛生法規，医療社会事業，看護管理，総合症例研究，精神科実習などは削除され，疾病および看護法には医師と看護婦の分担が示された．実習は107〜115週と減少した．この看護教育課程が戦後の教育内容の出発点となった．

(4) 東京看護教育模範学院設置(Tokyo Demonstration School of Nursing)の設立

　1946（昭和21）年4月11日開催の看護教育審議会で，看護教育のモデル校として，東京に日本赤十字社看護婦養成所（同年6月から日本赤十字女子専門学校に改称）と聖路加女子専門学校の両校が合同したデモンストレーションスクール設立の案が検討され，賛同を得た．4月22日にGHQ，GHQ公衆衛生福祉部，日本赤十字社，聖路加女子専門学校の代表4者により検討され，4月30日に日本赤十字社，聖路加女子専門学校とGHQ公衆衛生福祉部部長サムス（Sams CF）准将の3者により同意書[*5]が交わされ，同年6月1日に東京看護教育模範学院が開校した．同12月に文部省の認可の下，（旧制の）3年制専門学校となった．以後，1947（昭和22）年に国立東京第一病院附属高等看護学院，翌年に国立岡山病院附属高等看護学院が開校した．

　教育は，看護教育審議会で検討した新教育課程（p.292，資料2①）で行われた．『看護実習読教本』（1948年刊）などを出版し，標準手順書として看護学校・看護学生に用いられた．開学期間は1946〜1953（昭和21〜28）年と短期間であったが468人の卒業者を出した（図Ⅲ-1-5）．全国各地の教育機関や病院に赴任し，教員や看護部のリーダーとなり活躍する人材を大勢輩出した．戦後の看護界や教育界の基盤となる学校であった．

[*5] 同意書の概要は以下の通りである．①日本赤十字社中央病院において，6月1日より開校する．②3年間のカリキュラムは日本赤十字社側，聖路加側，GHQ公衆衛生福祉部の3者の代表によって組み立てられる．③教師は前述の3者によって任命される．④5人の外国人看護婦が管理と教授のみを援助する．⑤日本赤十字社中央病院（外来，病棟，手術室）は臨床実習のために学生に提供される．⑥聖路加側の学生と教師計50人が日本赤十字社側の寄宿舎に住む．経済的な運営は聖路加側と日本赤十字社が行う．［ライダー島崎玲子，大石杉乃：戦後日本の看護改革—封印を解かれたGHQ文書と証言による検証，p.176，日本看護協会出版会，2003より引用］

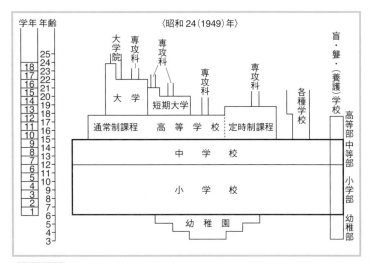

図Ⅲ-1-6　1949（昭和24）年教育制度

［森　秀夫：日本教育制度史，p.153，学芸図書，1984 より引用］

C. 戦後の教育制度の改革，看護教育制度の基盤形成

（1）第一次教育使節団，第二次教育使節団と「報告書」に基づいた戦後の教育制度改革

　GHQ の要請により米国から 1946（昭和21）年3月第一次教育使節団が派遣され，第一次報告書[6] が出された．1950（昭和25）年8月第二次教育使節団が派遣され，第二次報告書[7] が出された．「報告書」は教育改革の抜本的な提言を行い，たとえば第一次報告書では職業教育と女子教育について，"現在準備のできているすべての女子に対し，今ただちに高等教育への進学の自由が与えられなくてはならない"と提示された．それらは，日本の教育改革を方向づけ，その後の「教育基本法」「学校教育法」に重要な影響を及ぼし，戦後教育の原点となった．1952（昭和27）年，戦後の教育制度改革が実施され，まず初等・中等教育に男女共学と6・3・3制が導入された．

（2）学校教育法制定

　1947（昭和22）年3月31日に「**学校教育法**」が制定された（**図Ⅲ-1-6**）．看護教育に該当する条項は，第1条高等学校，大学，第134条各種学校（第1条に掲げるもの以外のもので，学校教育に類する教育を行うもの）であった．後年になって，1964（昭和39）年改正により第41条高等学校（衛生看護科），1979（昭和54）年改正により第124条専修学校に新規程が入り，1998（平成10）年には第132条「専修学校の専門課程を修了した者は大学に編入学できる」が追加された．

（3）看護教育学校養成所設立にかかわる法規

　学校養成所設立・運営にかかわる法規は，「学校教育法」「保助看法」「指定規則」である．「**学校教育法**」は文部省（現文部科学省）管轄で日本の教育制度，教育機関に関する法律

---

[6] 職業教育と女子教育関連事項について以下抜粋［保健体育，公衆衛生の教育の推進・延長，専門学校数の増加，計画的な大学の増設を提案，女子の高等教育への進学について提言］．

[7] 第一次使節団の提言がどのように生かされているかの調査・補足が目的であった．職業教育に関しては諸学校・諸大学の職業教育計画を強化する必要性を指摘した．

表Ⅲ-1-2　現在の日本看護教育に関する法律・規則

●学校教育法			●保健師助産師看護師法	
●学校教育法施行規則			●保健師助産師看護師学校養成所指定規則	
●設置基準			○保健師学校養成所指定基準	2条
○専門職大学院	1条		○助産師学校養成所指定基準	3条
○大学院設置基準	1条		○看護師学校養成所指定基準	4条
○大学設置基準	1条		・3年課程	
○短期大学設置基準	1条		・2年課程	
○高等学校設置基準	1条		・高等学校5年一貫	
○専修学校設置基準	124条		・専攻科	
○各種学校規程	134条		○准看護師学校養成所指定基準	5条
			●看護師等養成所の運営に関する指導ガイドライン	

を扱い，「**保助看法**」は厚生省（現厚生労働省）管轄で看護職の資格と国家試験受験資格（第2条保健婦，第3条助産婦，第5条看護婦，第6条准看護婦），「**指定規則**」においては職種ごとの指定基準が規定されている（**表Ⅲ-1-2**）．看護学校養成所設置時には，「学校教育法」と「保助看法」の2種類の法律の認可を得る方式である．

(4) 短期大学・大学による看護基礎教育の開始

　GHQ看護課，厚生省看護課の指導もあり，**短期大学・大学設置**の機運が現れ始めた．
- ・1950（昭和25）年4月　聖母女子短期大学厚生科（旧聖母厚生女子学院），天使厚生短期大学厚生科（旧札幌天使女子厚生専門学校）設立：日本で最初の看護系短期大学
- ・1952（昭和27）年　高知女子大学家政学部看護学科設立：初の4年制看護系大学
- ・1953（昭和28）年　東京大学医学部衛生看護学科設立：2番目の4年制看護系大学
- ・1954（昭和29）年　京都市立看護短期大学設立：初の公立短期大学
　　　　　　　　　　　　聖路加短期大学，日本赤十字女子短期大学設立

　大学と短期大学における看護基礎教育の開始は，その後の人材育成につながった．看護職業団体看護協会の発展，文部省・厚生省の行政への参加，看護教育機関の学校教育法第1条校への推進，看護学・看護研究の発達の推進など，看護界の中軸を担う人材を輩出した．

　高知女子大学家政学部看護学科[*8]，東京大学医学部衛生看護学科[*9]両校の設立経緯はかなり異なるので，脚注に簡単に紹介しておく．

[*8] 1944（昭和19）年高知県立女子医学専門学校が設立認可されたが，1946（昭和21）年廃校．1949（昭和24）年高知県立女子専門学校を母体とし，高知女子大学家政学部生活科学科設立認可を受けた．県は，保健婦の養成と総合教育を兼ねた看護の大学教育を目指したが，時期尚早で実現できなかった．しかし教育使節団の第一次・第二次報告書が出された．さらに，文部省・厚生省合同省令の保健婦助産婦学校養成所指定規則が施行され，大学における看護教育が検討可能となった．この時点で衛生部長が発案し，県の看護係，厚生省の金子 光看護課長などの協力を得て，1952（昭和27）年家政学部に看護学科増設認可がなされた．[岡田麗江：家政学と看護学の関係に関する一考察―高知女子大学家政学部看護学科の創設の状況．神戸市立看護短期大学紀要13：51-54，1994/高知女子大学三十年史編集委員会編：高知女子大学三十年史，高知女子大学，1977]

[*9] 東京大学医学部附属病院分院で，1952（昭和27）年3月に医学専門学校の閉校が決定していた．また，同一国立大学病院に2つの看護学校は設置しないという文部省の方針があり，この2点から4年制看護大学設置が発案された．1951（昭和26）年，厚生省の金子 光看護課長を東大医学部の教授協議会（教授会ではない）に出席を要請し，大学における看護教育について意見を求めた．翌年の医学部臨時教授会において，看護大学の設立を提案し，多くの議論が繰り返された後，医学部教授会として“日本の民衆の保健のためには，現行の職種のほかに，看護婦，保健婦，その他の保健活動家（ヘルス・ワーカー）のリーダーを大学教育で養成することが必要である”との結論に達し，医学部の中に看護系の学科を設置することが（消極的なムードではあったが）承認されたという．初代学科主任を務めた福田邦三教授は2期生の専門課程開講の挨拶で以下のように述べている．「衛生看護学科は，個人または公衆を対象とする看護，保健に関する仕事を推進する中核となる人材を教育することを目指し，[臨床看護の近代化]と[保健活動の本格化]という二重の社会目標を掲げて出発する．…(略)…臨床看護の近代化に向けて，臨床看護の改善と科学的裏付けとに努めなければならない．…(略)…このことは近代科学としての看護学の樹立を意味する．」[東京大学医学部衛生看護学科卒業生(編)(代表上田礼子，川田智恵子)：東京大学医学部衛生看護学科，2012]

(5) 准看護婦制度・看護婦 2 年課程の新設

　第一次医療技術革新が起こり，大病院建築ラッシュと共に極端な看護婦不足が起こっていた．1950（昭和 25）年 8 月，厚生省に臨時看護制度審議会（会長 林 塩）が設置され，GHQ 看護課のオルト，オルソンの参加の下，専門家・関係者により 6 ヵ月にわたる審議の結果，以下のような政府案がまとめられた．

- ・看護婦は甲種，乙種の区別を排して一本とし，別に看護助手の制度を設ける．
- ・看護助手は都道府県知事の指定した養成所で 1 年以上看護助手として必要な知識，技術を習得させ，看護助手の試験に合格した者に対して都道府県知事が免許を与えるものとする．
- ・免許を得た後，3 年以上従事している看護助手で，学校教育法第 56 条の規定に該当し，看護婦養成所で 2 年の教育を受けた者には，看護婦国家試験の受験資格を与える．

　一方，国会においても同年 11 月参議院厚生委員会，衆議院厚生委員会に看護制度に関する小委員会が設置され，意見がまとめられた．上記の政府案と大きく異なるのは，准看護婦制度を設けて，その教育を中学校卒業後 2 年としたことである．准看護婦の名称については，GHQ 公衆衛生福祉部のサムス准将より"名称を補助看護婦（アシスタントナース）としてほしい"との意見が出されたが，アシスタントナースという趣旨で名称自体は「准看護婦」とすることで，厚生委員会の意見が一致した．しかしながら政府案は国会に提出されず，1951（昭和 26）年 3 月 31 日参議院青柳一郎ほか 9 人により，議案が国会に提出され議決をみた[10]．同年 4 月に「保助看法」一部改正が行われ，准看護婦制度が成立し，保健婦・助産婦教育が「1 年」から「6 ヵ月」に変更された．また同年 8 月の「指定規則」一部改正で（p.285，資料 1）**准看護婦課程**が新設された．以下に「保助看法」一部改正の概要を示す[1]．

- ・甲種，乙種の区別を排し，看護婦一本にする．
- ・保健婦，助産婦の教育は看護婦教育の中に浸透されることによりそれぞれ 6 ヵ月の純粋な専門教育とする．
- ・看護婦をたすけ看護の総力を構成する要員として准看護婦制度を設ける．
- ・旧看護婦規則により免許を受けた看護婦は，厚生大臣の認定する講習を修了したときは新法による免許を受けることができる．

　准看護婦学校が 9 校設立され急増した．1950（昭和 25）年時点で，「保助看法」の資格は，保健婦，助産婦，看護婦，准看護婦であり，「指定規則」には，保健婦課程，助産婦課程，看護婦課程，准看護婦課程と規定され，その後の看護制度および看護教育制度の出発点となった．その後，看護婦不足対策の一環として准看護婦を教育し看護婦資格を付与するこ

[10] 保健婦助産婦看護婦法の一部を改正する法律案（青柳一郎ほか 9 名提出）に関する報告書（1951[昭和 26]年 3 月 31 日）より[1]
　「1. 議案の要旨及び目的：国民保健上必要な保健婦，助産婦，看護婦の数を確保するため，准看護婦の制度を設け，数の増加による看護力の増強を図ろうとするもので，2. 議案の可決理由：国民保健衛生上，最も重要なる保健婦助産婦看護婦制度を改め，看護力の増強を図ることは時宜に適するものと認め，本案は可決すべきものと議決した次第である．」
　しかしこの後，「無条件で既得権を認め国家免許に切り替える」という強い要望があり，1951（昭和 26）年 11 月「保助看法」一部改正により，認定講習の制度を廃止し，国家免許の登録税として 1,000 円を支払えば（希望者は無条件で）国家免許に切り替えることとされた．[見藤隆子：保健師助産師看護師法の課題．看護職者のための政策過程入門（見藤隆子，石田昌宏，大串正樹ほか編），p.56-65，日本看護協会出版会，2007]

とが検討され，1956（昭和31）年10月「指定規則」一部改正（p.285，資料1）により**看護婦2年課程**が新設され，看護婦課程（3年課程・2年課程）となり，准看護婦が看護婦免許を取得することが可能となった．

D.　看護教育および看護教育制度の改革期

1 ● 看護基礎教育の学校教育法第1条校へと変革の動き

1959（昭和34）年頃から看護婦不足の声が高まり，病院ストライキが多発し全国に広がった．1962（昭和37）年には病院ストは収まったが看護婦不足は深刻化していった．同年，「指定規則」一部改正により，**看護婦2年課程の定時制（夜間）**が開始した．同時期，安保闘争に端を発し大学の教育改革運動が始まった（学園紛争時代）．看護婦学校養成所の看護学生も看護教育課程・徒弟的な実習の改善を掲げ，カリキュラム改善運動を起こした．

1963（昭和38）年3月，医療制度調査会は「医療制度全般についての改善の基本方策に関する答申」[*11]で「看護教育を振興するために，教育機関を学校教育法上の学校（大学・短期大学・高等専門学校・高等学校）とする具体的方策を検討する必要がある」との見解を示した．

(1)　看護教育課程に対する文部省改善案・厚生省意見【第1次カリキュラム改正】

1960（昭和35）年文部省大学学術局は「看護学視学委員」の実地査察後，**学校教育法第1条**を学校基準にすべきと提言した．1963（昭和38）年「看護学校等教育課程改善に関する会議」を設置し[3)]，翌年3月「看護学校（3年課程）教育課程改善案」[3)]，1966（昭和41）年3月大学設置基準に基づいた「看護学校（3年課程）教授要目案」（p.295，資料2⑦）[3)]を提示した．それに対し，同年7月厚生省は「意見要旨」「看護婦学校養成所教育課程案」（p.296，資料2⑧）を発表した[4)]．主な相違点は一般教育科目が指定必修，成人看護学が疾病とその看護，年間授業数が5週間多く，実習時間は405時間，総時間数は630時間多いことであった．

最終的には「文部省改善案」「厚生省意見」の折衷案となり，1967（昭和42）年11月に文部省と厚生省の合同省令で**「指定規則」一部改正**がされ，看護教育課程は全面改正となった（p.296，資料2⑨）．看護学を基礎科目・専門科目に2大別し，看護学は専門科目の1科目として位置づけられ，看護学内訳として看護学総論・成人看護学・小児看護学・母性看護学の4分野になり，初めて医学の枠組みから看護学の枠組みへ転換し，**看護学が体系化**された．実習は時間数に改訂され病室実習が中心になった．しかし，独立科目であった看護史・看護倫理はなくなり，看護学総論に含まれた．

文部省・厚生省の見解は雑誌『看護教育』に全文掲載され，看護教員・学生は「第1条校に則った看護教育を行うには，文部省改善案だ」，病院では「就職後すぐ役立つ技術習得には，厚生省案だ」と議論沸騰した．学生も参加した後にも先にもない議論の中で，2つの視点「看護実践力の強化」と各種学校ではなく，文部省管轄下にあり，他の学問分野とならぶ「学校教育法第1条校の学校へ移行する」ことが重要と看護界および看護婦自身

[*11] 准看護婦制度の改善についても述べられている．「現行准看護婦制度は必ずしも合理的なものとは考えられないので，根本的に再検討する必要がある．しかし，現状においては看護婦の水準を低下させない配慮の下に，准看護婦が看護婦になれるみちを拡大する方策を講じる必要がある．」

が意識し始めた.

(2) 看護基礎教育の学校教育法第1条校への動きが加速

　1964（昭和39）年，聖路加短期大学が聖路加看護大学へと昇格した．同年，准看護婦を高校職業教育の一環とする**高等学校衛生看護科**の神奈川県立二俣川高校が設立され，続いて3年後の1967（昭和42）年に**2年制看護短期大学**が設置された．高校の教員は高校教員免許を所持することが必要であり，高等学校衛生看護科の教員養成のため大学教育学部特別教科（看護）教員養成課程が，熊本大学（1966［昭和41］年），徳島大学（1967［昭和42］年），弘前大学（1968［昭和43］年），千葉大学（1968［昭和43］年）に設置された[*12]．

　一方，日本看護協会は1964（昭和39）年7月「看護制度に関する意見要旨」の看護制度に関する財政措置の要望の2番目で，「今日，看護婦等の養成施設は文部・厚生両省の所管に別れているが，今後，これら養成施設は学校教育法による学校として経営されることが望ましい．この点から考え，国立の看護学校の速やかな設置を望みたい」との要望書を文部省・大蔵省・衆参両議院に提出するなどの運動が起こった．

　1967（昭和42）年大阪大学に大阪大学医療技術短期大学が併設され，続いて既存の国立大学医学部附属看護学校が**医療技術短期大学**となった．その後，1975（昭和50）年より，4年制学部・学科設置とつながっていった[*13]．また，1968（昭和43）年6月「保助看法」一部改正により「男子である看護人」は**「看護士」**または**「准看護士」**に改められた．

　このように，看護学教育機関の学校教育法第1条校へ進行は加速し始めた．

2● 社会の変化・ニーズに対応した看護教育内容と看護教育制度への変革—「法律」「報告書」とそれに基づいた改革の実施

a. 検討委員会「報告書」による改善への提言

　医療の高度化と診療の専門分化などが進行し，看護職の役割の変化（看護機能の変化）と看護の質向上が期待された．各種の検討会「報告書」により，看護体制と看護教育制度の将来に向けた提言がなされ，始動し始めた．

・1973（昭和48）年厚生省看護体制検討会「看護体制の改善に関する報告書」で，看護教育などを各種学校から速やかな第1条校への移行（当面は第1条校へ編入可とする措置），単位制の導入などを提言.

・1975（昭和50）年7月**「学校教育法」一部改正**により，**専修学校が創設**[*14]（**図Ⅲ-1-7**）（専修学校の専門課程を修了した者が大学に編入学できるようになるのは，この時点より23年後の1998［平成10］年「学校教育法」一部改正後であった）.

・1984（昭和59）年「看護体制の改善に関する報告書」では，専門分野ごとの看護婦の育成，地域社会全体として継続教育体制の整備を提言.

[*12] 大学教育学部特別教科（看護）教員養成課程は，看護系大学の増加，高等学校衛生看護科の縮小に伴い，廃止となった．千葉大学（1985）・徳島大学（1986）は廃止，熊本大学（2003）・弘前大学（2004）は保健学科に移行．

[*13] 千葉大学に看護学部設立（1975），国立大学新設医学部に看護学科（4年制）設立（山形大学・富山大学・佐賀大学）（1993），大阪大学医学部保健学科（4年制）（1994）設立，既存の国立大学医療技術短期大学は順次，医学部保健学科（4年制）に昇格．

[*14] 「職業若しくは実際生活に必要な能力を育成し，又は教養の向上を図る」ことを目的とし，実際的な職業教育，専門的な技術教育を行う教育機関として，スペシャリストを育成している．専修学校設置基準に基づき，所轄庁の都道府県知事の認可を受けて設置される．

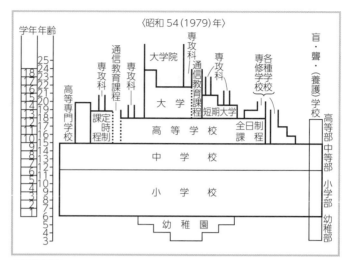

図Ⅲ-1-7　1979（昭和54）年教育制度

［森　秀夫：日本教育制度史, p.153, 学芸図書, 1984 より引用］

・1987（昭和62）年4月，21世紀に向けた看護制度改革の基本方針を示す「**看護制度検討会報告書**」[5]が提出．この「報告書」は，後年の看護制度・看護教育制度改革の大変革を導いた重要な提言である．今後期待される看護者の要件が示され，①看護婦（士）の養成等の促進（看護の大学・大学院増設，看護婦学校養成所の充実，准看護婦制度のありかた），②専門看護婦（士）の育成，③訪問看護婦（士）の育成，④看護教員などの養成体制の確立，⑤保健婦資格の男子への対象拡大，保助看の国家試験科目の見直し，看護教育改訂の男女区別の見直し，指定基準の見直し，⑥その他（生涯教育の体系化，看護管理者の育成，看護研修研究センターの拡充強化），について示された（p.288, 資料1）．

b. 男子の保健婦資格への変化―保健士の誕生

「看護制度検討会報告書」の提言に基づき，1989（平成元）年3月「指定規則」一部改正により男子の実習読み替えが廃止された（p.288, 資料1，p.298, 資料2⑪）．また，1993（平成5）年11月「**保助看法**」一部改正により看護士の保健婦資格取得を可能とし「**保健士**」が誕生し，1995（平成7）年専門看護師教育の開始などが行われた（p.289, 資料1）．

c. 看護学を基礎科目・専門基礎科目・専門科目に大別．専門科目を5体系に分類 ―1989年「指定規則」一部改正【第2次カリキュラム改正】

1987（昭和62）年日本看護協会は「**日本看護協会看護基礎教育検討委員会**」を設置し，翌年10月，医療の現場に立脚した「カリキュラム改善案」（既存カリキュラム＋老人看護学・精神看護学・地域看護学の7看護体系）（p.297, 資料2⑩）を要望書と共に厚生省に提出した[6]．

厚生省でも，同年設立の「看護婦学校養成所教育課程改善に関する検討会」報告書の結果，1989（平成元）年3月「指定規則」一部改正（p.298, 資料2⑪）が行われ，1949（昭和24）年5月以来の大改正となった．看護学を基礎科目・専門基礎科目・専門科目に大別，

専門科目を5体系に分類（基礎看護学・成人看護学・老人看護学・小児看護学・母性看護学），老人看護学が新設され，選択必修科目150時間のゆとりと自由裁量時間が設けられ，教育機関の特色が出せるようになった．

3● 看護学の体系化と看護教育制度の大学教育化

a. 教育課程の大綱化，大学設置基準・短期大学設置基準の一部改正— 1991年「学校教育法」一部改正

1991（平成3）年4月の「学校教育法」一部改正により，看護の人材確保の促進に関する法律制定などに促され，看護は4年制大学へ向けての改革が進行した．

それを受けて1994（平成6）年2月「今後における行政改革の推進方策について」（閣議決定）は，「大綱化された大学設置基準と整合性を図る観点から，医療技術者養成の指定規則についてもその見直しを行うべし」と指摘し，1995（平成7）年「大学・短期大学に適応される保助看学校養成所指定規則の在り方について」では，一刻も早く指定規則の大綱化を実施すべきと提言された．

b. 「看護婦等の人材確保の促進に関する法律」制定と看護系大学の増加

1992（平成4）年6月に「看護婦等の人材確保の促進に関する法律」（人確法）が制定された．この法律により，既存の国公私立看護系大学（11校）に加え，国立・私立大学の新設，国立短期大学の昇格や，公立大学が1都府県1大学の割合で設置されるなど，看護系大学が急増し始めた．

c. 日本看護系大学協議会の改革へ向けた活動開始

日本看護系大学協議会は，1975（昭和50）年に看護系大学6校の大学教員の有志によって発足し，その後11校の時代が続いた．1992（平成4）年の「人確法」制定以降，看護系大学が急増し，検討を要する課題が続出し始めた．協議会の設立目的は，看護学高等教育機関相互の連携と教育によって，看護学教育の充実・発展および学術研究の水準向上を図ることであり，そのための事業[15]を活発に展開しており，看護界および看護教育界の大改革を推進している．

d. 単位制導入，看護学を基礎分野・専門基礎分野・専門分野に大別，専門分野を7体系に分類，統合カリキュラムの導入—1996年「指定規則」一部改正【第3次カリキュラム改正】

1996（平成8）年3月「看護職員の養成に関するカリキュラム等改善検討会報告書」[16]が提言された（p.289, 資料1）．同年8月「指定規則」一部改正（p.299, 資料2⑫）により，単位制とし，看護学を基礎分野・専門基礎分野・専門分野に大別，専門分野を7体系（基礎看護学・在宅看護学・成人看護学・老年看護学・小児看護学・母性看護学・精神看護学）とした．初めて看護学が専門分野とされた．基礎分野と専門基礎分野は自由裁量による独自に科目設定が可能で，さらに統合カリキュラムの特例[17]が設けられ，看護系大学

---

[15] 具体的な事業として，①看護学教育に関する調査研究，②看護学教育の質保証，③高度実践看護師教育課程の推進，④看護学教育に関する政策提言，⑤看護学の社会への啓発活動，⑥看護学関連団体ならびに国内外の諸機関との相互連携および協力，などがある．

[16] 在宅看護論・精神看護学の科目追加，成人看護学の単位数増加，老人看護学を老年看護学と名称変更，保助看の統合カリキュラム（案），単位制導入について提言．

[17] 保健師養成所・看護師養成所または助産師養成所・看護師養成所の指定を受け，それらの教育内容を併せて教育する課程をいう．2つの国家試験受験資格取得可能．

の独自カリキュラム開発が推進された.

e. 看護大学化の進行, 一挙に大学への門戸開放― 1998年「学校教育法」一部改正

1998(平成10)年「学校教育法」一部改正により, 専修学校の専門課程を修了した者は大学に編入学できることが第132条に追加された. また, 学士の学位を取得していなくとも大学卒業と同様と大学が認めた者に大学院の受験資格が与えられることとなり, 多様な教育機関を活用(他学部, 他大学, 留学制度), 学位授与機構を通して学士の学位を取得, 社会人入学制度の導入などにより一挙に大学の門戸拡大が図られた. さらに, 2001(平成13)年「保助看法」一部改正により「保健婦・助産婦・看護婦」は「**保健師・助産師・看護師・准看護師**」に改正され, 男女の区別のない「師」へと一般化された(p.289, 資料1).

f. 看護学の確立【第4次カリキュラム改正】

2004(平成16)年文部科学省[18]「看護学教育の在り方に関する検討会報告」で「看護実践能力育成の充実に向けた大学卒業時の到達目標」の枠組みを示し, 看護師に求められる看護実践能力と卒業時における到達目標を掲げ, 学生の学習目標になると同時に, 教育機関の教育の目標, 教育内容, 教育方法の検討, および教育機関の社会的責任について提言した. 2008(平成20)年1月「**指定規則**」一部改正により(p.299, 資料2⑬), 看護学は5大別(基礎分野・専門基礎分野・専門分野Ⅰ・専門分野Ⅱ・統合分野)となり, 専門分野Ⅰは1分野(基礎看護学), 専門分野Ⅱは5分野(成人看護学・老年看護学・小児看護学・母性看護学・精神看護学), 統合分野は2分野(在宅看護論・看護の統合と実践), 合計97単位となった. また, 同年2月に「看護師教育の技術項目の卒業時の到達度」の具体的な内容を示した.

g. 保健師教育の抜本的な改革【第5次カリキュラム改正】―「保助看法」一部改正・「指定規則」一部改正

厚生労働省は2008(平成20)年に「保健師教育の技術項目の卒業時の到達度」と同時に, 基礎教育の現状と卒業時の到達目標をふまえ, 教育課程改正案を提示した.

統合カリキュラムにより保健師教育を展開中に生じる問題[19]に対応するために, 2009(平成21)年「**保助看法**」一部改正により, 第19条1の保健師国家試験受験資格に関して教育年限を「6ヵ月以上」から「1年以上」に変更した[20]. また第28条2に, 卒後臨床研修の「努力義務」[21]を追加し, 2010(平成22)年4月から施行された.

さらに, 2011(平成23)年1月「**指定規則**」一部改正(p.300, 資料2⑭)により教育課程が改正され, 科目名と単位は, 公衆衛生看護学(16単位), 疫学(2単位), 保健統計学(2単位), 保健医療福祉行政論(3単位), 臨地実習(5単位)で, 単位数総計は, 従来の「23単位以上」から「28単位以上」となった.

改正前の看護学教育課程は, "保健師・助産師・看護師に共通する看護学の基礎+看護師教育・保健師教育"であり, 助産師教育は選択制であった[22]が, 改正後は"保健師・

---

[18] 2001(平成13)年1月の中央省庁再編により, 文部省と科学技術庁を廃止・統合し「文部科学省」が設立, 厚生省と労働省を廃止・統合し, 「厚生労働省」が設立した.

[19] 徐々に, ①実習生の増加による実習施設の確保困難, 実習指導者不足や実習時間不足で指導が十分できない, ②教育機関では講義や実習時間数不足, 全学生が対象のため保健師への指向性欠如などが生じ, 結果として「技術項目と卒業時の到達度の達成」が難しく, 問題となっていた.

[20] この時の一部改正により, 助産師教育においても教育年限が「6カ月以上」から「1年以上」に変更された.

[21]「保健師, 助産師, 看護師及び准看護師は, 免許を受けた後も, 臨床研修その他の研修(保健師等再教育研修及び准看護師再教育研修を除く.)を受け, その資質の向上を図るように努めなければならない.」

[22] 保健師養成・助産師教育養成・看護師養成に特化した教育を「保健師教育」「助産師教育」「看護師教育」とした.

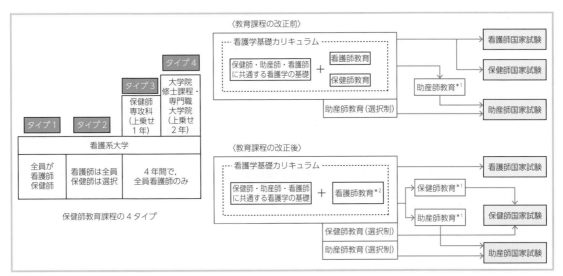

図Ⅲ-1-8　保健師・助産師教育課程の第5次カリキュラム改正に伴う大学における「看護学基礎カリキュラム」の見直し

保健師養成，助産師養成，看護師養成に特化した教育をそれぞれ保健師教育，助産師教育，看護師教育とする.
*1 大学院，大学専攻科・別科，短大専攻科，専修学校における教育.
*2 医療の高度化や看護ニーズの多様化などに対応するため看護師教育充実. 大学によっては，保健師教育や助産師教育を専攻科や大学院などで重点的に実施. 学生の高い学習意欲や適切な教授体制がある場合，学士課程で選択制による保健師・助産師教育も可.
〔文部科学省：大学における看護系人材養成の在り方に関する検討会最終報告（平成23年3月11日），p.49，〔http://www.mext.go.jp/b_menu/shingi/chousa/koutou/40/toushin/1302921.htm〕（最終確認：2018年1月10日）を参考に作成〕

助産師・看護師に共通する看護学の基礎＋看護師教育"となり，保健師教育・助産師教育は選択制となった（**図Ⅲ-1-8**）[7].

　具体的には，保健師教育課程をタイプ1～4に分け，各大学が大学の特徴を活かした保健師教育のあり方を論議し，自由にタイプを選択し教育課程を編成できることになった[*23]. 医学教育課看護専門官は「大学の責任が問われると共に実力が試されることでもある…（略）…大学に期待される役割・機能を認識しつつ，学生や社会から期待されるニーズの多様化に積極的に対応し，教育の質を確実に保証・向上させていくことが期待される」と指摘した[8].

　一方，この改正後より，看護師の実践能力強化と看護学教育の質保証のため，検討が始められた. 2011（平成23）年2月に文部科学省は「看護教育の内容と方法に関する検討会報告書」を提示し，看護職員としての「能力」を育成する教育への転換，免許取得前に学ぶべき教育内容，効果的な教育方法を具体的に示した.

h. より複雑・多様化するニーズへの対応【第5次カリキュラム改正】

　厚生労働省は2019（平成31/令和元）年10月に「看護基礎教育検討会報告書」をとりまとめた[9]. これを受け2020（令和2）年10月に「指定規則」が一部改正され[10]，2022（令和4）年4月より新しいカリキュラムでの教育が開始している. 改正のポイントは以下の

[*23] 「指定規則」一部改正に伴う教育課程の変更承認の結果は，2011（平成23）年に大学院19，大学196校，専攻科14校，別科5校，短大専攻科13校，専修学校1校で合計248校であった. 2021（令和3）年4月現在，大学院17，大学専攻科・別科2，大学258，短期大学4，専修学校16である.

とおりである[11].

- 総単位数を 97 単位から 102 単位に充実（総時間数は削除）
- 情報通信技術（ICT）を活用するための基礎的能力やコミュニケーション能力の強化に関する内容を充実
- 臨床判断能力等に必要な基礎的能力の強化のため解剖生理学等の内容を充実
- 対象や療養の場の多様化に対応できるよう「在宅看護論」を「地域・在宅看護論」に名称変更し，内容を充実
- 各養成所の裁量で領域ごとの実習単位数を一定程度自由に設定できるよう，臨地実習の単位数を設定

　少子高齢化の進展，人口や疾病構造の変化，療養の場の多様化という背景を踏まえ，地域医療構想の実現や地域包括ケアシステムの推進がますます求められる時代において，対象の多様性や複雑性に対応した看護を創造する能力を持ち合わせた看護職員の養成を目指そうという主旨である．同時に，学習内容が拡大し続ける中で，実習施設の確保困難への対応の目的のほか，各養成所がそれぞれの教育理念等に合致したカリキュラムを編成しやすいように，という柔軟性への配慮も含んだ改正となった．

学習課題

1. 「産婆規則」「看護婦規則」「保健婦規則」が，それぞれいかなる過程を経て制定されたのか説明してみよう
2. 戦争による産婆教育，看護婦教育，保健婦教育，それぞれへの影響はどのように異なっているか説明してみよう
3. 戦後の社会の変化に対応して看護教育制度がどのように変化してきたのか，説明してみよう

引用文献

1) 看護行政研究会（編）：看護六法 平成 29 年版，p.1029-1031，1104，1359-1360，新日本法規出版，2017
2) 城丸瑞恵：GHQ 看護課の占領直後から約六ヶ月間の活動．日本医史学雑誌 47(2)：351-364，2001
3) 「看護教育」編集室：特集第 2 部 3 年制高等看護学校のカリキュラム改善案の出された経緯．看護教育 7(7)：60-75，1966
4) 「看護教育」編集室：看護学校養成所教育課程の改正について—厚生省の立場から．看護教育 7(8)：1-7，1966
5) 厚生省健康政策局看護課（監）：看護制度検討会報告書—21 世紀へむけての看護制度のあり方，p.9-57，第一法規，1987
6) 松林恵子：「看護基礎教育（3 年課程）カリキュラム改善案」について．看護 40(14)：161-173，1988
7) 「看護教育」編集室：「大学における看護系人材養成の在り方に関する検討会最終報告」（平成 23 年 3 月 11 日）．看護教育 52(5)：384-389，2011
8) 石橋みゆきほか：平成 23 年度保健師助産師看護師学校養成所指定規則改正に伴う看護系大学における新カリキュラムの概要—教育課程の変更承認申請かの内容から．看護教育 53(5)：398-403，2012
9) 厚生労働省：看護基礎教育検討会報告書，2019 年 10 月 15 日，〔https://www.mhlw.go.jp/content/10805000/000557411.pdf〕，（最終確認：2023 年 3 月 10 日）
10) 保健師助産師看護師学校養成所指定規則の一部を改正する省令の公布について（通知），2020 年 10 月 30 日，〔https://www.mhlw.go.jp/web/t_doc?dataId=00tc5425&dataType=1&pageNo=1〕，（最終確認：2023 年 3 月 10 日）
11) 厚生労働省：看護基礎教育検討会報告書の概要，2019 年 10 月 15 日，〔https://www.mhlw.go.jp/content/10805000/000557242.pdf〕（最終確認：2023 年 3 月 10 日）

看護教育制度の現状

この節で学ぶこと

1. 日本の看護教育制度の現状，特徴について理解する
2. 看護基礎教育の教育課程別養成の推移を知る
3. 看護基礎教育の教育課程（カリキュラム）の特徴を理解する
4. 看護学教育の動向を把握する
5. 看護教育制度の今後の課題を考察する

　前節では，日本の看護教育制度の歴史的変遷を，看護制度の観点から大まかにみてきた．本節では，看護教育制度という観点に絞って，現在の看護教育制度とそこにある問題点，その歴史的背景についてみていく．

A. 日本の看護教育制度

1 ● 看護教育制度

a. 保健師助産師看護師法

　教育制度というからには，法的根拠を持っていることが必須となる．看護職者養成の法的な位置づけは，「**保健師助産師看護師法**」（保助看法）であるといえる．保助看法では教育・国家試験・免許，そして業務などが規定されていて，これによって看護職者は公的な資格を得て，身分が守られ，一定の業務に従事でき，規制も受けながら責務・義務を負っている．看護職者のあらゆる拠りどころとしているこの法には，附属法令として「**保助看法施行令**」があり，省令として「**保助看法施行規則**」および「**保健師助産師看護師学校養成所指定規則**」（指定規則）がある．この指定規則は文部科学省と厚生労働省の共同省令であり，大学・短期大学・高等学校などの学校教育法第1条に該当する学校の設置基準とそれ以外の学校などを含めて，入学資格・修業年限・教育内容・教員数・施設設備などの諸条件を規定している．

b. 看護基礎教育の全体像

　日本の看護教育制度は**看護基礎教育**と**看護卒後教育**，**看護継続教育**に大別される（p.2，第Ⅰ章参照）．「看護基礎教育」は，看護師（または保健師，助産師）国家試験の受験資格を得るまでの教育であり，「看護卒後教育」と「看護継続教育」は基礎教育課程卒業後の教育である．「看護卒後教育」は，大学編入，大学院の修士・博士課程などでの学位取得を伴う教育で，「看護継続教育」とは，看護基礎教育での学習を基盤とし，個々人が自律

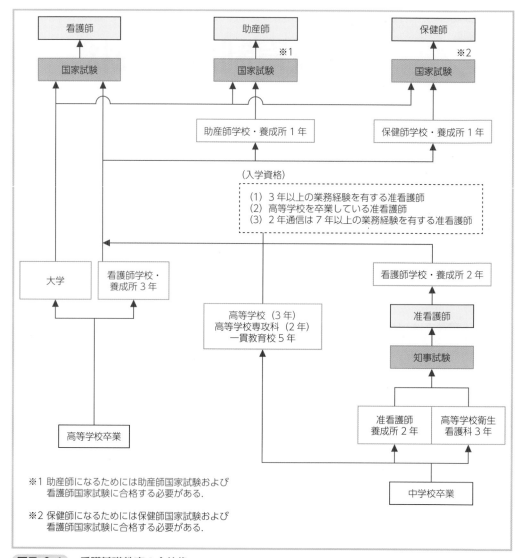

図Ⅲ-2-1　看護基礎教育の全体像
［日本看護協会出版会(編)：令和4年看護関係統計資料集, p.30, 2023 より許諾を得て改変し転載］

的に積み重ねる学習である．看護基礎教育や看護卒後教育はすべて制度化されているものの，看護継続教育の制度についてはまだ満足に整備されているとはいえない．看護継続教育については後述するとして，ここでは看護基礎教育の制度について詳しくみていく．

基礎看護教育を行う看護師学校養成所には，年限3年以上と2年以上があり，年限3年以上には，大学，短期大学，養成所（定時制は年限4年以上）があり，年限2年以上には，短期大学，養成所（定時制は年限3年以上，通信制含む），高等学校専攻科がある．

現行の保助看法に則って，看護基礎教育の全体像を**図Ⅲ-2-1**に示した．図の通り，日本の看護基礎教育の教育課程は複雑多岐にわたっている．高等学校卒業から看護師・助産師・保健師への道筋のほかに，中学校卒業から看護師養成の高等学校5年一貫教育，准看護師養成の高等学校衛生看護科，准看護師養成所という道筋がある．さらに，准看護師か

らその後の修業年限2年以上の看護師学校養成所（いわゆる進学課程）へ進む入学資格があり複雑になっている．そのうちの通信制への入学資格については，2015年6月の閣議決定を受けて，2018年を目途に業務経験10年以上から5年以上とするための見直しが始まり，2016年8月の保助看法改正により，まずは准看護師の業務経験7年以上での進学が2018年から可能となった．施行後は，2023年までを目途に，業務経験5年以上に短縮する見直しを行う計画であったが，2023年3月時点で審議は継続中である．

2 ● 教育課程

看護教育制度の根幹をなす教育課程の考え方には，制度としての教育課程と，教育内容の組み立てとしての教育課程の2つの意味がある．

a. 制度としての教育課程

ベヴィス（Bevis EO）とワトソン（Watson J）は，教育課程を以下の順で分類し，学習の特徴によってカテゴリー分けしている[1]．

①実務看護師課程
②ディプロマ課程
③準学士課程
④学士課程
⑤修士課程
⑥看護学博士課程（ND）[*1]
⑦博士課程（PhD）

①から③の課程に多い学習は訓練型学習であり，項目学習，指示的学習，合理的学習などを位置づけ，④から⑦の課程の学習は教育的学習であり，文脈的学習・統合的学習・探求的学習が含まれるとしている．そして，技術職養成的な教育課程は訓練型の学習に重点を置くことになり，自主的な教育的学習に重点が置かれるほど専門職的な教育になると述べ，これら教育課程と学習タイプをマトリックス表にまとめている．

日本でも同じように課程を分けることができるが，短期大学では修業年数に違いがあり，また大学での編入学課程は独特で，大学院では**修士課程**（あるいは**博士前期課程**）および**博士課程**（あるいは**博士後期課程**），**専門職学位課程**などに分けられている．ディプロマ課程に相当するのが，日本の専修学校・各種学校の看護師養成課程であり，保健師養成課程および助産師養成課程もこれに含まれる．

保助看法の看護師等養成所の運営に関する指導ガイドラインをみると，その中に看護師養成所における課程の定義がある．

1）3年課程：いわゆる全日制
2）3年課程（定時制）：4年間の教育
3）2年課程：全日制

[*1] 1979年にCase Western Reserve Universityが最初にDoctor of Nursing（ND）として開設したが現在は，博士の学位を取得できる課程として「学術博士（PhD）」「看護学博士（DNSc/DSN）」「看護実践博士（DNP）」がある．

　　4）2年課程（定時制）：3年間の教育

　　5）2年課程（通信制）：2年以上の教育

　以上のように教育制度としての課程を5つに分け，定義している．**図Ⅲ-2-1**の制度でいうと，看護師学校養成所修業年限3年以上が**3年課程**であり，看護師学校養成所修業年限2年以上（通信制含む）が**2年課程**である．

　制度としての教育課程を表現する場合においても，それぞれにおいて微妙に違いがある．

b. 教育内容の組み立てとしての教育課程

　教育課程といった場合，制度としての教育課程に加えて，教育の内容的な組み立てを指し示していることが多い．文部科学省令「**大学設置基準**」に第6章「**教育課程**」という章がある．その第19条から第26条までの見出しは**表Ⅲ-2-1**のようになっている．この「教育課程」の基準を概略的に述べれば，『各教育機関の教育理念に基づいて教育目的・目標を明らかにし，独自性のある教育の概念枠組みを画き，それに沿って授業科目（専門科目と専門支持科目，および一般教育科目など）を抽出するとともに，学生の発達段階に応じて教授科目の配列や順序，および統合性を考え，教育方法論まで設計し，その評価をするなどの教育計画である』といえるだろう．

　看護師等養成所の運営に関する指導ガイドラインにおいても，「教育に関する事項」の一部として以下が示されている．

・教育の内容（教育の基本的考え方・留意点）

・履修時間数［看護師養成所の教育課程の編成に当たっては，たとえば3年課程及び3年課程（定時制）においては，102単位以上の講義・実習などを行うようにすること］

・単位制について（単位の計算方法・認定法）

・教育実施上の留意事項

　2年課程（定時制）および2年課程（通信制）においてもそれぞれ別途に定められている．「履修時間数」に書かれている「教育課程の編成」は「カリキュラムの編成」と読み替えられる．

表Ⅲ-2-1　大学設置基準 第6章 教育課程の見出し

第19条	教育課程の編成方針
第20条	教育課程の編成方法
第21条	単位
第22条	1年間の授業時間
第23条	各授業科目の授業期間
第24条	授業を行う学生数
第25条	授業の方法
第25条の2	成績評価基準等の明示等
第26条	昼夜開講制

表Ⅲ-2-2　課程別にみる看護師学校養成所数と1年次定員の推移　　　　　　　（　）内は1年次の定員

年	看護師			准看護師	
	3年課程[※1]	2年課程[※2]	5年一貫教育	養成所	衛生看護科
1994年	551 (28,672)	434 (18,937)	−	461 (23,506)	131 (7,601)
1996年	607 (32,179)	441 (19,231)	−	443 (22,521)	130 (7,485)
1998年	640 (33,740)	443 (19,136)	−	426 (21,756)	131 (7,365)
2000年	664 (34,074)	421 (17,953)	−	399 (19,335)	130 (7,135)
2002年	661 (33,827)	383 (16,428)	65 (3,375)	337 (14,343)	126 (1,210)
2004年	675 (35,092)	353 (14,997)	66 (3,375)	287 (13,505)	25 (1,105)
2006年	701 (36,269)	309 (14,247)	67 (3,515)	262 (12,552)	23 (1,035)
2008年	707 (39,230)	249 (13,869)	69 (3,510)	226 (11,793)	24 (1,060)
2010年	734 (42,638)	223 (12,599)	74 (3,765)	239 (11,073)	21 (860)
2012年	759 (44,686)	205 (11,930)	74 (3,885)	229 (10,597)	20 (830)
2014年	797 (48,211)	186 (11,065)	76 (4,135)	222 (9,965)	16 (820)
2016年	827 (51,400)	178 (10,115)	76 (4,159)	219 (9,747)	15 (820)
2018年	861 (54,032)	168 (9,835)	78 (4,239)	213 (9,201)	15 (820)
2020年	861 (54,440)	161 (9,089)	79 (4,259)	198 (8,476)	16 (840)
2021年	855 (54,207)	154 (8,129)	79 (4,259)	192 (7,899)	16 (800)

[※1] 4年制大学・3年制短期大学・養成所の総数（内訳は表Ⅲ-2-3参照），[※2] 2年制短期大学・養成所の総数（内訳は表Ⅲ-2-3参照）
［日本看護協会出版会（編）：平成20年看護関係統計資料集（2009年刊）・同平成28年（2017年刊）・同平成31年/令和3年（2022年刊），日本看護協会出版会を参考に作成］

3 ● 教育課程別養成所数の推移

　　表Ⅲ-2-2は，教育制度としての課程別に，看護師学校養成所の学校数と1年次定員の推移を1994年以降から示したものである．ここからわかるように，看護師3年課程の定員が増え続けてきたのに対して，看護師2年課程と准看護師の定員が激減している．看護師2年課程は准看護師が看護師になるための教育課程であるから，准看護師の定員に連動して看護師2年課程の定員が減少しているとみなせる．准看護師制度についてはこれまで多くの有職者によるさまざまな議論が重ねられ，時代に見合った方向が示される中，看護界を中心に准看護師養成停止運動が行われてきた結果が，表Ⅲ-2-2の定員の推移に表れているのであろう．この准看護師制度については次節で詳しく述べる．

　　准看護師養成校数の減少の原因の1つは，准看護師養成停止運動を受け，2002年より，准看護師養成である高等学校衛生看護科が，看護師養成である5年一貫教育校（3年間の高等学校と2年間の高等学校専攻科）に切り替えられたことによる．その頃の看護界は，高等学校の看護基礎教育を准看護師課程から看護師課程に変換を図ったことに対しては歓迎しながらも，最短期間での看護師養成に対する反対声明を出している．

　　1950年に，学校教育法の一部改正により看護系初の短期大学が誕生し，次々と短期大学設置基準をクリアして短期大学での3年課程の看護基礎教育機関が増えていった．また，初の4年制看護系大学は1952年に設立され，翌年に国立医学部に看護の学科が発足した．このように，看護系大学設置の歴史は長いものの，1989年まで，4年制大学はわずか12校で推移していた．平成に入って徐々に増え始め，表Ⅲ-2-3にみるように，1994年には

表Ⅲ-2-3　看護師3年課程・2年課程の看護系大学数・養成所数と1年次定員の推移　（　）内は1年次の定員

年	看護師3年課程			看護師2年課程	
	4年制大学	3年制短期大学	養成所	2年制短期大学	養成所
1994年	30（1,778）	60（4,882）	461（22,012）	14（680）	420（18,257）
1996年	46（2,837）	71（5,270）	490（24,071）	13（640）	428（18,591）
1998年	64（4,253）	73（5,200）	503（24,287）	13（580）	430（18,556）
2000年	84（5,950）	67（4,580）	513（23,544）	11（570）	410（17,383）
2002年	98（7,140）	60（3,650）	503（23,037）	10（570）	373（15,858）
2004年	122（8,969）	55（2,410）	498（23,713）	9（480）	344（14,517）
2006年	146（11,169）	45（1,850）	510（23,250）	5（590）	304（13,657）
2008年	168（13,193）	37（2,060）	502（23,977）	4（490）	245（13,379）
2010年	193（15,504）	31（2,110）	510（25,024）	3（450）	220（12,149）
2012年	211（16,975）	26（1,970）	522（25,741）	2（450）	203（11,480）
2014年	234（19,674）	26（1,580）	537（26,957）	2（350）	184（10,715）
2016年	256（21,619）	23（1,500）	548（28,281）	2（350）	176（9,765）
2018年	280（23,840）	23（1,390）	558（28,802）	2（250）	166（9,585）
2020年	293（25,048）	17（1,160）	551（28,232）	2（250）	159（8,839）
2021年	296（25,310）	15（1,090）	544（27,807）	2（250）	152（7,879）

［日本看護協会出版会（編）：平成20年看護関係統計資料集（2009年刊），同平成28年（2017年刊），同平成31年/令和3年（2022年刊），日本看護協会出版会を参考に作成］

総計30校だったものが，2002年には98校，2008年には168校になった．2021年4月で4年制大学は296校[2]，また日本看護系大学協議会の会員校数は2022年12月時点で295校となっており[3]，少子化にあってもこの増加の傾向はしばらく続くと予想される．短期大学は1998年がピークで，3年制の短期大学から4年制大学への切り替えが進むため，まだこの傾向は続くと思われる．なお，2003年までに国公立での創設や課程の転換はほぼ終わり，以降は私学での大学化が進んでいる．

B. 看護基礎教育の現状における課題

これまでにみてきた看護基礎教育の教育課程の複雑さ，養成所・大学の学校数の変化は，今現在もなお看護基礎教育に大きな動きが起こっていることを示している．そこには，今後解決していかなければならない課題がある．

1● 他職種にかんがみる看護職者養成制度の複雑さ

看護職者養成制度とほかの医療関係技術者の養成制度とを比較するために，身近な職種を挙げて基礎学歴から表してみた（図Ⅲ-2-2）．この図をみる限りにおいても，資格取得までのプロセスで看護職は他職種に類をみない複雑多岐な状況を示している．さらにショッキングなことは，他職種の基礎学歴はすべて高等学校卒業が当然のこととなっているにもかかわらず，看護職のみが今の時代にあっても中学校卒業からスタートできる職種という事実である．

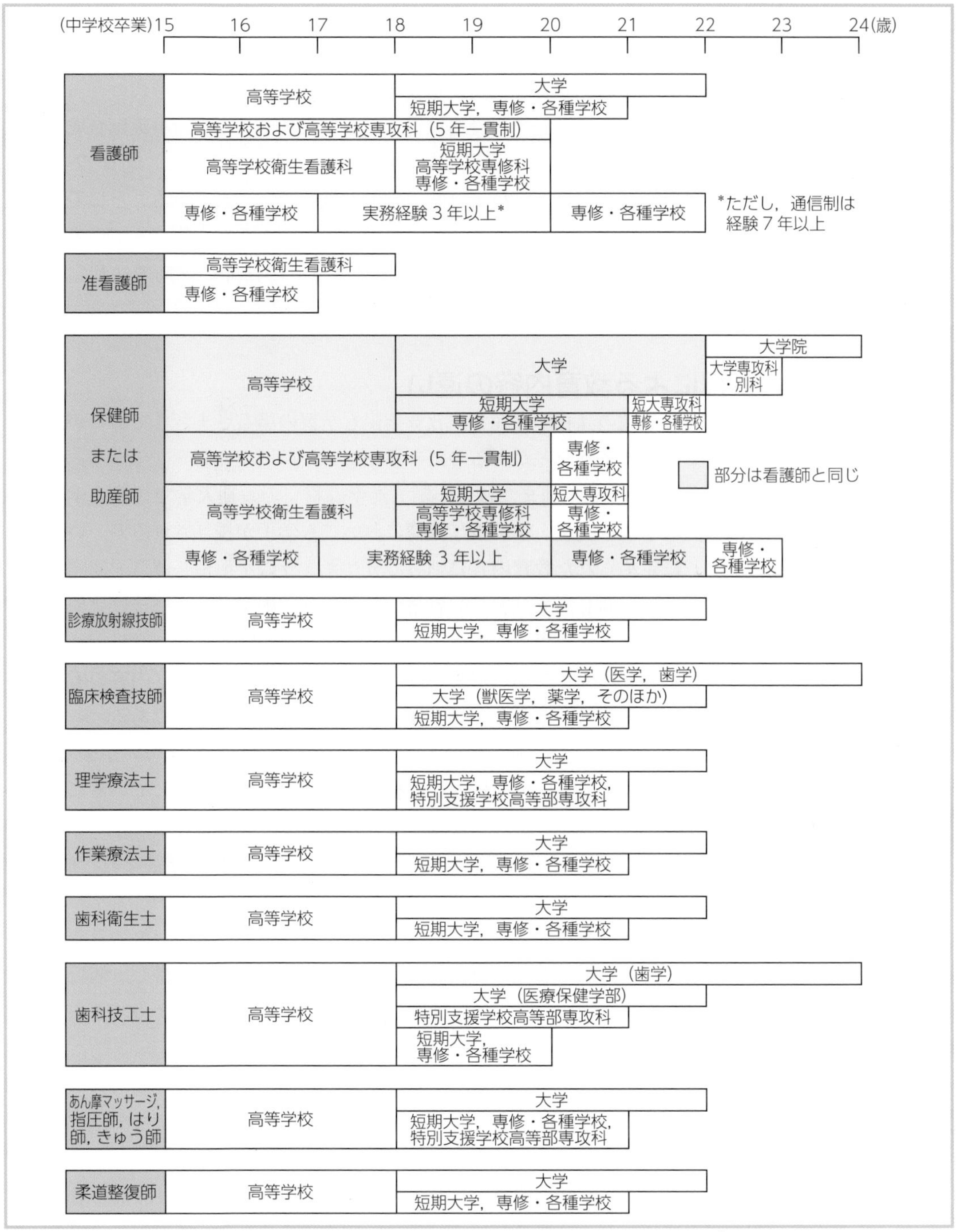

（中学校卒業）15　　16　　17　　18　　19　　20　　21　　22　　23　　24（歳）

看護師
- 高等学校／大学
- 短期大学，専修・各種学校
- 高等学校および高等学校専攻科（5年一貫制）
- 高等学校衛生看護科／短期大学，高等学校専修科，専修・各種学校
- 専修・各種学校／実務経験3年以上*／専修・各種学校

*ただし，通信制は経験7年以上

准看護師
- 高等学校衛生看護科
- 専修・各種学校

保健師または助産師
- 高等学校／大学／大学院
- 大学専攻科・別科
- 短期大学／短大専攻科
- 専修・各種学校／専修・各種学校
- 高等学校および高等学校専攻科（5年一貫制）／専修・各種学校
- 高等学校衛生看護科／短期大学，高等学校専修科，専修・各種学校／短大専攻科，専修・各種学校
- 専修・各種学校／実務経験3年以上／専修・各種学校／専修・各種学校

□ 部分は看護師と同じ

診療放射線技師
- 高等学校／大学
- 短期大学，専修・各種学校

臨床検査技師
- 高等学校／大学（医学，歯学）
- 大学（獣医学，薬学，そのほか）
- 短期大学，専修・各種学校

理学療法士
- 高等学校／大学
- 短期大学，専修・各種学校，特別支援学校高等部専攻科

作業療法士
- 高等学校／大学
- 短期大学，専修・各種学校

歯科衛生士
- 高等学校／大学
- 短期大学，専修・各種学校

歯科技工士
- 高等学校／大学（歯学）
- 大学（医療保健学部）
- 特別支援学校高等部専攻科
- 短期大学，専修・各種学校

あん摩マッサージ，指圧師，はり師，きゅう師
- 高等学校／大学
- 短期大学，専修・各種学校，特別支援学校高等部専攻科

柔道整復師
- 高等学校／大学
- 短期大学，専修・各種学校

図Ⅲ-2-2　医療関係技術者養成制度の中の看護職者養成制度

〔文部科学省：看護師等医療技術者・福祉系人材の養成；医療関係技術者養成制度の主な概要（令和4年5月1日現在），〔https://www.mext.go.jp/content/20230418-mxt_igaku-000006024_1.pdf〕（最終確認：2023年3月17日）を参考に作成〕

　中学校卒業が基礎となった准看護師養成は歴史的産物であるといわれている．看護職は患者や利用者などの命を預かり自律した判断力が求められる職業であること，また，4年間の看護基礎教育が叫ばれ，教育の実質から変えていこうという大きな時代のうねりの中で，大学の専攻科や専門職大学院での資格取得，および大学院での専門看護師育成も順次増加する傾向にある．さらには博士課程も定着してきた現状を考えると，**図Ⅲ-2-2**にみる教育制度的な格差，医療関係他職種より基礎学歴が低く設定されていることは看過できない．この現状は政治の力も背景にあり，いまだ看護界の力の弱さを物語っているといえるのではないだろうか．この複雑な看護職者養成制度は，1948年の保助看法制定以来の日本の看護が歩んできた歴史が深くかかわっている．

2● 教育課程による教育内容の違い

　看護基礎教育には複数の課程が存在し，教育年限も学習の場もさまざまであるが，その教育内容についてはどのような差があるのだろうか．

　4年制の大学で学士が，3年制または2年制（進学課程）の短期大学で短期大学士，そして独立行政法人大学改革支援・学位授与機構においても学士が授与されるが，いずれも指定規則の別表三に定められた教育内容に則ってカリキュラムを準備し認可・認定されれば，どの課程においても同じ国家試験受験資格が与えられ，国家試験合格後には同じ専門職者として働くことになる．教育年限の違いがあっても，看護基礎教育の内容においては，指定規則に縛られており，大きな違いがあるとは言い難い．つまり，同じ内容の看護基礎教育を受け，同じ看護職資格でありながら，修業年限が違うということである．

　このような観点でみると，養成所，短期大学はより技術職養成の意味合いが強くなり，大学は看護基礎教育に加えて幅広い領域の教養科目を教授する時間を有していることがわかる．これは前述のベヴィスの分析に当てはまるものである．学校教育法に基づく大学の目的は「学術を中心として，広く知識を授けるとともに，深く専門の学芸を教授研究し，知的，道徳的および応用的能力を展開させることを目的とする」とあるが，大学の看護基礎教育では「あらゆる人々を対象とする職業であるため，人間的成熟のための教養は欠かせず，さらに高度化する医療や看護の専門的な基礎知識・基礎技術を修得し，演習・実習を通して判断力や責任感を培い，探求的・研究的に自らを高揚させることのできる人材を養成する」ことが求められている．

　より良い専門職業人を育成したい思いは，看護基礎教育にかかわるものであれば誰も同じではないだろうか．同じ専門職でありながら，教育課程・教育機関によって，教養教育の内容に違いがあることは望ましいとはいえない．**表Ⅲ-2-3**にみるように，大学における看護基礎教育の場が増え，学問的視野に立った高等教育機関における4年間の看護基礎教育の位置づけが着実に芽生えてきている．そういいながらも，3年課程の養成校の内訳をみると，その数は圧倒的に専修学校・各種学校などの看護師養成所が多い[*2]．将来的には4年間の教育が普通となることを期待している．

[*2] 学校数では専修学校・各種学校等が圧倒的に多いが，「看護師等学校養成所入学状況及び卒業生就業状況調査」[4]によると，入学者数でみると，2022年度には大学が2万6,517名となり，初めて専門学校等の入学者数（2万6,475名）を上回った．

3●看護基礎教育は「看護学」教育となりうるか

　看護基礎教育は看護職者を養成する教育であるのか，あるいは看護学を教授する教育であるべきかの論議は古くからなされているものの，今なお混同して認識されているといっても過言ではないだろう．本書では，看護基礎教育課程で教育される看護はすべからく学問としての看護学であるべきであると考えている．つまり，大学・短期大学のみならず，看護師養成所においても看護学が教授されるべきだと考えている．

　しかし，日本の看護師養成・准看護師養成の多くを占める養成所は，**学校教育法第1条**に定められた学校の中に位置づけられていない．よって，看護界では通用するとしても，学校教育制度論からみると，看護師養成所で看護を学んでいることが，制度的には学問としての看護学を学んでいないといわれる．また，ほかの一般的な学校教育制度からみると，看護基礎教育は職業訓練的な要素が強いとみなされ，**学校教育制度**から分離しがちになり，看護の教育的資質の向上を妨げる要因となると共に，社会的区別を，時には差別を生じさせているのではないだろうか．筆者自身，大学が増加しつつある頃に「看護は学問になりうるのか」や「看護師になぜ学問がいるのか」と問い詰められた経験を持つ．

　現状は，新人看護師の看護技術の修得状況に対して，臨床現場から期待との乖離（かいり）が大きいという見解が多く聞かれ，改めて技術教育の重要性が問われている．看護基礎教育を行う側に身を置く立場からも，看護基礎教育における看護技術修得のための教育の重点の置き方に悩みを抱えながら，看護職者として学生の知識や技術，および態度をどのように育んでいくのか，日夜努力しているのが現状である．

　ここで改めて学校教育法に基づく学校の定義を確認しておきたい．1947年，教育基本法に基づき，学校制度の基本を定めた法律として，学校教育法が成立した．学校教育法は，第二次世界大戦後の日本の教育について教育の基本を確立させたものである．その中の第1条で「学校とは，幼稚園，小学校，中学校，義務教育学校，高等学校，中等教育学校，

コラム　大学と養成所の設置基準

　指定規則は文部科学・厚生労働の二省による合同省令であると述べたが，そのため学校教育法の示す教育に関する制度に準ずるようになっている．その意味では看護基礎教育の内容項目に大差はないと思われるが，大学設置基準からみると施設（校舎面積：（収容定員−200）×992÷200＋3,966平方メートル）や教員（収容定員200〜400に対して専任教員12人や資格）の状況などの制度的な差は否めない．看護基礎教育の場合は臨地実習を含む展開になるので，実際はどの大学においても，それ以上の条件を満たしながら設置に臨んでいる．

　他方，看護師等養成所の運営に関する指導ガイドラインにみる施設設備では，教室など（図書室・実習室含む）条件が概略的に述べられ，機械器具など（標本・模型・図書含む）の具体品目と数量が詳細に別表で示されている．併せて実習施設などに関する事項では，場の確保・機能的な施設条件などが詳しく規定されている．教員数は，3年課程にあっては総定員120人までは，8人以上となっている（120人を超える場合は，教員9人以上で，30人をめどに1人増員）．看護師養成における教員数基準に関しては，充足が難しい状況で，指定規則違反が毎年出ている．

　このような背景からも，古くより学校教育法第1条校による看護基礎教育のニーズは高く，その芽生えは，目立たないが，第二次世界大戦後まもなくから開始されている．

特別支援学校，大学及び高等専門学校とする」と定められている．言い換えると，第1条の学校でない養成所はカリキュラムや設置基準の設定に，原則として国が強く関与しないといえる．日本の看護師養成・准看護師養成の多くを占める養成所は，第1条でいう学校に位置づけられていないのである．

　第1条校以外は「各種学校」として一括されていたが，社会のニーズに応じて1975年の改正により第124条が制定され，「専修学校」として位置づけられた．

> 学校教育法 第124条
> 第1条に掲げるもの以外の教育施設で，職業若しくは実際生活に必要な能力を育成し，又は教養の向上を図ることを目的として次の各号に該当する組織的な教育を行うもの（当該教育を行うにつき他の法律に特別の規定があるもの及び日本に居住する外国人を専ら対象とするものを除く）は，専修学校とする．
> 　一　修業年限が一年以上であること．
> 　二　授業時数が文部科学大臣の定める授業時数以上であること．
> 　三　教育を受ける者が常時四十人以上であること．

　さらに，第125条では，「専修学校には，高等課程，専門課程又は一般課程を置く」としている．看護師養成所でいうと，高等課程に当たるのは准看護師養成学校であり，入学資格は中学校卒業以上である．専門課程に当たるのは看護専門学校であり，入学資格は高等学校卒業，3年制の高等専修学校卒業以上となる．

　何が看護職者を養成する教育であり，どこが看護学の教育となりうるかは，日常の教育的営みの中では判別が難しいが，近年，看護基礎教育領域において演繹的ニーズのような看護および教育に関連した理論を活用して，看護基礎教育を推進するか否かの論議が活発になっている．反対に，帰納的にさまざまな看護における教育現象からどのような論理が潜んでいるかを見きわめる取り組みも盛んである．この傾向から，看護基礎教育が看護学教育に接近していることも確かであろう．

C. 日本の看護卒後教育と看護継続教育

　看護教育制度はいつの時代においても社会的な要請に基づいて変化する．日進月歩で変化する現代においては，1人ひとりの看護職者が自らを成長させていくことが求められ，その場が看護継続教育の場であり，それを支える看護継続教育制度の充実が不可欠である．しかし，“ローマは一日にして成らず”といわれるように，制度化への歩みは簡単なことではない．看護基礎教育の充実および大学院などの看護卒後教育の充実はもちろんであるが，約168万人（2019年）の看護職者全員を対象とする看護継続教育制度の確立となると，困難をきわめている現状である．だが，ただ手をこまねいているわけではなく，現状を改善すべく，さまざまな努力・試みがなされている．

1 ● 看護師等の人材確保の促進に関する法律

　近年，急速な高齢化の進展や保健医療を取り巻く環境の変化に伴って，看護師などの確保が重要になっていたが，慢性的に看護師不足が叫ばれてきた．そこに，看護職の資質を高めまた看護職の働く環境を改善したいという看護界の情熱も加わって，1992年の「**看護師等の人材確保の促進に関する法律**」（人確法）の制定に至った．この法律には，「看護師等の養成」「処遇の改善」「資質の向上」「就業の促進」「ナースセンターの指定」などの基本方針が定められている．この法律の特徴として，看護に対する国民の関心と理解を深めることに配慮しつつ，病院などや在宅での看護者の確保を意図している．そして，「国及び地方公共団体の責務」「病院等の開設者等の責務」「看護師などの責務」「国民の責務」などが明示されている．

　人確法の下に，1995年頃から急速に4年制の大学教育への移行が始まった．高度化・専門化する医療情勢とあいまって，疾病構造の変化や高齢化などが看護への期待を複雑多岐にさせており，看護職者は知識や技術の修得のみならず，質の高い実践力が求められた．それらに応えるためには，3年間の看護基礎教育では不十分であるという見解が生まれ，4年間の教育への指向が定着していったのである．

　また，人確法が制定されたことにより，人材不足を招く一因とされていた3K（きつい，きたない，きけん）ともいわれていた看護業務の処遇も，政治の力を借りながら徐々に改善され，現在は資質の向上に焦点化されている．看護基礎教育ならびに看護卒後教育，看護継続教育の充実は，何よりも法に基づく事業の推進により前進するということが実感できる．

2 ● 卒後教育制度

a. 大学への編入学

　大学への編入学は長い間，短期大学卒業者だけを対象とする時代が続いた．文部科学省の指導もあり，多くの大学が編入学制度によるプログラムを用意したが，それでもその頃は看護系の大学が少なく，難関の狭き門であった．

　1977年の国際看護師協会による看護継続教育と看護卒後教育の区別の提唱などを機に，看護基礎教育修了後の高等教育（大学院など）での学位取得を伴う教育が看護卒後教育として位置づけられることとなった．

　1999年からは，学校教育法の一部改正に伴い，看護専修学校履修単位が認められ，看護師養成所の卒業者にも大学への編入学の道が開かれた．最新の看護学を学びたい思いとともに，学位取得へのニーズは多かったとはいえ，遠ざかっている英語などの受験科目や競争倍率などのハードルが高く，やむをえず，ほかの学問分野で学位を取得する者や，放送・通信・定時制（夜間制）教育による学位取得に挑戦する者も多かった．

b. 学位授与機構

　他方，1991年には学校教育法に基づく学位授与機構（現在の**大学改革支援・学位授与機構**）が設置されていた．基礎資格校での学修後，大学の科目等履修生などで単位を取得し，学修成果をまとめ上げ，申請して試験を受けて，専攻分野における学士水準に達していると認められれば学位を取得することができる．さらに，高等学校専攻科修了者の編入

学が可能となった.

当初，学位授与機構の利用者は，向学心が高く大学院へ進むために学位取得を希望する者がかなりの数を占めていたと聞く．その後，看護の短期大学ならびに看護専修学校の修了生は，各大学院において個別の入学資格審査を受けて，大学を卒業した者と同等以上の学力があると認められれば，大学院を受験できるようになった．なお，省庁の大学校認定課程修了者に対する学位授与は，この機構の仕組みによるものである．

c. 大学院教育

看護基礎教育が大学化されることによって，編入学生の受け入れや大学卒業後に大学院を目指す看護職者が出て，**修士課程**および**博士課程**が多く誕生した．そこから，混沌とした看護界に多くの指導者を輩出した．修了生が各地で経験を積み，各立場でエンパワメントを発揮させて活躍できるようになり，パイオニアとして社会の変革に貢献している．学問的・技術的に挑戦していくと同時に，激変する社会状況にあっては，看護制度や看護教育制度の改革に従事する人材も貴重な存在であるといえる．現在の大学化の潮流は，学士（看護学）取得が普通のこととなるだけでなく，大学院教育を促進し，看護に関する教育を発展させる人材の輩出という意味でも看護の資質向上に寄与すると思われる．

年度途中の10月設置の大学院もあり，出典資料の違いにより多少の誤差はあるが，看護系大学院の数を挙げてみる．1999年の看護白書によると，修士課程31，博士課程9とある．2004年では，修士課程74，博士課程25と飛躍的に伸び，2021年5月現在，修士課程204，博士課程107（共同教育課程は合わせて1課程として算出）となっている[5]（**図Ⅲ-2-3**）．**表Ⅲ-2-3**でみた最近の大学数の増加と共に，今後もしばらく大学院数は増える傾向にあるといえる．

d. 専門看護師

看護系大学院の修士課程で行われる教育に，専門看護師の教育がある．**専門看護師**（Certified Nurse Specialist：CNS）とは，ある特定の専門看護分野において卓越した看護

コラム
看護系の大学が増えているのはなぜ？

2000年頃から看護系の大学が急増しており，2021年4月時点で296の看護系大学が設置されている．大学化の推進は看護界が望んできたことであり喜ばしいとする見解と，歓迎できないとする見解の2通りがあるようだ．

歓迎できないとするのは，ごく最近の大学化は，近年の保健医療福祉事情をふまえてはいるものの，指定規則の改正や各種検討会の報告の趣旨に則ってというよりも，第一義的に少子化による学生減少対策であり，いまだ少ない看護職資格と学位取得を重ねた魅力から設立されている大学が多いからである．

また，現職にある看護職者の学位取得ニーズが直接的に叶うわけではないものの，その学位取得の念願が看護基礎教育の大学化を後押ししていると考えられる．

かつての看護教育制度改革が看護制度改革と直結していた時代から，指定規則に縛られているとはいえ，さまざまな社会的背景により教育制度が単体で変化する時代に入ったようである．この急激な大学化の波が，多岐にわたる複雑な現象を生み出し，大学間格差を大きくするなど，これから起こりうる問題にも対処していかなければならない．看護基礎教育の大学化が今後どのように看護教育制度に貢献していくか注目したい．

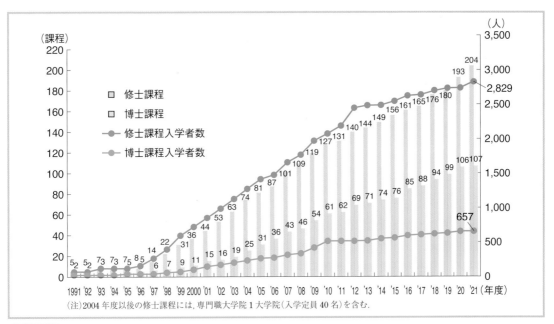

実践能力を有することが認められた者である．1995年に制度が作られ，2022年12月時点
でがん看護，精神看護，地域看護，老人看護，小児看護，母性看護，慢性疾患看護，急性・
重症患者看護，感染症看護，家族支援，在宅看護，遺伝看護，災害看護，放射線看護の
14分野がある[6]．日本看護系大学協議会が専門看護師教育課程の特定と認定を行う．2022
年4月時点で専門看護師教育課程（2015年2月16日より「高度実践看護師教育課程」に
名称変更）を持っているのは108大学院で，319課程を設置している[6]．日本での専門看
護師は，看護系大学院の急増に合わせて順調に増えている（2012年12月末時点1,048人
→2022年12月末時点3,155人）[6]．

　専門看護師は，現場において実践，教育，相談，調整，倫理調整，研究の機能を果たし
ている．それに留まらず，組織の開発や教育のあり様，さらに政策へも視野を向ける重要
な人材として活躍しており，評価を得ている．

e. 高度実践看護師

　2009年，日本看護系大学協議会は，専門看護師の集団のパワーを拡大させつつ，さら
に高度な実践内容に踏み込んだ役割を担う「（米国の）**クリニカルナーススペシャリス
ト**[*3]**とナースプラクティショナー**[*4]の基本的な機能を内包する高度実践看護師」の育成
と教育課程の必要性を提言した[7]．

[*3] 米国の高度実践看護師資格の1つ．専門看護師とも訳される．日本における専門看護師に近い．患者教育と共に，
自分が働いている場の内外で看護師に臨床教育を行うことが多い．
[*4] 米国の高度実践看護師資格の1つ．病歴の聴取，身体診察，比較的軽い急性疾患の診断，一定の治療などを行う．
ナースプラクティショナーが行う仕事の多くは，従来医師が行ってきた仕事と似ている．

表Ⅲ-2-4　新人看護師に多くみられる問題点

①新人看護師の看護実践能力の現状と現場のニーズとの乖離，そのことによる新人看護師のリアリティ
　ショック
②新人看護師における医療事故への危惧
③新人看護師に高い離職率
④看護基礎教育時における看護技術の習得の困難な状況あるいは限界
⑤施設ごとに委ねられた新人看護師研修の格差
⑥新人看護師の指導体制の不備と指導者のバーンアウト

　日本で専門看護師の課程を創設する際，その頃の米国ではすでにナースプラクティショナーが主流になっていた．日本では難しい課題を抱えていた経緯もあり，そのことを意識しながら専門看護師の課程を立ち上げたのではないだろうか．そして，日本により適した制度を考え，「高度実践看護師」の提案に至ったのだろう．

　現在，日本の高度実践看護師には，前述の専門看護師（CNS）とナースプラクティショナー（Nurse Practitioner：NP）の2種類がある．高度実践看護師になるためには，高度実践看護師教育課程を持つ大学院修士課程で必要な単位を修得し修了していること，看護実務経験が5年以上あり，そのうち3年以上は専門とする特定分野の経験であること，専門看護師は日本看護協会が行う認定試験に合格することが必要である．ナースプラクティショナーは，2019年より開始した日本看護系大学協議会によるナースプラクティショナー（JANPU-NP）の資格認定審査に合格することが求められる．このように高度実践看護師については多様な方法での取り組みが進められており，まだまだ今後の行方が検討されている．

　とはいえ，高度実践看護師教育課程を置く大学院が増加傾向にあることは事実である．実践を指向する大学院が充実してくると，看護の資質は着実に高まる．そうすると，一定の経験を経て大学院へ進む学生が必然的に増えなければならない．看護の場合，看護基礎教育と看護卒後教育としての大学院の間に，もう1つの強力な**看護の継続した教育課程**が必要になるはずである．しかし，いわゆるジェネラリストの教育の体系化は困難をきわめているといえるだろう．公的な強制力を持つ看護継続教育を支える制度は乏しく，教育に焦点を合わせると，保助看法にからむ実習指導者講習会や教員養成講習会がここに位置づけられる．1992年に人確法が制定されて強力な教育機会が提供されるようになったことはいうまでもない．

3 ● 看護継続教育

　看護基礎教育の上に積み上げられる教育として，看護継続教育がある．病院などの各施設内での教育（**院内教育**），看護継続教育機関[8]として国立保健医療科学院，身近では日本看護協会や都道府県看護協会などがある（**院外教育**）．最近では認定看護師などの教育課程を担う大学が増えてきており，さまざまな看護継続教育の場がある．

a. 新人看護師の卒後臨床研修

　制度的な課題は山積しているが，緊急性のあることとして，特に卒業直後の新人看護師の看護実践能力の乏しさが問題視されている．看護継続教育は，看護基礎教育と表裏一体

であるはずである．新人看護師の能力不足の課題は，看護基礎教育における達成目標とその到達とのギャップによるものであるが，そのギャップを埋めるための看護基礎教育と看護継続教育の連携が図れないまま今日に至っているといっても過言ではない．

　また，**表Ⅲ-2-4** に挙げたように，新人看護師については多くの問題が生じており，そのため基礎教育への要望と種々の看護継続教育（研修）制度の必要性が叫ばれているのである．特に，新人看護職者の**臨床研修制度**の必須化は，看護界を挙げて実現に向けて活動をしてきた．その結果，ようやく 2010 年 4 月施行の人確法の一部改正により，「病院等の開設者等の責務」として「新たに業務に従事する看護師等に対する臨床研修その他の研修の実施及び看護師等が自ら研修を受ける機会を確保できるようにするために必要な配慮」が加えられ，各施設における新人看護師臨床研修実施が努力義務化された．また，看護職者が自ら研修を受けるよう努めることが規定された．

　新人看護職員研修が努力義務化されたことで，新人看護職員を迎える全施設で，研修が実施できる体制を整えるため，2011 年「**新人看護職員研修ガイドライン**」が策定された[9]．ガイドラインの策定により，看護の質の確保，新人看護職員の実践能力の育成や早期離職防止に効果が期待されている．また，病床規模が小さい医療機関など，これまで研修を実施することができていなかった医療機関において研修が推進されるよう，ガイドライン本文や到達目標をよりわかりやすい表現に修正し，ガイドラインの活用促進に資する具体的な活用例を追加するなど内容の充実も図られており，厚生労働省には，ガイドラインが活用されるよう広く周知することが求められている．これらの内容は，卒後臨床研修，看護継続教育（研修）の制度化に向けて大きく前進したものと評価できる．その後，同ガイドラインは 2014 年に改訂され[9]，新人看護職員の到達目標の項目の表現や到達の目安の一部修正，到達目標設定にかかわる例示の追加等がなされた．

b. 認定看護師

　認定看護師とは，ある特定の看護分野において学習と実習を含む研修（6 ヵ月以上 1 年以内 600 時間以上）を日本看護協会が認める教育機関で受け，認定看護師認定審査に合格し，熟練した看護技術と知識を有することを認められた者である[10]．認定看護分野ごとの専門性を発揮しながら，認定看護師の 3 つの役割である「実践」「指導」「相談」を果たしている．

　それらの対象人数は限られており，一握りの看護師のみが恩恵を受けているとはいえ，スペシャリスト養成の教育課程は整いつつあると思われる．医療提供体制の変化や看護の場の広がりなど将来のニーズに対応すべく，認定看護師制度の再構築が検討され，2020年度から，特定行為研修を組み込んだ新たな認定看護師教育の開始と認定看護分野の再編（21 分野から 19 分野へ）がなされた．

c. 特定行為に係る看護師の研修制度

　厚生労働省は，超高齢社会に向け，在宅医療などの推進を図るため，特定行為にかかわる看護師を養成し確保すべく，2015 年 3 月「保健師助産師看護師法第三十七条の二第二項第一号に規定する特定行為及び同項第四号に規定する特定行為研修に関する省令」を公布した．これを受け，日本看護協会では看護師が専門性を発揮するための「特定行為に係る看護師の研修制度」を 2015 年 10 月から開始させた．この研修を修了した看護師は，看

護実践の中で特定行為を実施することにより，安全で質の高い医療を提供することに大いに貢献できることが期待される.

　特定行為とは，高度な知識と技能が特に必要とされる 21 区分 38 行為からなる. 2021年 3 月現在，特定行為研修を行う指定研修機関は，大学院 14，大学 26，大学病院 46，病院 168，団体 17，専門学校 1 の合計 272 施設となり[11]，2018 年 8 月時点の 87 施設からみて着実に実施施設が増えている. 2022 年 3 月現在，4,832 名が研修を修了している[12]. さらに，前述のとおり 2020 年度より新たに特定行為研修を組み込んだ認定看護師教育が開始されており，今後も研修者数は伸びていくものと思われるが，制度発足当初の 2025 年までに 10 万人という目標達成は難しいのが実情である. 課題はあるものの，本研修制度を通して，高度な看護実践を行える看護師育成の推進と共に大学院教育などの充実が期待されている.

D. 看護教育制度における今後の課題と展望

a. 看護基礎教育の 4 年制化

　看護基礎教育の教育期間 4 年制化と教育の質の向上が要望されて久しい. 2010 年から施行された保助看法の一部改正で，看護師国家試験の受験資格において，医師や薬剤師と同じように，第 1 項に「文部科学大臣の指定した大学において看護師になるのに必要な学科を修めて卒業した者」と位置づけられた. 長い念願が実ったこの事実は，今後に大きな意味をもたらすと思われる. この改正を受けて，看護の職能団体は，「看護の基礎教育は『大学』が主流へ」というニュースを流した. これに対して，早々にほかの職能団体から「看護基礎教育があたかも大学教育になるかのような『作為的表現』を容認できない」という意見も流れた. 確かにそうではあるものの，危機感を募らせたこの一幕に，看護制度を取り巻く複雑な関係が垣間みえた. このような事情のある中での制度の改革は一筋縄ではいかないであろうが，これまで同様，改革に向けた継続した活動と看護職者の力の発揮が求められているということであろう.

b. 高度実践看護師の育成

　また，大学院などの看護卒後教育を充実させるために，そして，日本における看護の質を向上させるために，日本看護系大学協議会はクリニカルナーススペシャリストとナースプラクティショナーの機能を合体させた高度実践看護師の育成を提案していると先に述べたが，このナースプラクティショナーの導入に際しても，ある職能団体は反対声明を出している. 記者会見の内容をみると，ナースプラクティショナーの導入には反対しているが，診療補助業務は今後の医療の普遍化・高度化に応じて変化するため，業務分担の拡大は可能とし，業務分担のあり方を検討したいと結んでいた. このような見解からどのような接点が見出せるか，今後に期待したい.

c. 看護継続教育の制度化

　最も遅れている領域として，看護継続教育の制度化がある. 前述のように，2010 年 4月施行の人確法の一部改正により，新人看護師臨床研修実施の努力義務と，看護職者の研修参加促進が規定されたとはいえ，制度となると，約 168 万人（2019 年）の看護職者の

全員が対象となる[13]. 新人研修と限定しても，看護師だけで毎年約6万人が病院などに送り出されていることを考えると，制度化にはまだまだ困難が予想される．新人看護職者の臨床研修制度を実効あるものとしていくために，具体的な予算化に向けてこれから凌ぎを削らなければならない．看護職能団体から，専従の研修担当者の配置などの体制の整備，新人の研修時間の保障などの研修環境の整備，そして研修の質向上のための支援方策の推進などの要望が出されている．ほかにも充実させたい制度が山積しているが，これら改善・改革に向けて実行に移す力を持つ看護職者養成もまた，今後の看護教育制度の課題である．

学習課題

1. 日本の現在の看護基礎教育の制度図を書いてみよう
2. 現在の看護教育制度が抱える特徴と課題を挙げてみよう
3. 近未来における看護教育制度に関する課題を考えてみよう

▌引用文献▌

1) ベヴィス EO，ワトソン J：ケアリングカリキュラム 看護教育の新しいパラダイム（安酸史子監訳），p.97，医学書院，1999
2) 日本看護協会出版会（編）：令和3年看護関係統計資料集，p.54，日本看護協会出版会，2022
3) 日本看護系大学協議会：2022年度 JANPU 会員校数と設置主体別内訳（2022年12月時点），〔https://www.janpu.or.jp/file/member_soukatsu.pdf〕（最終確認：2023年3月10日）
4) 厚生労働省：看護師等学校養成所入学状況及び卒業生就業状況調査（令和4年度）入学，〔https://www.e-stat.go.jp/stat-search/files?page=1&layout=datalist&toukei=00450141&tstat=000001022606&cycle=8&tclass1=000001168648&tclass2=000001168650&tclass3val=0〕（最終確認：2023年5月2日）
5) 前掲2），p.197-201
6) 日本看護協会：専門看護師，〔https://nurse.or.jp/nursing/qualification/vision/cns〕（最終確認：2023年10月31日）
7) 日本看護系大学協議会高度実践看護師制度推進委員会：高度実践看護師養成の教育課程に関する提案，2009年，〔https://www.janpu.or.jp/wp/wp-content/uploads/2011/05/koudojissen7.pdf〕（最終確認：2023年3月10日）
8) 杉森みど里，舟島なをみ：看護教育学（第6版），p.360，医学書院，2016
9) 厚生労働省：新人看護職員研修ガイドライン（平成26年2月改訂版），〔https://www.mhlw.go.jp/file/06-Seisakujouhou-10800000-Iseikyoku/0000049466_1.pdf〕（最終確認：2023年3月10日）
10) 日本看護協会：認定看護師，〔https://nurse.or.jp/nursing/qualification/vision/cn〕（最終確認：2023年10月31日）
11) 厚生労働省：【特定行為に係る看護師の研修制度】指定研修機関について，〔https://www.mhlw.go.jp/stf/seisakunitsuite/bunya/0000087753.html〕（最終確認：2022年11月22日）
12) 厚生労働省：【特定行為に係る看護師の研修制度】研修を修了した看護師について，〔https://www.mhlw.go.jp/stf/seisakunitsuite/bunya/0000194945.html〕（最終確認：2022年11月22日）
13) 前掲2），p.2

▌参考文献▌

1) 日本看護協会編：看護白書（平成11-27年），日本看護協会出版会，1999-2015
2) 日本看護系大学協議会広報・出版委員会（編）：看護教育学Ⅲ看護実践能力の育成，2008
3) 日本看護協会出版会（編）：「新人看護職員の臨床実践能力の向上に関する検討会」報告書，2004年，〔https://www.mhlw.go.jp/shingi/2004/03/s0310-6.html〕（最終確認：2023年3月10日）

3　准看護師制度問題

この節で学ぶこと

1. 准看護師制度の成立経緯と今日までの流れを理解する
2. 看護教育制度における准看護師制度の問題点を理解する
3. 准看護師を取り巻く社会・制度の変化とこれからのあり方について考える

　第1節，第2節で触れたように，日本には看護師と准看護師という2つの看護師資格が存在している．准看護師制度，あるいは准看護師養成を含む看護教育制度については，さまざまな問題が指摘されつつも，解決をみないまま70年以上が経過している．本節ではまず，准看護師制度がなぜ作られ，どのような問題があり，それが時代と共にどう変化してきているのかについて述べる．これらを理解した上で，今後，准看護師制度を含む看護教育制度をどうしていくべきかを，各人に考えてもらうことが本節の最終目標である．なお，本節では，看護婦，准看護婦はとくに誤解が生じない範囲で看護師，准看護師と記述する．

A. 准看護師制度の概要

1 ● 准看護師の就業者数と就業場所

　准看護師制度は，1951年の保健婦助産婦看護婦法（以下，保助看法）改正によって誕生した．その後，准看護師の養成数・就業者数は急増し，制度発足16年後の1967年には，就業准看護師数が看護師数を追い抜いた．1967～1978年の12年間は，日本の就業看護職数において准看護師が最も多かったのである．

　しかしそれ以降，徐々に准看護師数の増加は緩やかとなり，1998年頃からはほぼ横ばい状態に，2006年からは減少に転じた．その理由としては，1994年の診療報酬改定以降，准看護師の配置が報酬上評価されなくなり，病院での准看護師の採用が減ったことが挙げられる．加えて，看護職を志願する若い人たちの高学歴志向が進んだことや，後述する「お礼奉公問題」が社会的関心を呼んだこと，准看護師自身を中心とする制度廃止運動が粘り強く続けられたことなども，准看護師の減少につながった．

　2020年末時点，就業准看護師数は28万4589人，就業看護師数は128万911人で[1]，看護師数に占める准看護師の割合は約22％と2割ほどである．准看護師の就業場所は，病院が35.7％，診療所が32.5％，介護保険施設等と社会福祉施設を合わせて28.5％（就業看護師はそれぞれ69.0％，13.2％，9.6％）と[1]，診療所と介護保険施設等に集中している．

2 ● 准看護師の養成と卒後の看護師資格の取得

　准看護師の養成は，専修学校，各種学校，高等学校衛生看護科などで行われている．准看護師学校養成所の修業年限は 2 年である．近年，准看護師学校養成所も減少してきているが，高等学校衛生看護科も含めると 2021 年 4 月現在 208 校，約 8 千 700 人が入学している[2]．准看護師学校養成所への入学者は，年齢が 30 歳代，40 歳代の者も少なくなく，男性の割合も看護師学校養成所より高いなど，近年多様さを増している．

　看護師の免許を取得しようとする准看護師に対しては，**看護師 2 年課程**（通称「進学コース」「進学課程」）という教育が行われている．この教育を受けるには，准看護師学校養成所卒業が条件とされるが，基礎学歴が中学卒業の場合は，准看護師として病院などにおける 3 年以上の就業経験があることが条件とされている．

　また，2004 年度からは，経験のある准看護師の看護師資格取得を促進することを目的に，看護師 2 年課程に通信制が加わった．初年度は全国で 3 校のみでスタートしたが，ピーク時には 20 校を上回った．2021 年には 17 校，1 年次定員 3,330 人と減少してきている[2]．**看護師 2 年課程通信制**への入学要件は准看護師として 10 年以上の業務経験を持つ者とされてきたが，准看護師のままで 10 年働かなければならないのは長すぎるとして，2018 年度からは業務経験 7 年以上に短縮された．

B.　准看護師制度の成立過程

1 ● 2 種類の看護職資格 ─「甲・乙」から「看・准」へ

　准看護師制度が開始した 1951 年は，保助看法が制定されてわずか 3 年後のことであった．1948 年に制定された保助看法の特徴は，それまでばらばらに規定されていた保健婦，助産婦，看護婦という 3 つの資格免許を制度上統合し，その基礎となる看護婦養成の要件を「高校卒業・修業年限 3 年」と定めたことにあった．当時の女子の高校進学率は 30％台と，現在の女子の大学・短大進学率よりもはるかに低かった．つまり，「高卒・3 年」は当時としては大幅な学歴要件の引き上げであり，看護基礎教育のレベルアップであったといえる．しかし他方で，戦後の復興と共に看護職需要が急増していた当時，これを数少ない高卒者だけでまかなうことには無理があった．

　保助看法は最初，看護職資格を国家資格の「甲種」と都道府県資格の「乙種」の 2 種類に区分していた．**甲種看護婦**を新制度下での教育を受けた国家資格の看護婦とし，**乙種看護婦資格**については「中学卒業・修業年限 2 年」の都道府県資格，かつ「急性かつ重症の傷病者又は褥婦の療養上の世話の禁止」など業務制限のある資格としたのである．ここで問題となったのは，旧制度下で免許を取得し就業中の看護婦の扱いである．法制度上は旧制度下での看護婦には従来通りの業務が行えること，新制度での国家試験受験資格を与えることなどの特例が付されたが，事実上は新制度の甲種看護師よりも格下の扱いとなった．

　当時の看護婦のほとんどは戦前に免許を得た者であるため，この新制度には当然強い反発が起こった．日本産婆看護婦保健婦協会（現在の日本看護協会）を始めとする各種団体が反対運動を繰り広げた結果，1951 年に同法が改正され，甲種と乙種の区別は廃止され看護師は 1 つの免許資格となった．しかし，それと引き換えに新たに作られたのが准看護

師制度だったのである.

　なお，この准看護師養成が開始された前年の 1950 年には，国内初の短期大学における看護基礎教育が天使厚生短期大学（後に天使女子短期大学に名称変更，現 天使大学）と聖母女子短期大学（後に 4 年制大学となり聖母大学に，その後さらに上智大学に統廃合）で，また 1952 年には，初の 4 年制大学教育が高知女子大学家政学部（現 高知県立大学）で開始され，さらに翌年には東京大学医学部に衛生看護科が新設された．このように，一方では准看護師養成，他方では短大・大学教育での看護師養成という，**看護職養成制度の二元構造**がこの頃から始まったのである.

2 ● 准看護師の急増と看護教育制度の複線化

　准看護師制度は，戦後の看護職員不足に対する切り札であった．准看護師制度は看護師のそれに比べて養成所の設置基準が緩く，教育課程も看護師より短い修業年限・時間で早く免許が取得できるなど，看護職員不足に苦しむ多くの医療施設経営者にとって非常に有利な条件を備えていたからである．その結果，各病院や医師会，病院協会などによる准看護師学校養成所の開設が急増し，制度発足 16 年後の 1967 年には，就業者数で准看護師が看護師を追い抜いた（**図Ⅲ-3-1**）．これは 12 年後の 1979 年に再度逆転するが，制度発足当初は看護師不足を補う「暫定的なもの」とされた准看護師養成が，結果的に戦後復興期から高度経済成長期の日本の看護労働力供給の中心を担うことになったのである.

　准看護師制度を含む日本の看護教育制度は，その後もさまざまな変更が加えられ，ほかの医療従事者教育には，例をみないほど複雑な「複線型」の教育制度となった（**図Ⅲ-3-2**）.

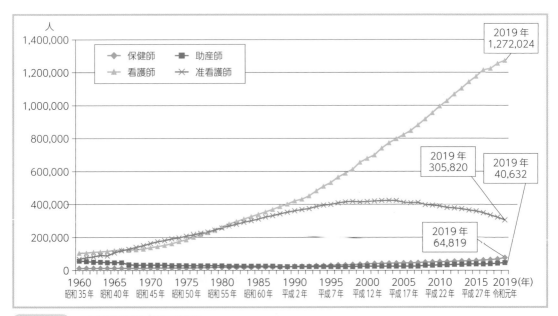

図Ⅲ-3-1　**看護職員就業者数の推移**

〔厚生労働省：医療従事者の需給に関する検討会 第 3 回看護職員需給分科会—参考資料，p.3，2018 年 9 月 27 日，〔https://www.mhlw.go.jp/content/10801000/000360602.pdf〕（最終確認：2023 年 2 月 8 日）/日本看護協会出版会（編）：令和 3 年看護関係統計資料集，日本看護協会出版会，2022 を参考に作成〕

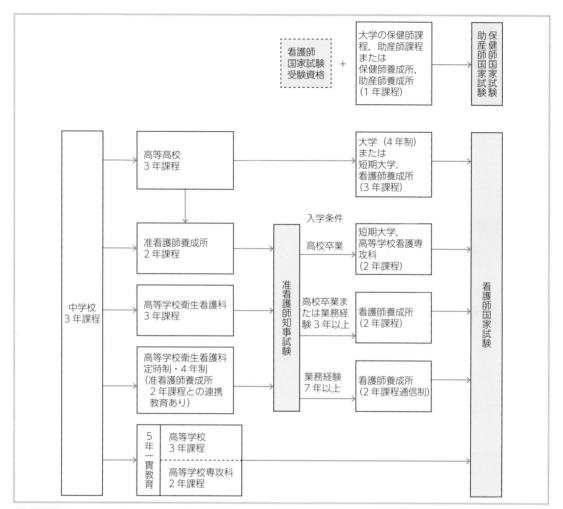

図Ⅲ-3-2　看護教育制度図

複線化の始まりは，増加する准看護師に看護師免許取得の道を開くために，1957年に看護師2年課程が開設された（定時制は1962年に開設）ことである．また，1964年には高校教育の中に准看護師課程を含めた高等学校衛生看護科（以下，高校衛看）という職業高校が開設され，その後ピーク時には100校あまりにまで拡大した．

　なお，高校衛看に関連して1966年には，そこで看護学を教える教員の養成を目的とする**教育学部特別教科（看護）教員養成課程**が熊本大学に開設された．この課程はその後，徳島，弘前，千葉の3大学にも開設され，数少ない看護の4年制大学として，この後増加する短期大学や大学へ，看護学教員を供給する役割を果たした．なお，千葉大学には1975年に，この教員養成課程を前身とする国内初の看護学部が創設された．

C. 准看護師制度の何が問題なのか

　　准看護師制度がもつさまざまな問題は，現在まで長らく日本の看護職の免許資格制度・教育制度上の問題だとされ，「**准看護師制度問題**」（あるいは「看護制度問題」）と呼ばれてきた．

　　問題点は，大きく2つに整理できる．1つは，看護職の基礎的な免許資格が看護師と准看護師という2つに分けられ，にもかかわらず，両者が法的にも実態的にもほぼ同じ業務が行えるという矛盾があること．もう1つは，准看護師の教育課程が看護職として就業するための基礎教育として質・量ともに不十分だという点である．

1 ● 法と実態の矛盾

　　ここで准看護師の法律上の定義を看護師のそれと比較してみよう．保助看法の定義において看護師は

　　「<u>厚生労働大臣の免許を受けて</u>，傷病者もしくはじょく婦に対する療養上の世話又は診療の補助を行うことを業とする者をいう」（第5条．下線は筆者による．以下同様）
とされているのに対し，准看護師は

　　「<u>都道府県知事の免許を受けて</u>，<u>医師・歯科医師又は看護師の指示を受けて</u>，前条に規定することを行うことを業とする者をいう」（第6条）
とされている．

　　これを読めば看護師と准看護師は，免許は異なるが，法的に行える業務すなわち「傷病者もしくはじょく婦に対する療養上の世話又は診療の補助」は同じであることがわかる．准看護師には「医師・歯科医師又は看護師の指示を受け」るとの条件がつけられているが，これは実質的な相違または制限にはならない．なぜなら，ほとんどの准看護師は保健医療施設で働き，そこに医師がいないことはありえないからである．必要なのは「医師<u>又は</u>看護師」の指示であるから，事実上，准看護師は看護師がいなくても看護師と同じ業務ができることになる．

　　また，看護師と准看護師が一緒に働いている場合でも，「療養上の世話」すなわち看護ケア業務は本来，指示する・される関係性や業務分担にはなじまない．現実に，看護師のみがケアを計画・指示し，これを受けた准看護師がケアの実施のみに携わるといったことは想定しにくい．看護ケアは，情報収集から計画立案・実施，評価，フィードバックといった一連の看護過程を循環させながら，患者の状況に合わせつつ臨機応変に対応し実施される包括的な行為である．看護師も准看護師も行うのは「看護」なのであり，准看護師だから"准看護"を行うわけではないのである．

　　このように，法的には同じ業務を行う職種であるにもかかわらず，准看護師は学歴要件と資格免許の違いを理由に，賃金や昇進などのあらゆる待遇面で看護師よりも低く扱われている．たとえば，日本看護協会による調査結果[3]によれば，2021年看護師（非管理職）の平均税込み給与総額は356,163円（平均経験年数13.8年，37.0歳）であるのに対し，准看護師（非管理職）では，300,477円（19.1年，47.8歳）と，約5万5,000円の開きがある．これは1ヵ月当たりの差であるため，年収や生涯賃金で比較すればさらにその差は大きくなる．

2 ● 教育課程の不十分さ

　先述の通り，准看護師養成課程に入学するための学歴要件は中学卒業以上となっている．同じく先述の通り，准看護師制度発足当時は，女性の高校進学率が約 36％と，現在の女性の大学・短大進学率（約 60％，2022 年）よりはるかに低かった．そのため，高校卒業を要件とする看護婦養成のみでは看護職需要がまかなえず，数の確保のために中学卒業者を対象とした教育制度を作らざるをえなかったのである．

　しかし，制度発足からすでに 70 年以上が経過し，高校等進学率が 98.8％（2019 年）となった現在，准看護師養成課程への入学者も 9 割以上が高校卒業以上の学歴所持者となっている．このように，看護師課程と准看護師課程の学歴要件の差自体が実態と合わず，意味をなさなくなっている．

　教育課程を終えるために必要な修業年限と教育時間数は，准看護師課程のほうが短い．現在の教育カリキュラムは，看護師等が単位制であるのに対し，准看護師だけが時間数で示され，2 年・1,890 時間（2001 年までは 1,500 時間）である．

　表Ⅲ-3-1 は，2022 年に改正された現在の看護師・准看護師それぞれのカリキュラムを比較したものだが，単位換算で比較すると，准看護師課程の教育時間は看護師 3 年課程のほぼ 2 分の 1 である．今回の改正では看護師課程のカリキュラムは 5 単位増とされたが，准看護師課程は 1890 時間のままで増加はない．

　限られた教育時間の中で，カリキュラムの内容にも問題が多い．たとえば看護師 3 年課程の「専門基礎分野」の科目名をみると，疾病のみならず「回復の促進」や「健康支援」も合わせて学習するような科目が並んでいるのに対し，准看護師課程の「専門基礎科目」にそれらはない．また専門科目においては，今回の改正で看護師課程の「地域・在宅看護論」の学科目がいっそう強化されたのに対し，准看護師課程では講義・実習ともにまったくないままである．

　看護とは，あらゆる健康段階の人々を援助の対象とし，疾病予防から回復までの，あるいは入院から在宅療養までを幅広く見通した連続性・統合性のある援助である．さらに今日は，地域包括ケアの実現が政策上の重要課題とされている．こうした看護の本質や時代の要請に対して，上記のような准看護師の教育課程がまったく不十分であることは明白である．

　なお，准看護師が看護師免許を取得するための看護師 2 年課程の単位数は時間数に換算すると 3,060 時間（68 単位×45 時間）で，准看護師課程と看護師 2 年課程の合計は 4,950 時間となる．つまり，准看護師免許取得後に看護師免許を取得すると，看護師 3 年課程に直接進学した場合（4,590 時間）よりも遠回りになる．准看護師課程は看護師課程の前段階としてつくられているわけではないから，2 つの教育課程の間に時間的にも内容的にもかなり重複があるのは当然ともいえるが，現実に多くの看護師が准看護師を経て看護師 2 年課程に進んでいることからすると，准看護師制度は看護師養成の上でも無駄の多い非効率な教育制度であるといえる．

表Ⅲ-3-1　看護師3年課程と准看護師課程のカリキュラム比較（2020年改正・2022年4月施行）

看護師3年課程			准看護師課程			
	教育内容	単位数		教育内容	時間数	単位数換算[※1]
基礎分野	科学的思考の基盤	14	基礎分野	論理的思考の基盤	35	2
	人間と生活・社会の理解			人間と生活・社会	35	
専門基礎分野	人体の構造と機能	16	専門基礎分野	人体の仕組みと働き	105	9
				栄養	35	
	疾病の成り立ちと回復の促進			薬理	70	
				疾病の成り立ち	105	
	健康支援と社会保障制度	6		保険医療福祉の仕組み	35	1
				看護と法律		
専門分野	基礎看護学	11	専門分野	基礎看護	385	11
	地域・在宅看護論	6		（看護概論	70)	
	成人看護学	6		（基礎看護技術	245)	
	老年看護学	4		（臨床看護概論	70)	
	小児看護学	4		成人看護	210	6
	母性看護学	4		老年看護		
	精神看護学	4		母子看護	70	2
	看護の統計と実践	4		精神看護	70	2
	臨地実習 　基礎看護学 　地域・在宅看護論 　成人看護学 　老年看護学 　小児看護学 　母性看護学 　精神看護学 　看護の統計と実践	23		臨地実習 　（基礎看護 　（成人看護 　（老年看護 　（母子看護 　（精神看護	735 210) 385) 70) 70)	21
	合計	102[※2]		合計	1890[※2]	54

色文字が変更箇所
[※1] 35時間を1単位と換算した. 准看護師カリキュラムは高校衛生看護科を念頭に1単位35時間で組まれている.
[※2] 2022年の改正により看護師3年課程の合計単位数は＋5単位，准看護師課程の合計時間数は増減なし.
［保健師助産師看護師学校養成所指定規則/厚生労働省：看護基礎教育検討会報告書，2019年10月15日，〔https://www.mhlw.go.jp/content/10805000/000557411.pdf〕（2023年1月15日確認）を参考に作成］

D. 准看護師制度廃止運動

1 ● 准看護師制度廃止運動の始まり

　　准看護師制度問題は，養成数・就業者数の増加に伴い深刻化していった．これについて日本看護協会は，1964年12月の臨時総会において**准看護師制度廃止**（正確には准看護師養成停止）の方針を表明し，制度存続を主張する日本医師会と対立しつつ制度廃止に向けた活動を開始した．しかし，看護師不足が今日以上に深刻だった1960年代当時は，まずは看護職員の数の確保が最優先で，准看護師制度問題というような看護職の免許資格や教

育のあり方には，社会的にもなかなか関心が向けられなかった．

　一方，当事者である准看護師自身も早くから制度廃止を要求する運動を開始していた．当事者運動が大きく躍進したきっかけは，1969年に大阪で開催された「全国准看護婦のつどい」で，ここに参加した全国の准看護師たちがその後各地で「准看護婦のつどい」という組織を結成し，制度の廃止と准看護師が看護師になるための移行教育の実現を要求する運動を粘り強く続けていった．

　このように，職能団体である日本看護協会も准看護師の当事者団体も，制度廃止の要求は早くから一致していた．しかし，日本看護協会が准看護師を正会員として認めたのは制度発足後10年を経た1962年になってようやくのことであり，それ以降も准看護師の組織化はなかなか進まなかった．ちなみに，日本看護協会の准看護師の入会率は，2021年で9.5％で，就業看護師の53.9％と比べてもきわめて低い．看護職の代表的な職能団体が准看護師を会員として組織できず，当事者運動とも十分連携できてこなかったことは，准看護師制度問題に取り組む看護職者側の大きな弱点となった．

2● 1990年代以降の准看護師制度問題

a. 「お礼奉公」の社会問題化

　1990年代は，1985年の医療法第1次改正の影響による深刻な看護労働力不足で幕を開けた．こうした状況下での現場の実情把握のために，1992年に日本医療労働組合連合会は全国で電話相談「看護婦110番」を実施した．この時予想外に数々舞い込んできたのが，医療機関に勤務しながら准看護師養成所に通う学生（以下，准看学生）からの「お礼奉公」に関する悲痛な訴えであった．

　お礼奉公とは，准看学生に対して就学中に職場から学費や奨学金の貸与を行ったことを理由に，就労先の医療機関などが卒業後も「お礼」として就業継続を義務づけるという慣習である（図Ⅲ-3-3）．義務づけといっても強要に近い実態もあり，これを断らないよう脅されたり他所への職場移動を妨害されるなど不当な扱いも相次いでいた．学費貸与と賃金の区別の不明瞭さ，賃金自体の低さなど労働法規上も問題が多く，日本医療労働組合連合会の支援で提訴した事案はほとんど学生側が勝訴した．なお，厚生労働省は後述する「准看護婦問題調査検討会」報告書の結果を受けて，1997年に「お礼奉公」の禁止を通達した．

　日本医療労働組合連合会はこの電話相談を契機に，「お礼奉公」に象徴される准看学生の劣悪な雇用環境・学習環境の実態をマスメディアなどを通じて社会にアピールした．マスメディアは当初，准看学生の実態を『女工哀史*』にたとえるなど，准看学生に同情的な報道が多かったが，次第にこうした教育の実態が，国民の受ける看護サービスの質との関連で報じられるようになっていった．

　少子高齢化時代に入り医療への関心が高まる中，国民にとって准看護師制度問題はもはや"他人ごと"ではなく，自分たちが受けるサービスに直結する問題として捉えられるようになった．こうして准看護師制度問題はようやく社会問題として広く認識されるようになったのである．

＊ 大正時代の紡績工場で働く女性労働者の，過酷な労働実態を記録した有名なルポルタージュ．以降この書名は，過酷な女性労働のたとえとして用いられるようになった．

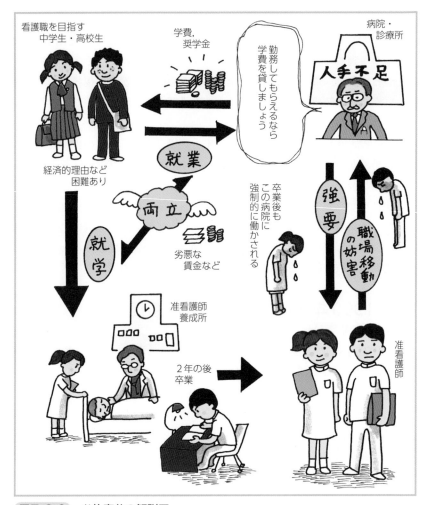

図Ⅲ-3-3　お礼奉公の解説図

b. 「准看護師問題調査検討会」から「看護師 2 年課程通信制」まで

　1987 年，厚生省「**看護制度問題検討会**」は，21 世紀の看護について，専門看護師養成，看護基礎教育の高度化などを謳う一方で，准看護師制度については存続・廃止の両論を併記するという報告書を提出した．これに続く 1992 年の「少子高齢社会看護問題検討会」においては，「お礼奉公」問題なども関係し委員の多くが准看護師養成停止に賛同していた．にもかかわらず，日本医師会の強い反対により，ここでも制度の存廃については両論併記に終わらざるをえなかったが，引き続き制度問題を主題に扱う「**准看護婦問題調査検討会**」の開催にこぎつけることができた．そして 1996 年 12 月，ついに同検討会は，「21 世紀の早い段階を目途に看護婦養成課程の統合を図る」ことを提言する報告書を発表したのである．

　しかし，事実上「准看護師養成停止」と受け止められるこの報告書の結論を，検討会メンバーでもあった日本医師会は即座に否定した．「『国において広く関係者と十分な協議を重ねながら具体的な検討を行うべきである』とされているのであり，報告書中には，准看

護婦制度を廃止するとか，養成を停止するというようなことは書かれていません．したがって，まず冒頭で表明しておきたいことは，日本医師会の本問題に対する基本的姿勢は，准看護婦養成と准看護婦制度の維持ということであります」[4]と言って，「准看護師養成堅持」を主張した．日本医師会，日本看護協会そして厚生省の“水面下での交渉”というその後1年あまりの空白の末，制度問題の議論をなんとか継続させるべく開催にいたったのが「准看護婦の資質の向上に関する検討会」と「准看護婦の看護婦への移行教育に関する検討会」という2つの検討会であった．

　この2つは，タイトルからみても目的自体が相矛盾する検討会であった．「准看護婦の資質の向上」は制度の存続を前提としているし，「移行教育」の検討は制度の停止を前提とするからである．日本看護協会代表や看護教育者代表など制度廃止派は，「資質の向上検討会」ではカリキュラムの総時間数をそれまでの1,500時間より少しでも増やすことを目指し，事実上，「お礼奉公」の温床ともなる働きながらの通学を阻止しようとした．他方，「移行教育」については，第1世代の准看護師がすでに定年を迎え始め一刻も早い実現を望む声が高まる中で，「就業准看護師が受講可能な条件」を満たす教育内容についてさまざまな議論がなされ，「移行教育案」が提案された．

　ところがこの移行教育案は，今度は看護職者内部の混乱によって宙に浮くことになった．准看護師養成廃止が決定するまでは移行教育の開始に賛同しかねるという日本看護協会の主張によって，5年以上にわたり問題解決に向けた動きが事実上ストップしてしまったのである．結局，移行教育は実現せず，これに代わって2004年から「看護師2年課程通信制」が開設されることになった．これにより准看護師として長く働いてきた人々が，看護師免許を取得する機会が拡大した．しかしこれは，看護職者養成制度に複線をまた1本増やし，複雑化させることにもなった．

　看護師2年課程通信制は，2006年3月に初年度開設した3校が最初の国家試験合格者507人（合格率は80.7%）を出した．ピーク時の2012年には全国で23校・一学年定員4,380人であったが，2022年には17校・3,330人となっている．働きながら学ぶ通信制の学習には数々の課題があり，就業者だけでも約28万人を超える准看護師の学習機会としては数的にも不十分である．このように，半世紀以上にわたる准看護師制度問題はいまだ根本的な解決をみていないのである．

c. 准看護師の就労場所の変化

　1990年代には，准看護師の就業動向に影響を与えるもう1つの動きがあった．1994年，従来の看護職員配置基準の見直しを目的に，新たな診療報酬基準として「新看護体系」が創設されたことである．

　日本の医療保険制度においては，診療報酬に定められている人員配置基準が看護職者の雇用や配置に大きく影響する．1958年から長く続いてきた「基準看護」「その他看護」という配置基準は，「入院患者何人当たりに，看護婦，准看護婦，看護補助者を合わせた看護要員1人以上」というように資格免許の違いには比較的緩やかな基準であったが，新看護体系では看護職員における看護師の割合の高さが診療報酬上明らかに有利になるよう調整された．つまり，これまで准看護師を多数雇用していた病院に対しては，1人でも職員—しかも准看護師ではなく看護師—の雇用を増やせばより上の点数ランクが目指せるとい

う強い動機づけになったのである.

　このことは当然,准看護師の就業動向に大きく影響した.一般病院全体において准看護師を雇用する報酬上のメリットが低下し,これ以降,准看護師の就労場所は一般病院から診療所,あるいは高齢者関連の福祉施設などへいっそう移動していくことになった.言い換えれば,1990年代以降,看護師と准看護師とは就労場所がますます分かれ,互いが「出会えない」構造になっているといえる.

E.　差別と偏見を超えて

　これまでみてきたように,准看護師は,教育課程や資格免許が異なるにもかかわらず看護師と同様の業務に従事している一方で,学歴要件と資格免許の違いを理由に賃金や昇進などのあらゆる待遇面で看護師よりも低く扱われている.このような現状を多くの准看護師が「同じ仕事をしているのに差別される」「都合よく利用されている」と嘆いている.

　准看護師制度は,戦後,日本の病院・診療所の増加に伴う看護職員需要に応えるため作られた.つまり,准看護師制度問題とは国の看護職員需給政策が生み出した問題なのであり,その制度の下で養成された准看護師個々人に責任があるわけでは決してない.准看護師個人についていうならむしろ,不十分な教育や低い労働条件にもかかわらず,看護師と肩を並べて業務に従事してきた努力と,日本の医療・看護に対する長年の貢献に感謝すべきであり,間違っても差別や偏見の目で見るようなことがあってはならないだろう.

　今日,准看護師と看護師の就労場所が分かれてきている.それにつれ,准看護師と一緒に働いた経験のない看護師も増加してきている.このこともまた差別や偏見の温床になりやすい.

　准看護師に差別意識や偏見を向けることは,看護職者同士の団結やチームワークを阻害するという点でも非常にマイナスである.看護職者全体のパワーを高め,制度の壁を越えて共に看護サービスの質を向上させていくためにも,私たち看護職者が准看護師制度問題と准看護師の置かれている現実を正しく理解し,問題解決に取り組んでいくことが重要である.

学習課題

1. 准看護師制度はなぜ誕生したのか説明してみよう
2. 准看護師制度に関する問題について,解決方法を考えてみよう
3. 准看護師への差別と偏見,それを乗り越えることが必要だと著者が述べている意見について話し合ってみよう

‖引用文献‖

1) 厚生労働省:令和2年衛生行政報告例(就業医療関係者)の概況,令和4年1月27日,〔https://www.mhlw.go.jp/toukei/saikin/hw/eisei/20/dl/gaikyo.pdf〕(最終確認:2023年10月31日)
2) 日本看護協会出版会(編):令和3年看護関係統計資料集,2022
3) 日本看護協会:日本看護協会調査研究報告〈No.98〉2021年看護職員実態調査,2022

4)　日本医師会：私たちの見解，1997 年，〔http://www.med.or.jp/nichikara/junkango.html〕（最終確認：2022 年 1 月 15 日）

▌参考文献▐

1)　湯槇ます：系統看護学講座 10 看護学総論，p.602，医学書院，1984
2)　日本医療労働組合連合会：2017 年看護職員実態調査，2017.
3)　林　千冬：働きながら学ぶ准看学生―その意識と実態(7)．看護 44(7)：67-75，2000
4)　林　千冬：准看護婦をめぐる動きに，いま専門職として言わねばならないこと．週刊医学界新聞第 2278 号，1998 年 2 月 23 日
5)　林　千冬：2 年課程通信制への期待と懸念．看護教育 45(4)：254-261，2004
6)　中島幸江：新たな看護師養成「2 年課程通信制」における教育の現況．第 39 回日本看護学会論文集・看護教育，p.289-291，日本看護協会，2009
7)　林　千冬：准看護婦(師)制度を考える―当事者こそが歴史を切り拓く主体である．日本看護歴史学会誌 31：25-34，2018.

第Ⅳ章

看護学教育の基盤

学習目標

1. 看護を学び続ける者，看護を実践する者として基盤となる概念，思考方法について理解する
2. 本章で学ぶ概念，思考方法の理解を基に，看護職者として自分がどうありたいかを考える
3. 本章で学んだことを実行に移してみる

1 アイデンティティ

この節で学ぶこと

1. アイデンティティとは何かを理解する
2. 同一性地位の概略を知る
3. 職業的アイデンティティが確立されるプロセスを理解する
4. アイデンティティの確立に関して，自分に今必要なことを述べる

「自分探しの旅に出ませんか？」

あなたはこう言われて，何と答えるだろうか．

「私は私が誰で，どうなりたいのか十分にわかっているから，今さら自分探しの旅に出る必要はない」と答えるだろうか．それとも

「そんな旅があるのなら，ぜひ行ってみたい．そして私は誰で，どうなりたいのか見つけたい」と答えるだろうか．

おそらく自分探しの旅など必要ないと思う人は多くないだろう．自分探しの旅の先にあるものは，アイデンティティの確立である．それがなぜ重要なのだろうか．

A. アイデンティティ

アイデンティティ（identity，同一性）とは，精神分析家であるエリクソン（Erikson EH）によって提唱された概念である．エリクソンは，人の一生は，8つの漸成的発達段階があり，各段階に固有の発達課題と危機があるとした．この中で，青年期（12, 13歳頃から25, 26歳頃まで）の心理・社会的発達課題と危機として，「同一性達成対同一性拡散」を挙げた[1]．

エリクソンは，同一性という概念を「自己同一性」と「自我同一性」に分けて使用している．自己同一性は次の3つから成り立っている．

①**斉一性**：自分について，自分も他人も同一の人と認めること
②**連続性**：昔の自分も今の自分も一貫して同じであること
③**帰属性**：自分自身は何らかの集団に属し，それと一体感を持っていること

自我同一性は，自己同一性が自我の統合的・総合的機能によって保たれている程度をいい，「自己統合性」の意味を持っている[2]．

　簡単にいうとアイデンティティとは，「自分は何者か」「自分は何者になりたいのか」に答えを出すことである．子どもの頃には，自分の周りにいる人と同一化し，その人と同じように振舞い，複数の同一化を経験する．子ども時代の最終段階である青年期では，これら複数の同一化と異なる自分の存在に気づくようになる．そして「○○としての自分」が明確化されていく．これがアイデンティティの形成である．このアイデンティティの形成は，多くの困難を伴う．エリクソンは，「確かに青年は，アイデンティティ形成の最終段階で，役割の混乱によって，これまでになく，あるいは今後もないほど，深く苦しむことが多い」[3]と述べている．しかしアイデンティティの形成は，青年期で始まり青年期で完結するというものではなく，その大半が無意識的な生涯続く発達過程である[4]といわれている．

B. アイデンティティの測定

　「○○としての自分」を明確化できているかどうか，それはどのようにして測ることができるのだろうか．アイデンティティの測定には，質問紙法などがあるが，マーシャ（Marcia JE）は，これらの方法は同一性を達成していることで生じる特性を測定しているのであり，同一性達成の程度を決定するための心理社会的基準を明白に取り扱っていないと批判している[5]．そしてエリクソンが青年期の心理・社会的発達課題として述べた「同一性達成対同一性拡散」の記述を実証的に研究するために，**同一性地位面接**と呼ばれる面接法を開発した．

1 ● 同一性地位とは

　マーシャは，同一性を「自己の構造—動機，能力，信念，生育史の内的，自己構造的，力動的組織」と定義[6]し，エリクソンの同一性理論を用いて，同一性達成の程度を測定するための1つの方法論的方策として，**同一性地位**（identity status）を開発した．同一性地位は，青年期後期に生じる同一性危機への対処の仕方の様式[7]と定義されている．つまり，同一性地位は，「同一性の状態」と訳されている場合もある[8]ように，同一性達成の程度を状態として表すものである．これは，同一性地位面接と呼ばれる半構造化面接法によって決められる．

2 ● 同一性地位面接

a. 半構造化面接法

　半構造化面接法とは，あらかじめインタビューガイドを作成し，質問項目を設定して面接を行うが，面接を受けている人が答えた内容について，さらに質問するなどして，できるだけ面接を受けている人に語ってもらう方法である．

　マーシャは，面接内容を職業，宗教，政治の3領域としたが，マーシャの手法を日本に最初に導入した無藤[9]は，日本の青年の同一性の確立に宗教はさほど重要ではないとして，宗教の代わりに「価値観」を設定している．

　同一性地位面接の質問例を以下に示す[10]．

①職　業

・将来の職業については，どのようなものに就こうと考えていますか

・○○になろうと決めてから，自信や確信が持てなくなったことはありますか（どのようなときで，なぜか．どのようにして克服したか）

・あなたにとって「仕事」「職業に就く」ということは，どういうことを意味していると思いますか

②政　治

・政治について何らかの傾向や好みを持っていますか

・政治についてのその傾向や考え方は，何をきっかけとして持つようになりましたか

・今までに政治についての考え方や傾向について，自信や確信が持てなくなったことはありますか（どのようなときで，なぜか．どのようにして克服したか）

③価値観

・あなたは尊敬する人，あるいは自分が何らかの影響を受けたと思う人がいますか（誰で，どのような点か）

・あなたにとって，生きていく上で一番大切だと感じられる価値はどのようなものですか

・そういうことが自分にとって大切だということについて，自信や確信が持てなくなったことがありますか（どのようなときで，なぜか．どのようにして克服したか）

b. 判定の基準と結果

　上記の質問に対する答えで，同一性達成の程度を判定する．その基準となるのは，**危機**（crisis）と**主体的関与**（commitment）の2つである．「危機」とは，その人にとって意味のある可能性について迷い，決定しようと苦闘する時期をいう．危機は，「岐路」「探索」ともいわれている．「主体的関与」とは，個人が示すその物事に対する熱中・努力の程度をいう[11]．この用語は，「傾倒」「自己投入」「積極的関与」とも訳される．

　判定の結果は，以下の基準により，「同一性達成」「モラトリアム」「早期完了」「同一性拡散」のいずれかとなる（**表Ⅳ-1-1**）．

・同一性達成：危機を経験し，主体的関与をしているようにみえる．

・モラトリアム：現在，危機の期間におり，積極的に努力している．主体的関与はあいまいで，一般的なようである．重要な特徴は，いくつかの選択肢について能動的に奮闘しているという感覚である．

・早期完了：真の決定の時期を経過したようにはみえない．それにもかかわらず，主体

表Ⅳ-1-1　同一性地位の判定基準

同一性地位	危機	主体的関与
同一性達成	あり	あり
モラトリアム	最中	あるが不明瞭
早期完了	なし	あり
同一性拡散	ありor なし	なし

的関与をしているようにみえる．選択したものが親や親代理の選択と一致していることがよくある．顕著な要因は，選択肢を検討せずに主体的関与をしている点である．

- ・同一性拡散：危機を全然経験していないか，または経験している．主体的関与が欠如している．同一性拡散にはいくつかの型があるが，ここではまとめて扱う．

c. 同一性地位判定のポイント

　職業，政治，価値観に共通する同一性地位の判定のポイント[12]を説明すると，「危機」では，〈決定しようとしたこと・明確にしようとしたことがあるか〉〈ほかのものを考慮したか〉〈自分なりの意味を模索したか〉〈自信や確信が持てなくなったことがあるか，それをどう克服したか〉〈親の期待や考え方を自分なりに捉え直しているか〉である．「主体的関与」では，〈明確に述べられるか〉〈必要なものがわかっているか〉〈変えることを嫌だと思うか〉〈変えることがあるとすれば，どのような場合か〉である．

　この判定のポイントが示すように，職業にしても価値観にしても，決定することそのものより，意味を模索すること，確信の持てなさをどう乗り越えるかが重要なのである．たとえば，職業であれば，自分が就こうとしている職業について，それが自分にとってどんな意味があるのかを模索することが大切になる．

▶ 看護学生の同一性地位

　看護学生は，何年生になっても「看護職が，本当に自分に向いているのだろうか」と悩む場合が多い．そして「悩んでいてはいけない．看護職者になると決めないといけない」と思う場合が多い．それは，周りの学生がしっかりと将来を決めているようにみえたり，あるいは授業の中で教師から「文学部などに通う学生とは違うのだから，もし，そういう学生と同じ考えで大学に来ている人がいたら，勉強を続けることを考え直したほうがよい」とか，「看護職者になるかどうか，今頃になって悩んでいる人はいませんよね？」といったようなメッセージが発せられたりすることによる．しかし危機の定義が示すように，自分にとって意味のある可能性について迷い，決定しようと苦闘すること，それ自体が重要なのである．何年生になったから，将来を決めなければいけないと決めつける必要はない．また職業における主体的関与では，現実吟味の上で，どの程度そのことに熱中できるか，どの程度の努力をしているかが問われる．卒業する単位を取るために試験勉強をがんばるということではなく，自分の将来を見据えて，そのために，今何をすべきかを考えることが主体的関与を促す．

　看護基礎教育課程にいる間は，看護職者になるかどうか，自分が看護職者になれるかどうか，あるいは自分は看護職者に向いているのかどうかに関心が向けられがちになる．しかし，生きて行く上で重要なことは，しっかりとした価値観を形成することである．その上に，職業選択が成り立つと言っても過言ではない．大切なことは，自分の周りの人や本から価値観について影響を受けること，友人や親，あるいは教師と価値観や人生観について語り合うことである．

　さて，あなたはどの地位に当てはまるだろうか．職業にしても価値観にしても，現時点で同一性達成ではないからといって，あせる必要はない．授業や実習でぶつかる疑問や悩みに，真剣に取り組んでいくことをまず考えよう．

3●看護学生の同一性地位についての研究

　かなり前になるが，専門学校，短期大学，大学の最終年次の看護学生合計48人を対象に，同一性地位面接を実施した[13]．研究の目的は，看護基礎教育課程における学生の同一性達成の程度を明らかにし，看護学教育と同一性形成との関連を考察することであった．マーシャの同一性地位面接を日本に導入した無藤は，職業，政治，価値観を判定の領域としたが，看護学生は政治について同一性拡散が圧倒的に多かったため，政治と価値観を合わせて，価値意識領域とし，職業領域との2つで判定した．この結果，職業領域では，どの教育課程においても同一性達成が最も多かったが，とくに専門学校生に同一性達成と早期完了が多かった．一方，モラトリアムと同一性拡散は大学生に多かった．短期大学生は，専門学校生と大学生の中間の結果であった．価値意識領域では，同一性達成とモラトリアムは，大学生に多く，早期完了と同一性拡散は，短期大学生，専門学校生に多かった．これらの結果は，それぞれの教育課程の目的と関連していると考えられた．

a. 専門学校の学生の場合

　専門学校の目的は，「職業若しくは実際生活に必要な能力を育成し，又は教養の向上を図ること」（学校教育法第124条）である．職業に必要な能力の育成を重視する教育では，職業選択について危機を経験し，主体的に関与する「同一性達成」と危機を経験しないまま主体的に関与する「早期完了」が多くなる傾向にあると思われる．

b. 大学の学生の場合

　大学の目的は，「学術の中心として，広く知識を授けるとともに，深く専門の学芸を教授研究し，知的，道徳的及び応用的能力を展開させること」（学校教育法第83条）である．大学生も看護職という職業選択にプレッシャーを感じてはいるものの，職業に必要な能力の育成を主目的とする専門学校より，看護職になるかどうか悩むことが許される環境にあるため，モラトリアムが多くなると考えられる．また大学によっては，看護師以外に保健師，養護教諭，助産師という道の選択も可能であり，看護職者としての選択の幅があることも関係していると思われる．しかし，同じ大学生といっても，看護の単科大学と総合大学の看護系学部では学生の経験も異なるようである．看護の単科大学の学生では，「看護師になるかどうか迷っていることを周囲の人に言えなくて，それがとてもつらかった」と述べた学生もいた．対して，総合大学の看護学部の学生では，卒業後に商社に就職したり，フライトアテンダントになったりする学生も若干おり，看護職にならない選択もあると学生自身が思える環境であった．

c. 短期大学の学生の場合

　短期大学の目的は，「深く専門の学芸を教授研究し，職業又は実際生活に必要な能力を育成すること」（学校教育法第108条）である．専門学校と大学の目的の両方を兼ね備えており，短期大学生の職業領域の同一性地位の結果が，専門学校生と大学生の結果の中間に位置することも納得できる．

　看護学生は，どの教育課程に在籍しているかにかかわらず，自分に今，何が必要かを考えることが重要である．自分の信じてきた価値が揺らいだり，自分が看護師になるということを決めかねたりしているのなら，周りの友達に話してみるのもよいだろう．学校の先

生に経験を聞いてみるのもよいと思う．また，たくさんの本を読んで考えてみることも勧めたい．危機を脱出するのに近道はなく，また近道をする必要もない．自分が悩んでいることに真剣に向き合うこと，問題解決しようと前向きに努力することが大切である．これは，看護基礎教育課程を卒業した後も同じである．卒業後，仕事をする中で，これまで大切だと思っていた価値が揺らぐ経験もするだろう．「このまま看護師として働いていてよいのだろうか？」と悩むこともあるだろう．その度，自分の悩みに真剣に取り組んでいくこと，それがアイデンティティの確立を導くのである．

コラム
私の職業的アイデンティティの確立

　私は，看護師という仕事にはまったく興味がなかった．しかし，何かしらの資格を取ることに意味があると思い，短期大学で学び看護師免許を取得した．1 年あまり臨床で看護師として働いた後，大学の看護学部に編入学をした．短期大学で基礎教育を受けている間はとても不真面目だったので，一度しっかり勉強したいというのが編入学の動機だった．大学卒業後は母校の短期大学で助手を 5 年して，大学院の修士課程に進んだ．看護を学問として勉強することは楽しかったが，実習も含めて，看護実践が好きだと思ったことや面白いと思ったことは一度もなかった．修士課程では看護教育学を専攻した．「18 歳という年齢で看護師になろうと思った自分が愛しく思えるほど，看護師が好き」という教授の下で学び，大学院修了と同時に病院に就職した．尊敬する教授がそれほど好きという臨床看護をやってみたいと思ったからだ．

　最初の 1 年，臨床で働くことはすごくつらかった．私は，一緒に就職した人たちより 10 歳以上も年上なのに，看護の知識も技術もすっかり忘れている看護師だった．先輩に迷惑をかけないことが，私にとっては何よりも大切だった．看護師として働きながら，委託研究生として大学に通っていたが，大学と違って，病院は酸素濃度が少ない気がして，いつも息苦しかった．しかし臨床に出て 3 年目になって，やっと患者のことが考えられるようになった．自分が何をどう考えるかで違ったケアが実施できること，患者と人としての結びつきを作っていけること，そしてそのことが私にとってとても大切だということに気がついた．看護の世界に入って 10 数年経って初めて，私は看護実践が好きになり，看護師である自分が好きになった．

　その後，米国の博士課程に進み，帰国後，大学の教員になった．私は授業の中でいつも学生に言っている．

　「簡単に，看護師に向いていないと決めつけないで．実習が大嫌いだった私は，看護師免許を取って 10 数年経って，看護実践と看護師である私が大好きになったのだから．」

C. 職業的アイデンティティ

　看護師は，どのようにして自分を看護師として認め，受け入れていくのだろうか．「私は看護師である」と胸を張って言えるような**職業的アイデンティティ**を，どのようにして確立するのだろうか．まず，職業的アイデンティティの定義をみてみよう．そして次に，研究をもとに「どのようにして看護師は，看護師としての職業的アイデンティティを確立するのか」という疑問に答えよう．

1 ● 職業的アイデンティティとは

　ファガーモエン（Fagermoen MS）は，「職業的アイデンティティは，看護師であることの意味や看護師として働くことの意味といった観念に関連している．すなわち職業的アイデンティティは，看護師の看護観を象徴するものである．より厳密には，職業的アイデンティティは，看護師の思考，行動，および患者との相互作用を導く看護師の価値と信念であると定義される」[14]と述べている．

　またスタイルズ（Styles MM）は，専門職としての内的要因は，外的基準よりも重要であるとし，プロフェッションフッドという概念を提唱している[15]．プロフェッションフッドは専門職のメンバーとしての個々の看護師の特性であり，看護の専門職化は，そのメンバーのプロフェッションフッドを通してのみ可能となる．すなわち看護師が職業的アイデンティティを確立することなしに，専門的看護実践を行うことは不可能であり，職業的アイデンティティの確立は，看護の専門職化にとって必要不可欠である．ここでは，職業的アイデンティティを職業との自己一体意識（self-identification）と定義する．

2 ● 看護師としての職業的アイデンティティの研究

　看護師としての職業的アイデンティティに関する研究[16]をみてみよう．

　この研究における看護師とは，保健師，助産師，看護師をいう．研究方法は，グレイザー（Glaser BG）のグラウンデッド・セオリー[17,18]*である．この研究時，看護師がどのように職業的アイデンティティを確立するかに関しては，まだ明らかにされていなかった．データは，研究参加同意書を用いたフォーマルなインタビュー，3ヵ所の病院での参加観察，参加観察中のインフォーマルなインタビューにより産出された．フォーマル・インタビューの質問内容は次のようなものである．

　①看護師であることは，あなたにとってどんな意味がありますか
　②看護師として大切なことは何ですか
　③あなたの看護に対する考え方に影響を与えたものは何ですか

　研究参加者は，18人の看護師で，16人が女性，2人が男性であった．看護経験年数は3年から41年で，平均は15.6（±9.2）年であった．職種は，スタッフナース，看護部長，助産師，保健師，大学教員など11種類に及んだ．分析の結果，12サブカテゴリー，6カテゴリー，および1コアカテゴリーが抽出された（**表Ⅳ-1-2**）．ここでは，カテゴリーを中心にみてみよう（実際の発言部分は，わかりやすいように若干修正した）．

①**仕事の経験からの学び**：業務上のある領域の知識が増えるということではなく，仕事の経験から看護師としての自己の存在に関して学ぶことを意味した．

②**看護の価値の認識**：看護職の仕事における価値に気づき，自分自身にとって看護師であることの意味を発見していた．たとえばある短期大学の教師は，看護の仕事について次のように述べた．

＊グラウンデッド・セオリーは，グレイザーとストラウスという2人の社会学者によって生み出された質的研究方法であり，現象を説明する理論を作り出すことを目的としている．

表Ⅳ-1-2　職業的アイデンティティの確立：分析結果

コアカテゴリー	カテゴリー	サブカテゴリー
看護とのきずな	仕事の経験からの学び	・ほかの看護師やクライエントからの影響 ・看護に対する考え方への経験の影響
	看護の価値の認識	・看護師の仕事における価値の気づき ・看護師であることの意味の発見
	自己の看護観の確立	・理想の看護師イメージの把持 ・看護実践の重要な側面の明確化
	教育からの影響	・看護基礎教育の肯定的評価 ・教育からの肯定的影響
	看護へのコミットメント	・看護師としての仕事の継続 ・ケアへのコミットメント ・看護師としての自信
	自己と看護師の統合	・自己と看護師の統合

　　人とのかかわりの中で，自分自身について考えることが多い．だから，（人に）何かをしてあげることの喜びじゃなくて，何かをすることで，自分自身が，どうありたいか，どうしていきたいか考えていくことができる仕事は，ほかにはあまりないと思える．

③**自己の看護観の確立**：看護師とはいかにあるべきか，あるいはどのような看護師になりたいかといったイメージを持ち，さらに看護を実践する上で重要なことは何かを明確に述べていた．看護観は，個々の経験から確立されていたのでさまざまだったが，共通していることは，自己の看護観を強く信じていることだった．あるスタッフナースは，自分は看護観を見出せなかったが，それを見出して働いている人たちの特徴を次のように述べている．

　　何かね，やっぱり「私は看護をする，この仕事をするって，こういうことだと思ってるから」という芯があるの．ほかの人が何て言っても，「私はこうやって考えていくし，今までこうやってきた経験の中で，こうだったから」という，何か一本あるの．だから，医者やほかの人が何か言っても，「でもこうでしょ」と言える．何かあったときに，「でもこうだよな」と思える，自分の中に本があるというか，そういうものが，看護観を見出している人たちにはあるような気がする．

ここでこの看護師は，看護観を「芯」や「本」と表現している．

④**教育からの影響**：職業的アイデンティティを確立している研究参加者は，教育課程の違いにかかわらず，自分の受けた看護基礎教育を肯定的に評価していた．また基礎教育，大学院教育，継続教育から肯定的な影響を受けていた．

⑤**看護へのコミットメント**：まず働き続けようという意志として存在し，それがケアへのコミットメントとなり，その過程で看護師としての自信を得ていた．

⑥**自己と看護師の統合**：自己と看護師であることを統合することによって，看護師としての自己意識を持っていた．ある認定看護師は次のように述べた．

> 　看護師と私じゃなくて，私の中に看護師が入っているし，看護師の中に私が織り込まれて，本当に3つ編みのようにぐるぐる，ぐるぐる，私と看護師，私と看護師で，今の私がいるわけだから，離しては考えられないし，考えようとも思わない．いろんな私自身の私的な経験が看護のほうに伝わって来るだろうし，その看護師の経験がまた私の私生活にかかわってくる．そうして，それを編んでいると，きっと一本の今の私になる．だから看護師をしていなければ，違う私だと思う．こんな私ではないと思う．

　この認定看護師は，看護師になって3年目で燃え尽き，病院を退職している．その後，お金が必要だからという理由で，「1年くらい働いたら辞めて，好きなことをやろう」と思って再就職した病院で，勤続14年目を迎えている．また，臨床経験18年目の看護師は次のように述べた．

> 　病院に来たら，ユニフォームを着て，昔だったらキャップをかぶって，そういうマジックみたいな感覚はあったんですよ．…（略）…1年目とか2年目当たりは，ユニフォームを着ることによって看護師になる．それを毎日毎日重ねることによって，ユニフォームを着なくても看護師になれる過程だったと思います．

　看護師のユニフォームを着ることで看護師になる過程を経て，ユニフォームを着なくても看護師になる．つまり，看護師としての価値や規範が内面化していったことを述べている．

　コアカテゴリーは，「**看護とのきずな**」である．このカテゴリーが6つのカテゴリーを結びつけ，プロセス全体が「看護とのきずな」の形成を示す．
　これらのカテゴリー間の関係は**図Ⅳ-1-1**に示す通りである．
　この構造モデルは，看護師が職業的アイデンティティを確立するプロセスを示している．らせん状に描かれているのは，次頁に示す3段階が常に発展していることを意味する．つまり，いったん看護師が1つの段階を経ると，一度通り過ぎた段階へ戻ることはあるが，まったく同じ段階へは戻ってこず，以前より高いレベルでその段階を経験することを示し

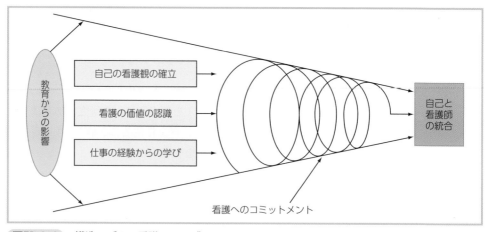

図Ⅳ-1-1　構造モデル：看護とのきずな

ている．各段階は，以下のように解釈される．

段階①：看護師として働く中で，さまざまな人と出会い，その相互行為の中から，看護と看護師である自分を学ぶ

段階②：看護が自己の成長に貢献していると感じること，あるいはクライエントを援助することの満足感から，看護の価値を認識する

段階③：さらに仕事上の経験に基づいて自己の看護観を確立する．働く間に，看護師はさらなる学びの機会を持つ．働く経験からの新しい学びは，看護の価値の認識に影響を与え，看護のそれまでとは異なる側面に気づいたり，より深い看護観を築くことにつながったりする

　この3段階を進む中で，看護へのコミットメントを強める．そしてそれぞれの段階が「看護とのきずな」の最終段階へ向かって進んでいく．最終段階では，看護師であることは，その役割を演じるのではなく，自己と看護師が統合しているという感覚を持つ．このプロセス全般において，教育は大きな影響因子である．

　将来，看護師としての職業的アイデンティティを確立するために，看護学生である今必要なことは，看護の価値を学ぶこと，看護が自分にとってどのような意味を持つのかを見出すことである．職業的アイデンティティの確立の最終段階は，「自己と看護師の統合」であった．自己と看護師が統合しているという感覚を持つために必要なことは何だろう．もし看護師が確固とした自己のアイデンティティを持たなければ，自己と看護師を統合することはできない．職業的アイデンティティの概念を検討したスウェーデンの研究[19]では，看護師としての職業的アイデンティティは，個人のアイデンティティに統合されることが明らかにされている．「看護師になる」ということは，看護師としての知識や技術だけを身につけることではない．それ以前に「自分はいったい何者なのか」「自分は何者になりたいのだろうか」に答えを出すこと，つまり自己のアイデンティティを確立することが何より大切なのである．

学習課題

1. 自分がどの同一性地位に当てはまるか，考えてみよう
2. 自己のアイデンティティを確立するために，今，何をすればよいか考えてみよう
3. あなたが大切だと考えている価値について，周りの人と話し合ってみよう
4. あなたにとって看護職者になることはどんな意味があるか，考えてみよう

引用文献

1) エリクソンEH：自我同一性　アイデンティティとライフサイクル（小此木啓吾訳編），p.111-118, 誠信書房, 1987
2) 中西信男, 水野正憲, 古市裕一ほか：アイデンティティの心理, p.2-3, 有斐閣, 1985
3) エリクソンEH：アイデンティティ 青年と危機（中島由恵訳），p.200, 新曜社, 2017
4) 前掲1), p.148-149
5) Marcia JE：Development and validation of ego-identity status. Journal of Personality and Social Psychology 3(5)：551-558, 1966

6) Marcia JE：Identity in Adolescence, Handbook of Adolescence Psychology, p.159, Willey, 1980
7) Marcia JE：Identity six years later；A follow-up study. Journal of Youth and Adolescence **5**(2)：145-160, 1976
8) ウェイナー IB：青年期の精神障害上巻（野沢栄司監訳），p.58，星和書店，1978
9) 無藤清子：「自我同一性地位面接」の検討と大学生の自我同一性．教育心理学 **27**(3)：178-187，1979
10) 園田雅代：女子大学生における自我同一性研究―理論的考察と実証的検討―．玉川大学文学部「論叢」**21**：319-368，1981
11) 前掲 6)，p.551
12) 前掲 10)，p.358-359
13) 福本美鈴：看護学教育における同一性形成に関する研究―職業領域および価値意識領域に焦点を当てて．千葉大学大学院修士論文，1989
14) Fagermoen MS：Professional identity；Values embedded in meaningful nursing practice. Journal of Advanced Nursing **25**：434-441, 1997
15) Styles MM：On Nursing；Toward a New Endowment, p.7-9, C.V. Mosby, 1982
16) Gregg MF, Magilvy JK：Professional identity of Japanese nurses；Bonding into nursing. Nursing and Health Sciences **3**(1)：47-55, 2001
17) Glaser BG：Theoretical Sensitivity；Advances in the Methodology of Grounded Theory. The Sociology Press, 1978
18) Glaser BG：Basics of Grounded Theory Analysis；Emergence vs Forcing. The Sociology Press, 1992
19) Öhlén J, Segesten K：The professional identity of the nurse：Concept analysis and development. Journal of Advanced Nursing **28**(4)：720-727, 1998

2 クリティカルシンキング

この節で学ぶこと

1. クリティカルシンキングの定義を理解する
2. クリティカルシンキングの特徴を理解する
3. クリティカルシンキングを育成する方法を理解する

　20世紀後半から科学技術は目覚ましい進歩をとげ，医療の高度化により新たな治療方法が導入されるようになった．また，AIやIoT，ビッグデータを活用した技術革新は目覚ましく，現在は第4次産業革命の只中である．日本は諸外国に例をみないスピードで高齢化が進み，超高齢社会を迎えた．このような社会変化の中で，地域行政と医療が連携し迅速に退院調整から在宅医療に移行する地域包括ケアシステムを構築している．今後も情報共有のICT化，遠隔医療など様々なテクノロジーが導入，改良され医療に変革をおこす．その中で看護職は，年々増大していく医療・看護の専門知識の習得や新たなテクノロジーに柔軟に適応する必要がある．また最善のケアを提供するため多様な患者の背景の理解，高度なアセスメント技術，そして根拠に基づいた看護実践（EBN）を提供するスキルが求められている．クリティカルシンキングは，看護職に，単に知識や技術を習得するだけではなく，専門職として生涯，発展的に学習する能力を身につけ，変わりうる社会の中で対応していくために必要不可欠であり，看護基礎教育，さらにOJT（On-the-Job Training：職場教育）の中に導入されている．

A. クリティカルシンキングとは

1● クリティカルシンキングの定義

　クリティカルシンキングとは，米国で提唱され，教育に取り込まれ，研究されてきた思考方法で，古代ギリシャの哲学者アリストテレス（Aristotélēs）以降の多くの哲学者の影響を受けている．なお，クリティカルシンキングの定義は，厳密には，以下の2つがある．

① 思考の過程について
② 思考の特徴について

　研究者がそれぞれに定義を提唱しているが，ここでは，思考の特徴についてはアルファロ（Alfaro-LeFevre R）の定義を，思考の過程についてはルーベンフェルド（Rubenfeld MG）の定義を紹介する．

a. アルファロの思考の特徴についての定義[1]

　クリティカルシンキングは，科学的原理と科学的方法*を基本とし，意図的な，目標指向型の思考で，憶測（当て推量）ではなく証拠（事実）に基づいた判断である．これは，従来から強調されている科学的・論理的思考で，目的を持って考えることである．

　加えて，クリティカルシンキングは，人間の潜在能力を最大限活用する方略と，人間性ゆえに起こる問題を補償する方略を開発することである．これは，自分の長所・短所を知り，長所を伸ばし，短所を改善することで，自己啓発はクリティカルシンキングの重要な要素である．

b. ルーベンフェルドの思考の過程についての定義[2,3]

5つの思考段階（THINK）
a. 覚えたことを思い起こす（Total recall）
b. 習慣化する（Habits）
c. 探求する（Inquiry）
d. 新しい発想と創造性（New ideas and creativity）
e. 自分の考え方を知る（Knowing how you think）

　ルーベンフェルドの5つの思考段階は，専門職の発達段階と重ねて考えるとわかりやすい．現代の医療職は膨大な知識を習得することが要求される．まず，知識を記憶し，実践するときに思い出せるようにする必要がある．次の段階は，習得した知識・技術を即，使えるようになることである．ここまではクリティカルシンキングができなくても到達可能な段階である．そして，クリティカルシンキングができる人は，遭遇する個々の症例の類似点や相違点を探求していくようになる．その上で，個々の患者に応じたケアを開発できるようになる．さらに，自分自身を知り，自分自身の弱点を克服し，長所を伸ばしていくのがクリティカルシンキングの思考過程である．

　本節では，このルーベンフェルドの思考の過程の定義をもとにし，**クリティカルシンカー**（クリティカルシンキングができる人）になるために必要な資質，クリティカルシンカーになるための方法を学んでいく．

2 ● 看護にみるルーベンフェルドの思考の過程

　ルーベンフェルドの5つの思考段階を，具体的に看護の場面に当てはめてみてみよう．

a. 覚えたことを思い起こす

　解剖生理学の知識や検査結果の基準値を知らなければ，正常か異常かの判断はできない．たとえば，収縮期血圧が70 mmHgや190 mmHgであれば，記録するだけでは専門職として失格である．測定値が基準値から外れていれば，そのほかの必要な情報を収集し，記録・報告することが求められている．専門職は，多くの情報を記憶し，すぐ取り出せるようにしておく必要がある．

---

*科学的方法とは，科学者が用いてきた方法で，科学的調査の過程で必要とされ，物事の発見の原則でもある．その過程は，現象の観察，現象に対する仮説を立てる，仮説が正しいかどうかを実験する，仮説を証明するか仮説を修正することである．つまり，問題解決の際に，情報を集め，仮説を立て，仮説を検証することである．

b. 習慣化する

　習慣には悪いイメージがあるが，看護ケアにおいては，必要な医学・看護学の知識を習得して，教科書で確認しなくても正確なケア技術を迅速に実施できることが求められる．運転技術でたとえれば，慣れてきて1つひとつの運転動作を考えながらハンドルを回すなどしなくなるレベルである．看護では，注射をする，心肺停止の患者を蘇生するなど，教科書を見なくても熟考せずにできるよう習熟しておく必要がある．クリティカルシンキングができない看護師でも，技術訓練によりこの段階までは到達可能である．

c. 探求する

　ここからがクリティカルシンキングへの第1歩である．同じ術式の手術を受けた人でも，経過が異なることがある．いろいろな事象について"なぜだろう？"と考えてみることを常に意識しよう．

d. 新しい発想と創造性

　同じ病気を持っている人へのケアでも，対象者により患者教育の内容や指導方法が異なる．基本は同じでも，個々の対象者にあったケアは，看護師が創造力を発揮し開拓していく必要がある．たとえば，同じ糖尿病の患者で仕事している人でも，会社での支援体制が異なると指導内容が異なる．家庭のサポート，経済力，個人の学習能力も自己管理に影響してくる．これらの要因に対し適切なケアを創造していくために，クリティカルシンキングが必要となる．

　アセスメントで重要なのは，患者の短所やケアの障害となるものばかりに焦点を当てず，"強み"を見つけることである．クリティカルシンキングができる看護師は，患者の強みを見つけ，看護計画に取り入れることができる．

e. 自分の考え方を知る

　自分自身の思考をモニターし，修正することである．看護実践において，自身の実践をよく知ることが，実践の改善，患者への最適なケアにつながる．

　自分自身の能力を引き出すこと，短所を改善し，長所を伸ばすことがクリティカルシンキングの最終段階である．これは，本節C項で詳しく述べる．

B. クリティカルシンカーに必要な資質

　クリティカルシンカーになるためには，ただ単に論理的な思考ができるだけではなく，クリティカルシンキングを実践できるように，探究心や真実を追求する姿勢など，さまざまな資質を身につけ磨く必要がある．

　全米哲学協会によって，クリティカルシンカーに必要な資質として，以下の7つが提唱されている（デルファイ報告）．

　（1）探究心（inquisitiveness）
　（2）寛容性（open-mindedness）
　（3）真実の追究（truthseeking）
　（4）分析力（analyticity）

　　（5）系統的アプローチ（systematicity）
　　（6）思考の成熟性（maturity）
　　（7）自己に対する自信（self-confidence）

（1）探究心

　知的好奇心を持ち，疑問に思ったことを追求していくことはクリティカルシンカーの特徴である．すぐに役に立たないことでも，新しい知識を求めたり，物事に対する解釈や説明について知りたい気持ちを持つことである．

（2）寛容性

　寛容性とは，人の意見を公平に聞く，偏見を持たないようにする傾向である．個人の信念は，その人の中でのみ意味をなしている場合が多い．寛容性は，多様な文化，社会において重要なクリティカルシンキングの資質である．

（3）真実の追究

　真実の追究とは，特定の状況において，たとえ自分に都合がよくない場合でも，エビデンスを追究することにより，最良の理解を得ようとする習性である．適切な情報であれば，詳細なことも見逃さず，自身の偏見や思い込みが，知識や真実の追究に影響を与えないよう努力する人である．

（4）分析力

　分析力のある人は，状況，選択，計画などの想定しうる結果を，良いことも悪いことも含めて予測するようにする傾向がある．

（5）系統的アプローチ

　規則的な，整然とした，系統的な方法で問題に対処することである．系統的な思考ができる人は，特定の問題解決方法を持っているか否かにかかわらず，問題に対し焦点を絞り，順序性をもって勤勉に取り組む傾向がある．

（6）思考の成熟性

　思考の成熟性は，問題を白黒と単純に考えるのではなく，複雑なものとして捉える傾向である．判断をする，決断を延ばす，変更するに当たり思慮深いことである．

（7）自己に対する自信

　問題解決に際し，自身の判断の根拠に自信を持つことである．これは，問題解決をするために，判断の根拠を信頼する必要があるからである．

　この7つの資質の中で，一見クリティカルシンキングと関係がないようにみえるのが，「自己に対する自信」である．クリティカルシンキングと自分の思考に対する自信とはどのような関係があるのだろうか．

　一般に，どれだけ優れた能力を有していても，自分自身の能力に対する自信がなければ思うように力を発揮できず，社会で活躍することはできない．クリティカルシンキングにおいても同様で，ほかの6つに優れた資質を持っていたとしても，自分の思考に対する自信がなければ，他人を説得することはできない．自己に対する自信をつけるためには，少しずつ成功体験を積むこと，場数を踏むことである．

C. クリティカルシンカーになるための方法

　　ここでは，クリティカルシンキング自体を育成する方法を紹介する．また，勉強の技術や自分自身のモチベーションを維持する技術なども，クリティカルシンカーになるためには習得する必要がある．

1 ● クリティカルシンキングの育成方法

a. 論理的・合理的に思考を整理するためのツール

　　看護学教育において，論理的思考を訓練する方法として，近年では，PBL（Problem-Based Learning）に基づいたディスカッション，ディベード（対立した意見を討論する），アクティブ・ラーニングといった学習者主体の学習活動やポートフォリオ作成時のリフレクションなどが取り入れられるようになってきた．このような論理的な思考の訓練では，自分自身の思考を整理し，自分の考えを他者に説得力のある説明で伝える必要がある．そこで自分の考えを図式化し，可視化することが有用である．看護過程を展開する際に受け持ち患者の看護問題を情報から関連づけて看護問題を導き出す関連図も同じ方法である．この方法として，マインドマップ，デシジョンツリー，マトリックス図などが挙げられる．

（1）マインドマップ

　　マインドマップ（mind map）とは，自分の表現した概念（テーマ）を1枚の紙の中央に描き，そこから放射状に，連想するキーワードやイメージをつなげていき，自分の考えを絵で整理する表現方法である．このプロセスをマッピングという．柔軟に思い浮かぶ考え（アイデア）を自由につなげていくと，思ってもみなかった気づきを得ることができる．たとえば，就職活動の準備で何から手につけてよいかわからないときに，自分が目指す看護師像とは一体何か，看護師というワードを中央に書き，連想するワードを書き出す（図Ⅳ-2-1）．就職のことを念頭に，未来志向で書き出してみると（例：一生の仕事），そもそもなぜ看護師になりたかったのか過去のことを思い出すかもしれない（例：憧れ）．直観的に出てくるワードもあれば（例：チームワーク），これまでの授業や実習で学んだことから，看護師の役割や機能に対するワード（例：多職種連携）を辿ってみるのもよい．連想する，思い出す，未来への想像などが，クリティカルシンキングのトレーニングになる．

　　出来上がったマップあるいは途中段階でも，全体を眺めてみると自分の考えていたことを俯瞰的に捉えることができる．グループ・ワークなどで活用すると，グループメンバーから出たワードを整理しながら記録できるツールとなる．さらに，同じテーマでも自分では気づかなかった他者の新たな視点や観点に気づくこともできる．最近では，マインドマップを作成するソフトやMicrosoft Excelの「Smart Art」を活用して作成することもできる．手書きの場合でも，絵を付けたり色付けするなど視覚的にも印象に残るマインドマップを楽しみながら作成することがお勧めである．

（2）系統図（デシジョンツリーを応用したもの）

　　系統図は，デシジョンツリー（decision tree：決定木あるいは意思決定ツリー）を応用した形だといわれている．デシジョンツリーは，想定される選択肢とその結果を図式化し

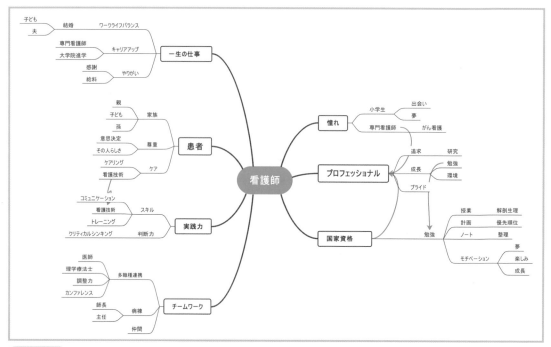

図Ⅳ-2-1　マインドマップ：自身の看護師のイメージ，役割，キャリアのまとめ（一例）
マインドマップ作成ソフト Wondershare の「EdrawMind」を用いて作成した例

たものであり，たとえばオペレーションリサーチなどで用いられ，投資する・投資しないといった選択肢とその結果を図式化し検討することなどに用いられる．

　一方，**系統図**は，概念を枝分かれさせながら展開し，課題を解決に導くこと，あるものごとの構成要素を整理して，相互の関連や欠落をチェックすることなどに役立つ図法である．扱う概念の枝分かれには，その概念を大きなものから小さなものへ進める場合など，さまざまな要素を一定の原則に従って並び替えることで，論理的に構成されることが必要である．

　図Ⅳ-2-2 は，患者の清潔保持を目的とした場合のアセスメント項目を図式化したものである．患者の清潔を保持するためには，患者をアセスメントした結果，個々に応じたケア方法を判断していく．この図では，アセスメントする内容の組み合わせで，どういった清潔ケアを導き出し，実施する必要があるかを具体的に判断するプロセスが可視化して整理される．あらかじめこの図のように整理をしておくと，もれなくアセスメントし，判断することができる．

　また，系統図は，さまざまな知識を統合するのに活用することができる．たとえば，「易感染状態」という言葉はよく使われるが，具体的に感染のリスクについて列挙するのは困難である．そこで，まずはどのような要因があるかを系統図にしてみるとよい（**図Ⅳ-2-3** は一部の要因を系統図にしたものである）．次に，ただ要因を知るだけでなく，それぞれの感染の要因はどのような感染のリスクか，そして感染を予防するためにはどのようにしたらよいかを知る必要がある．たとえば，高齢者は感染のリスクが高いといわれ

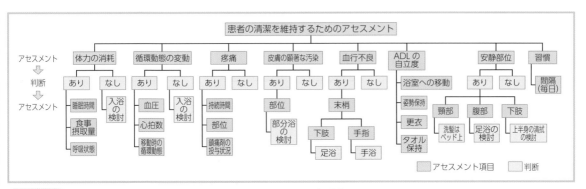

図Ⅳ-2-2　患者の清潔ケアを判断するためのアセスメント図（一例）

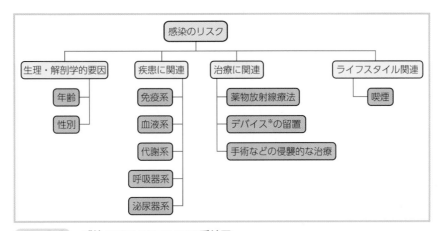

図Ⅳ-2-3　感染のリスクについての系統図
※デバイスは体内に留置するカテーテルを意味する

ているが，高齢者が感染のリスクとなる要因には何があるか，そしてどのような感染症にかかりやすいのか，どのようにしたらそれぞれのリスクを除去・軽減できるのかを知る必要がある．クリティカルシンキングができる専門職として，膨大な知識の習得と，患者それぞれが持っているさまざまなリスクを理解し，感染や合併症の予防を看護ケアに組み込めるようになる訓練が必要である．

　課題①

　　図Ⅳ-2-3 に少し情報を追加した系統図（**図Ⅳ-2-4**）を参考にして，いろいろ調べて図Ⅳ-2-3 の系統図を自分なりに完成させてみよう

▶ ディベートでの系統図の活用

　ディベートは特定の課題に対し，賛成・反対意見の対立するグループに分け，討論することである．賛成側は賛成の立場で，反対側は反対の立場で討論を展開する．それぞれの立場に立って意見を主張し，相手を説得するための論理的な意見を展開する訓練となる．

　ディベートの場合は，自身の主張したい意見の理由づけやその結果どのようなことが予測されるかを系統的に考えておく必要がある一方で，反対側の主張についても検討してお

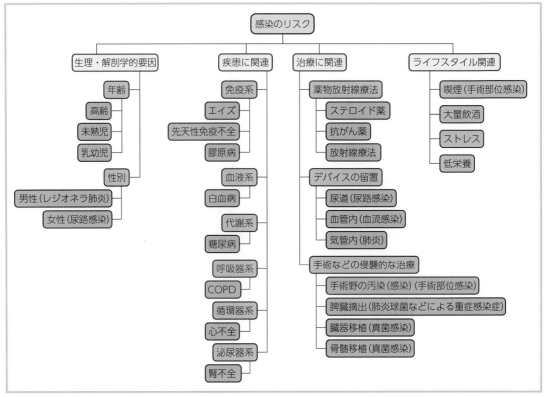

図Ⅳ-2-4　図Ⅳ-2-3 の系統図の項目追加版（一例）
受け持ち患者の感染のリスクを整理する際に役立つ

く必要がある．そのプロセスで系統図（**図Ⅳ-2-5**）を活用してみるとよい．そうすることで，根拠となる情報が何かを整理し，論議する方向性を可視化し，準備性をもった上で建設的な主張へとつながることが期待される．

　　課題②
　　　図Ⅳ-2-5 はコロナ禍における病院の面会制限の賛成と反対に対する意見をまとめた系統図である．これ以外にもあなたの考える理由をつけ足してみよう．またそれらの理由には関連性があるかもしれない．系統図を用いて実際にディベートを行ってみよう

　コロナ禍での患者と家族の面会については悩ましい課題である．面会を制限するべきだと主張する立場と，制限するべきではないと主張する立場に分けて，面会がない場合とある場合について，どのようなことが生じる可能性があるのか，その対応策まで考えてみよう．どんなことが実際に生じているのか憶測では無く，現状の把握とともに情報収集も必要である．

b. そのほかの方法

(1) ロールモデルを見つける

　良い"ロールモデル"を見つけ，真似するとよい．あの人のようになりたいと思うよう

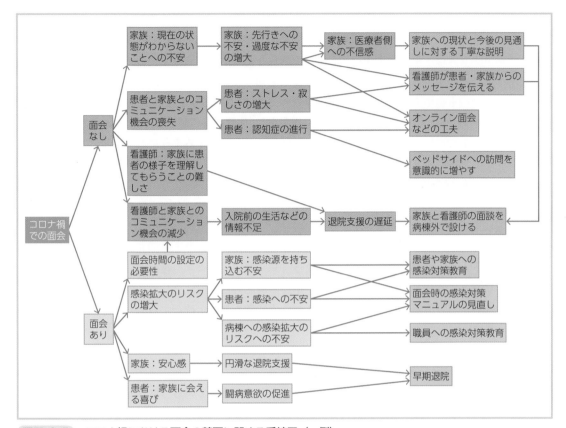

図Ⅳ-2-5　コロナ禍における面会の賛否に関する系統図（一例）

な人がいれば，その人を真似することにより，知識や技術などだけでなく，人間性も育成されることが多い．

(2) クリティカルシンキングを育む環境を提供する

クリティカルシンキングを育む環境とは，自由に質問できたり，自分の意見を尊重してもらえる環境である．また，想像力を育んだり，チャレンジ精神を要求される環境もクリティカルシンキングを育成する上で重要である．

(3) その他の教育方法

教育方法として，教員のデモンストレーションを見てそのまま模倣させることが一般的である．しかし，さまざまな状況を想定した臨床に即した事例や，模擬患者（simulated patient：SP）を活用し，さまざまな状況に臨機応変に対応できるような能力を育てることが求められている．そのような教育方法を活用する場合には，教員から学生に，探究心を高めるような適切な問いかけ，学生自身のリフレクションも重要となる．

2 ● 学習能力を高める方法

a. 集中力を高める

集中力は，城にたとえれば石垣のように，学習力の根幹となるもので，集中力がなければ知識や技術の習得なども困難である．自分に合った集中力の高め方を探すとよい．集中

力の高め方の1つは，夢中になれるものを見つけ，没頭してみることである．

　散歩するのも集中力を高めるのに効果的だと考えられている．ギリシャの哲学者アリストテレスは，弟子と歩きながら議論や講義したことで知られている．アリストテレスは歩くことが集中力・思考能力を高めることを知っていたのだろう．

　いつも集中力を高めることは困難なので，集中力に応じて仕事を選ぶのもよい．筆者は，集中力が高い時は論文を書くなどの作業をし，体調不良の時や集中力がない時は，インターネットでの情報収集をするなどの比較的単純な作業をするようにしている．本も集中力に応じて読む本を揃えている．

b. 勉強の技術を磨く―暗記の方法

　個人差があるが，訓練により改善する．声に出す，書くなど記憶するのに各自あった方法を知っておく．一般的に，寝る前の繰り返しは知識の定着を助けることが知られている．スマートフォンやタブレット端末などの暗記支援ソフトも開発されており，無料のソフトもあるので調べて活用してみよう．忘却曲線に基づき，復習するタイミングを自動的に教えてくれるソフトなどもある．単なる暗記力だけではクリティカルシンキングはできないが，専門職として爆発的に増えていく知識を整理・統合する能力を身につける必要がある．

c. モチベーションの維持

(1) 自分自身を元気づける言葉を探す

　米国で活躍している人たちは一様にマントラを持っている．マントラは，もともとはサンスクリット語で，宗教儀式のお祈りに使われる言葉であり，心内語と訳されることもある．それはおまじないのように自分を元気づける言葉である．

　私が米国の大学院で博士論文を執筆中に悪戦苦闘していた時，友人からもらったプレートに書いてあったキップリング（Kipling JR）の格言が，私のマントラになった．

The years skip along easily, it's the days that are tough.

　何年という歳月はたやすく過ぎていくが，大変なのは1日という日々なのだ（筆者訳）．

(2) 音　楽

　聴くと元気が出る音楽や，心が休まる音楽を探し，必要に応じて聞き効果をみよう．

(3) 映画，本

　楽しくなったり，心を慰めたり，元気にしてくれる映画や本を探しておこう．気分転換や発想法の転換にもよい．

(4) そのほか

　落語，散歩，ヨガなど自分なりに気分転換になるものを探そう．

(5) 元気の出る人の話しを聞く

d. 新しい発想を生み出す

　今ある状況を改善するためには，新しい発想が必要となる．新しい発想を生み出すためには，好奇心を持ち，さまざまな分野の知識を持っていることが重要である．たとえば，引きこもりや孤独死予防・対策について考えてみるとしよう．まったく知識のない領域では，新しい発想は生み出せない．まず現状を知るため地域や全国的な調査の有無を調べる．そして，地域での引きこもり対策などの報告や研究発表を調べてみる．海外における政策

や研究も参考になるので図書館に行って調べてみよう．グループ・ワークで調べる領域を分担し，結果をグループで発表してみよう．問題の認識や対策についてグループで話し合うことにより，自身と他の学生との考え方の相違に気づきやすく，新たな発想で課題を検討することにつながる．

　引きこもりと関連した問題で，孤独は死亡のリスクを高めることが35の論文をまとめたシステマティックレビューで報告されている[4]．最近はスマートフォンを手にする時間が多く，相手の反応をそのまま感じて対話することが少なくなり，コミュケーションの手段が変わってきている．多職種連携の要である看護職は，新たなコミュニケーションの手段を駆使し，患者中心のチーム医療を支援するクリティカルシンカーとなる必要がある．

コラム

心の持ち方

　クリティカルシンカーになるためには，努力を継続することが重要である．そのためには，困難な状況下でも希望を失わない心の持ち方があることも知っておこう．

　フランクル（Frankl VE, 2002年）のマントラを紹介する．

　「いかなる状況に置かれても，人間には自分の心の持ち方を自分で決められる自由が残されている」

　フランクルは，オーストリアの精神科医，心理学者であった．第二次世界大戦でナチスの強制収容所での過酷な体験を書いた「夜と霧」が特に有名である．自分でコントロールできないことが多いが，自分の心の持ち方だけは誰も侵略することができないという信念を持ち，収容所生活を生き延びることができた．

参考文献
ⅰ）ヴィクトールE. フランクル：夜と霧（池田香代子訳），みすず書房，2002

学習課題

1. クリティカルシンキングの定義を述べてみよう
2. クリティカルシンキングの特徴を説明してみよう
3. クリティカルシンカーになるための方法を挙げてみよう

引用文献

1）アルファロ-ルフィーヴァ R：看護場面のクリティカルシンキング（田原勇ほか訳），医学書院，1996
2）Rubenfeld MG, Scheffer BK：Critical Thinking in Nursing：An Interactive Approach, 2nd ed, Lippincott Williams & Wilkins, 1999
3）ルーベンフェルド MG，シェッファー BK：クリティカルシンキング—看護における思考能力の開発（中木高夫，水渓雅子，石黒彩子訳），南江堂，1997
4）Rico-Uribe LA, Caballero FF, Martín-María N, Cabello M et al.：Association of Loneliness with All-cause Mortality：A Meta-analysis. PLoS ONE **13**(1), 2018

参考文献

1）スミス HW：心の安らぎを発見する時間管理の探求（黄木信，スキナー J 訳），キングベアー出版，1999

3 リフレクション

この節で学ぶこと

1. リフレクションの定義，意義，リフレクションに必要なスキルを理解する
2. リフレクションの方法を理解する
3. リフレクションを実施し，リフレクションの意義を実感する

　看護の実践は，患者の健康，生命にかかわるため，科学的根拠を基盤とする必要があるが，対象者の持つ価値観やそのときに置かれた状況によってニーズは変化するため，そのニーズに対応する能力も要求されている．では，そのような対応能力を養い，実践の質を上げていくにはどうすればよいだろうか．

　本節では，臨床現場において看護師の成長や実践の質向上に有用な実践的思考であり，学習ツールであるリフレクションについて述べる．

A. リフレクション

1 ● リフレクションとは

　リフレクション（reflection）という概念は，「リフレクト（reflect）」という動詞の定義から，過ぎ去ったことに（光や熱などを）当てるように振り返り，心に描かれたことを呼び戻したり表出したりすること，すなわち注意深く考えること[1]，意識的，客観的に自分を見つめ直す思考を指している．

　客観的に自分を見つめ直すというのは，自分を一段高いところからまるで別の人を見ているかのように冷静に分析することを意味する．そうすることで，自分の感情や行動をモニタリングし，自分の心や行動を状況にふさわしいものに修正することが可能となる．

　日本では反省，内省，熟考，省察，振り返りなどと表現される．リフレクションを名詞，動詞，形容詞のいずれで用いるか，あるいは，プロセスを指す言葉なのか，アウトカムを指す言葉なのかといった用語の使用がさらに混乱を招いていると指摘し，リフレクティブ思考，あるいは，よりシンプルにリフレクションという用語の使用が概念を明確にするには最も有益であろうと述べられている[2]ことから，本書ではリフレクションという表現を用いる．

a. 教育におけるリフレクション

　デューイ（Dewey J）は，経験の重要性と共に，経験をリフレクティブ・シンキングにより学習することで，理解力や思考力が向上し成長につながると述べ，教育におけるリフ

レクションの重要性を明らかにした．デューイによると，リフレクティブ・シンキングとは，われわれの経験の中の知性的要素を明晰にすること，曖昧さ・疑惑・葛藤・混乱などがみられる1つの状況を，明晰で整然とした確定的で調和的な状況へと変容することとしている[3]．すなわち，経験した曖昧な状況について，内省と探求によって，行動の根拠となる知識を明らかにして理解し，確定的で調和的な状況へと変容させる思考過程としている．デューイはリフレクティブ・シンキングの重要性とその性格を述べているが，具体的な過程については言及していない．

コルブ（Kolb DA）は，デューイの思想を引き継ぎ，より構造的に「経験学習」のあり方を研究した．コルブは，大人の学習においては「経験」が重要な役割を果たすと考え，経験学習のサイクルとして，体験した内容を振り返り，教訓を導き出し，試しに実践してみるという流れを示し，「リフレクション」がそのサイクルがまわり続けるための原動力であると述べている[4]．

b. 専門職教育におけるリフレクション

ショーン（Schön DA）は，デューイの考え方を基盤にリフレクションの概念をさらに拡大させている[5]．ショーンは実践の中で人々は，個人的な特徴や状況の影響を受けながら，不明確で直感的に行動しているため，知性的要素を明らかにするだけでなく，その状況や個人的な要素を含めた個別の具体的状況に即した実践知を明らかにするものとし[6]，専門職は科学的根拠だけでなく，複雑で変化する状況を瞬時に読み解き，その状況だけに通用する理論を構築し問題解決を導いていることを明らかにした．

また，ショーンはリフレクションを核とした実践を行う実践家を「省察的実践家（reflective practitioner）*」と呼び，その実践過程において，2つのリフレクション「行為の中のリフレクション」と「行為についてのリフレクション」を行っているとしている[6]．

「行為の中のリフレクション（reflection-in-action）」は，実践の最中に経験で培った暗黙知を駆使しながら，問題の本質および解決方法を導く実践的思考である．

「行為についてのリフレクション（reflection-on-action）」は，実践後に自己の取り組みについて振り返り，個別の具体的状況における実践知，すなわち，その状況固有の知性的要素や個人的要素などを明らかにし，類似した状況に遭遇したとき，自分自身がどのように行動すればよいのかという課題を明確にする思考である．

c. リフレクションの定義

リフレクションの定義はいまだ統一されたものはないため，ここでは以下の3つの定義を紹介する．

・ **ボイド（Boyd EM）とフェイルズ（Fales AW）の定義**[7]

　経験により引き起こされた気にかかる事柄に対する内的な吟味および探求の過程であり，それらを通して自己に対する意味づけを行ったり，意味を明らかにしたりするものであり，結果としてものの見方や考え方に対する変化をもたらす

---

*ショーンの "The Reflective Practitioner" を初めて日本語訳した佐藤ら（下記文献参照）は，「reflective practitioner」を「反省的実践家」と訳したが，「反省」という語は過去への指向と批判性が出てしまいかねないことから，近年は「省察的実践家」と表現されるようになっている．［Schön DA（著），佐藤学，秋田喜代美（訳）：専門家の智恵；反省的実践家は行為しながら考える，ゆみる出版，2001］

- **レイド（Reid B）の定義**[8]

  実践を記述・描写，分析，評価するために，また，実践から学習の情報を得るために，実践の経験を振り返り吟味するプロセスである．

- **看護におけるリフレクションの定義**[9]

  看護実践の中で感じた不快な感情や違和感をきっかけに始まる経験の振り返りによって，看護実践能力を高めていく思考様式である．また，リフレクションは経験を想起し，それを注意深く吟味することによって，その状況に対する見方の広がりや変化を可能にし，看護実践のレパートリーを増やし，あるいは新たな看護実践を創造することを可能にする意図的な思考プロセスであり，看護基礎教育，現任教育を問わず，学習可能な思考のスキルでもある．

コラム

リフレクション

　リフレクションは，「反射，反映」などの意味の言葉であるが，建築の分野では「映り込み」の意味で使われる．金閣寺など，水面への反射をうまく使い建造物を幻想的に見せるというのも「映り込み」の1つである．水面に映り込んだ像は，時に実物を超えたイマジネーションを人々に与える．

　反射するものは水だけでなく，真っ黒に塗られた床であったりもする．黒に塗られ光沢をもたせた床は，反射する光や映る像，もしくはその空間に入りこんだもののシルエットが強調され，空間の主役となる．このようにリフレクションは，反射するものそのものが空間を作るのではなく，映し出す光や影などが空間を作り出す技法として活用されている．

　実践の中の思考と空間を作り出す技法とは分野は異なるが，どちらのリフレクションも「もの」に縛られず，それによって作り出された情景が人に影響を与え，人をそれまでの観念から解放するという意味を持っている．改めてリフレクションという「言葉」そのものが持つ意味が理解できる．

---

2 ● 専門職にとってのリフレクションの意義

　リフレクションは，専門職にとってどのような意義があるのだろうか．

a. 理論と実践をつなぐ

　看護専門職は，看護実践の質を保障するため，看護実践力の向上に向けた取り組みが求められる．しかし，出会う状況1つひとつが個性的で，まったく同じ状況はないことから，理論的知識の適用のみでは，状況に適した良い実践を行うことは難しい．研修などで学び理解した知識が，それだけでは実践で活用できない理由はそこにある．

　ショーンのいう「行為についてのリフレクション」は，かかわった個人と状況の特性と共に，活用した，もしくは活用すればよかった知識・理論を明らかにする思考である．経験した状況において，どのような知識や理論が活用できるのか，どのように活用すればよいのかを検討する，つまり実践状況と活用できる理論や知識をつなぐことで，類似した実践に遭遇したときに，その状況で活用できる知識・理論の想起，活用が行いやすくなる．

b. 現象や物事を多面的に考える力をつける

看護が取り組む状況は，個性的であるため，対象者にとってより良い問題解決を図るには，どのような視点から問題の本質を見きわめ，解決方法を選択すればよいのかを，多面的に捉え考えることが求められる.

ある実習生の例をみてみよう.

事例 ❶ リフレクションによる実習生の見方の変化

受け持ち患者の状態が思わしくなく，家族や兄弟が面会に来ているため，検温の時間になってもしばらくは訪室せず待機していた. 20分待っていたが，バイタルサインを報告する時間となったため，検温に訪室した. 実習後，この学生は，患者の家族との大切な時間に割り込んでしまったと訪室したことを後悔していた.

そこで訪室した時，「どういうやりとりができたか」「患者や家族の様子はどうだったか」について学生に記録に追記してもらった. 記録には，血圧の値を家族に聞かれ，落ち着いていることを説明すると安心された様子だったこと，患者の入院前の生活や楽しいエピソードを話してくれたこと，これまで見たことのない嬉しそうな表情を見ることができたことなどが記されていた. その内容を含め共に振り返ることで，面会中に訪室することは決して悪いことばかりではなく，家族とのコミュニケーションを図るためにも重要な場面となる，という見方に変化した.

このように，同じ経験をリフレクションしても，自分が持っていた「家族との面会中は邪魔をしてはいけない」という見方だけで状況を捉えると，自身の情報提供により家族が安心した様子を見せた経験は意識されず，割って入ってしまったという意味づけになってしまうが，事実やそのときの感情に光を当てて意識化させたことで，「家族に今の状態を伝えたり，コミュニケーションや患者理解を深めたりする場として重要」という別の見方ができ，意味づけの変化につながっていた.

状況は立場や物の見方によってさまざまな捉え方ができる. 主観的で偏った視点からだけでなく，意識的に異なる視点から状況を捉える力をつけることで，より客観的に問題や解決策を見出すことができる.

c. 実践に真摯に向き合う態度の育成

リフレクションをするために取り上げられる場面には，成功事例だけでなく失敗事例も含まれる. たとえ失敗事例であっても，リフレクションを通して，何が問題で，どう対応すればよいのかを明らかにすることで，類似状況を恐れる気持ちから，改善方法を試してみようという前向きな気持ちに転換することが可能となる. さらに，実践の中から自身の強みを発見することで実践への自信，自己効力感につながる.

リフレクションにより明らかになった自身の強みを発揮し，何かを学ぶことができるという意識が持てるようになると，実践状況に向き合う態度へも良い影響を与えることができる.

3 ● リフレクションに必要なスキル

　アトキンス（Atkins S）とマーフィー（Murphy K）は，リフレクションに関する文献検討から，学習のためのリフレクションの過程に最も必要とされるスキルについて明らかにしている[10]．そのスキルは，「自己への気づき」「描写」「批判的分析」「総合」「評価」の 5 つである．

a. 自己への気づき

　自己への気づきのスキルは，自分自身の性格や信念，価値観，特性，強み・弱みなどを意識することであり，ものの感じ方，考え方の特徴を含めて自分自身のことを知るためのスキルである[11]．リフレクションによって自己成長を目指すためには，無意識で実践行為の中に埋め込まれている自分の考えや判断の傾向などを知ることで，自分がその状況にどう影響を与えたり，与えられたりしているのかを知ることができる．また，自分自身の信念，価値観や態度，それがどのようにほかの人に影響しているかを認識することは，他者との間に良い関係を構築してより良い看護実践につなげるためにも重要である．

b. 描　写

　描写方法はさまざまであるが，ここでは"記述する""話す"に焦点を当てて述べる．リフレクションは，自分の経験を自分自身や他者にわかるように表現することから始まる．他者が理解するためには，5W1H を含む内容であること，事実と判断が区別できるように表現すること，その時の状況や感情，行動，相手の反応など，その場面で自分が認識したことをまるで見ているかのように理解できることが必要である．

コラム

技術的実践家から省察的実践家へ

　専門家は，20 世紀中頃まで「科学技術の合理的適用（model of technical rationality）」を原理とした「技術的実践」を行っていると信じられてきた．「技術的実践」は，どのような状況にも有効な科学的原理に基づいた技術の実践であり，実際の状況や文脈にかかわらず科学で証明された技術を適用することで問題が解決できるという考え方に基づいている．

　看護専門職も，科学的根拠に基づいた援助を提供することが求められており，科学的根拠を明確にするための研究・取り組みや教育が行われている．一方で看護実践は，対象者やその人が置かれている状況により，具体的援助内容が変化するという状況依存的な要素が強いため，「科学技術の合理的適用」のみでは直面する複雑な状況や問題に満足のいく対処を行うのは難しいという側面を持ち合わせている．そこで，これまでの「技術的実践」を行う専門家に替わって現代の専門家として注目され始めたのが，「行為の中のリフレクション（reflection-in-action）」を原理とした「実践」により専門性を発揮する「省察的実践家」である．

　「省察的実践家」は，実践過程において行われる「行為の中のリフレクション」によって，経験で培った暗黙知を駆使しながら問題を省察し，複雑な状況における複合的な問題の解決に向けて対象者と共に取り組み，その解決を可能とする．さらに事後にも，その取り組みについて振り返り吟味する「行為についてのリフレクション（reflection-on-action）」を行い，個別の具体的状況に即した実践知を獲得する実践家であるといわれている．

　看護専門職は，状況依存的な性格を持ち，経験も実践の質に影響することから，科学的根拠を活用しながらも個々の経験から獲得した実践知に基づき対象者と共に取り組む専門家であり，個々の経験から獲得する実践知によって学び成長することが求められている．

参考文献
ⅰ）田村由美，池西悦子：看護の教育・実践にいかすリフレクション：豊かな看護を拓く鍵，p.19，南江堂，2014

リフレクションの主体は振り返る当事者である私である．そのため，自分自身の考えや実践行動に焦点を当てて描写することが重要である．

嬉しい，悲しいなどの強い感情は表現しやすいが，そうではない自分の感情を記述するのは難しい場合があり，その状況で考えたことにすり替わることがある．表に出ない感情，とくに自分自身が認めたくない感情について表現できることで，そこでの自分自身の行動や反応を理解したり，課題を明らかにしたりすることが可能となる．リフレクションには自己を開放することが重要であるといわれるのはこのためである．

日本文化は，個人の主張より調和を重視するため，周囲に受け入れられないと思う感情は自分の中にしまいこんでしまう可能性がある．そして，教育の中でも，自分の意見を明確に表現し主張する訓練が十分できているとはいえない．しかし，リフレクションの能力は教育によって向上するといわれる．実際に，日本の臨床看護師を対象とした1年にわたるリフレクション研修において，参加者の経験の記述が詳細かつ理解しやすい内容へと変化した[12]ことからも，繰り返し経験の記述を行う中でスキルを身につけることができる．

c. 批判的分析

批判的分析は，自身の実践のうち，気がかりな状況を"個人としての私"と"専門職としての私"の両方から吟味するスキルを指す．自分の実践の傾向や影響を与えた要因を明らかにするために，次のような事柄が含まれる[10]．

①その状況に関連している知識の存在を確認し明確にする
②その状況についての感情やその感情の影響を探る
③そこでの問題・課題を明らかにし，それに取り組む
④何かほかに行動の選択肢があるかを想像し，探求する

批判的分析のうち，状況に関連している知識の存在を確認できる事例をみてみよう．

事例② 訪室した瞬間，表情に違和感を認識した場面

その表情は，仮面様で，眉間に皺が寄り，強張っていた．話し方は，歯切れがよくて，発音が強いと感じた．午前中会った時には，上品な方という印象であり，表情，口調の強さなどから別人のように感じた．A氏の様子を表現すると，表情が乏しく，不安の表情と表現できた．

仮面様からパーキンソン病，不安精神症状がみられる疾患との関連を考え，不安は低血糖の症状としても出現することがあるということを想起した．低血糖症状は人によって異なること，過去に低血糖時に不安精神症状が現れる人がいたことも思い出した．A氏も低血糖ではないかと思った瞬間，カルテの既往歴に糖尿病のみ書かれていたことが頭に浮かんだ．

血糖測定を行い，低血糖が確認されたため，指示に従って処置を行った．

この看護師は，前回訪室した時のA氏の様子との違いを察知し，その状況を，仮面様，不安の表情，と捉えた．そして，仮面様，不安という症状に関連するパーキンソン病や低血糖という知識を想起し，A氏の既往歴と照らし合わせた結果，低血糖と判断し血糖測

定を行った．状況を分析し，関連する知識を明確にし，とるべき行動を探求するという，実践の最中にリフレクションを行うことで，現象を多面的に考え，知識と実践をつないだのである．

d. 総　合

総合とは，さまざまな視点から分析した内容を再度集め，要素を再構築し，問題の本質や解決方法などの結論を導くスキルを指す．自分自身では結論が見出せないとき，他者と対話をしたり意見を聞いたりすることで，新たな見方に気づくことができる．

e. 評　価

評価とは，物事の価値や良し悪しを判断するスキルを指す．看護師は，しばしば自分自身に対して否定的な評価をすることがある．リフレクションは，看護実践の良し悪しの評価が目的ではなく，行為の背景にある考え方や価値を評価することが重要である．経験から学び，実践をより良いものにするためには，欠かせないスキルとなる．

以上が，アトキンスとマーフィーによる5つのスキルであるが，日本の臨床看護師におけるリフレクションの構造によりさらに2つのスキルが明らかとなった．

コラム
日本の臨床看護師におけるリフレクションの構造

日本の基礎教育においてリフレクションが授業で取り上げられ始めたのは，2000年以降である．正規教育課程でリフレクションを学んでいない日本の臨床看護師のリフレクションの構造を明らかにし，今後の教育の検討資料とすることを目的に研究に取り組んだ．研究参加者は経験年数5〜10年の看護師20人で，「いつもと違う経験だと感じた臨床状況」についての振り返りの記述とそれについてのインタビューを実施した[i]．インタビューは，マイクロモメント・タイムライン・インタビューを実施した．

マイクロモメント・タイムライン・インタビュー法[ii]は，ある重大な状況を説明してもらう方法で，まず起こったことを時間的経過に沿って羅列し，次にその1つひとつについて，認識した状況，状況の中で認識した違和感や矛盾などのギャップと，そのギャップをどのように埋めていったのかを語ってもらう．ギャップとして生じた気にかかる問題に対応するための内的な探求の過程を明らかにすることができるため，自分自身が忘れていた状況についても，「そういえば……あの時何か違和感があった」「あの時，なぜかこんなことを思い出した」のように，意味づけられずに記憶の中にしまわれていた経験を引き出すことを可能にした．

この研究において，先に述べたリフレクションに必要な5つのスキル以外にも，リフレクションに欠かせない重要な要素として「状況への関心」「対話」があることが明らかとなった．

引用文献
i) 池西悦子，田村由美，石川雄一：臨床看護師のリフレクションの要素と構造―センスメイキング理論に基づいた“マイクロモメント・タイムライン・インタビュー法”の活用．神戸大学医学部保健学科紀要 **23**：105-126，2007
ii) Dervin B, Foreman-Wernet L, Lauterbach E：Sense-Making Methodology Reader：Selected Writings of Brenda Dervin, p.240-245, Hampton Roads Publishing, 2003

f. 状況への関心

看護師がリフレクションを行う背景として，「患者とのこれまでの良い関係を継続したい」「違和感を解消したい」「看護師としての責任を果たしたい」という思いから，直面する状況に自分自身を投じる姿勢があった．この姿勢は，課題や職業に自分自身を投じるこ

とが価値あるものとして内面化されているがゆえに，しなければならないことを負担として感じさせなくする要素である．この要素はいかなる困難な状況からも逃げず，リフレクションをしながら最後まで状況に積極的に対処するために，欠かせないと考える．

g. 対　話

リフレクションにおける**対話**には，「自己との対話」と「他者との対話」があり，①問題状況の原因を検討する，②とるべき行動を検討する，③自己評価を明らかにする，という3つの目的で行われていた．「対話」は必須スキルには含まれていないが，ショーンは，指導者などの他者との対話は「状況との省察的対話」としてリフレクションの重要な要素であると述べている[6]．また，自己との対話は，自己に対する語りかけ，自己内他者との対話を通して，自己と向き合うこと，問題を異なる視点から分析することを促していたことから，リフレクションに必要なスキルであると考えられる．

B.　リフレクションの方法

1 ● リフレクションのプロセス

すでに英国，オーストラリアなどでは，省察的実践家になることが推奨され，実践の質向上と同時に実践から学びを深めるための方略として不可欠なリフレクション能力の向上に向けた教育の必要性が主唱されている[13]．そして，看護基礎教育および継続教育の中で，リフレクションに関する教育が行われてきた．日本においてもリフレクションの重要性は認識されつつあり，2000年頃より海外で開発された理論やスキルを演習や実習の記録方法として活用する試みなどの研究報告がみられ始め[14,15]，日本の看護職への適用も進んできた．

経験内容の理解，および，次の改善を導くリフレクションにするためには，ただ漠然と振り返るのではなく，**リフレクティブサイクル**に沿って行うことが効果的である．

以下に2つのサイクルを示す．

- ギブズ（Gibbs G）[16] をバルマン（Bulman C）らが改訂[17]
  1. 描写（何が起こったのか，どのような状況だったのか）
  2. 感情（その状況の中で，何を感じ考えたのか）
  3. 初期評価（良かったこと，良くなかったことはどのようなことか）
  4. 批判的分析（その状況が意味するものは何か）
  5. 考察（何に気づき，学んだのか）
  6. 最終評価と行動計画（初期評価との相違，類似状況での行動計画立案）
- ジョーンズ（Johns C）[18]
  1. 経験の説明（何が起こったのか，それに対する重要な要素は何だったのか）
  2. リフレクション（私が達成しようとしていたこと，その結果はどうだったか）
  3. 影響要因（内的・外的・知識など，何が私の意思決定に影響を与えたのか）
  4. 他の選択肢の検討（他にどのような選択肢があったか，それらの結果はどうだっ

　　　　たか)
　　5.　学習（経験により変化したこと，その経験について感じ・考えたこと）

2●日誌や対話によるリフレクション

　　リフレクションには，リフレクティブサイクルに沿って記述する方法のほか，日誌や対話による方法などがある．

a.　日誌を書く

　　いつでもすぐに始められ，できごとに対する記憶を残しておくためにも，日誌などを書き続けることが役立つ．看護基礎教育においても，臨地実習の実習日誌など，よく用いられる方法である．

　　日記をつけた経験はあるだろうか．新しく日記帳を買ったことが嬉しくて，初日，2日目くらいまでは張り切ってたくさん書くが，その後どんどん短くなって，ついに書かなくなってしまった経験があるだろう．書きたくなるようなノートを準備することもやる気を維持するのに有効であるが，長く続けられる仕組みが必要となる．たとえば，仕事が終わった後に必ず時間を設ける，もし毎日が難しいなら夜勤が終わった時だけは書いてみるなどである．同僚と一緒に日誌を書き始めて，夜勤が一緒になった時には互いに経験したことやそこから自分なりに見出した考えを語り，意見交換をするようになったという人もいる．日誌を書くことが習慣になるまでは時間と場所を確保して自分に課して行うことが必要である．

　　良い日誌を書き続けるための必要不可欠な要素として，日誌の記述内容が率直で正直であることがいわれている．また，正確に状況を捉えやすくするために，言ったこと，センテンスや鍵となるフレーズを書き残しておくことがよいといわれている[19]．

b.　指導者との対話，およびグループでのリフレクション

　　リフレクションを指導者や仲間と共有し，意見交換を行うのも有効な方法である．リフレクションは，うまくいかなかった経験について行うとき，つらい思いをすることもある．それを乗り越えるためには，共に取り組んでくれる支援者の存在が重要である．

　　指導者との対話やグループでのリフレクションを促進するためには，状況を理解する目的で批判的質問を行うことが有効である．参加者との関係性は，自己の感情に正直にリフレクションに取り組めるか否かに影響を与えるため，事前にいくつかのルールを決めて，個人的な関係と混同しないようにしておくことが必要である．そして，リフレクションを促進するためにも，まずは，肯定的なフィードバックをして，安心して状況や感情を表出できる信頼関係が作れるようにすることも重要である．

　　筆者がリフレクション研修を実施する際，会の最初に確認している約束事は次の4つである．

　①質問は，状況を理解するために行う
　②質問や意見を述べるときは，自分ならこうする/考えるという意見やアイディアも
　　合わせて述べる

③評価や分析においては，肯定的/否定的の両面から検討する

④唯一の答えはないので，みんなでより良い実践とするための考えを練る

C. リフレクションのアセスメント

効果的なリフレクションを導くには，学習者自身，もしくは学習者と指導者が，その時点でのリフレクションスキルの修得状況や成果を客観的に認識することが重要である.

ここでいうアセスメントとは，ある特定の時点で，ある特定の状態を見きわめることであり，通常その状況を変え，行動を修正するもの[20]といわれるように，リフレクションの過程を踏んでいるかやスキルを持っているかについて確認し，教授・学習活動の改善を行う目的で実施する形成的評価を指している.つまり，目標との関係から学習の進捗状況の情報をもとに教授・学習活動の改善を行う目的で，学習者の理解度を把握し，授業計画を変更するなど，フィードバックを伴うものを指す.

1 ● リフレクションをアセスメントする意義

リフレクションをアセスメントするとは，プロセスの各要素が記述内容に含まれているかを点検するだけでなく，その実践の意図が何であったのか，実践の良い/良くないところはどこか，そう考える根拠は何かというように，自分自身の思考を客観的に確認し，課題を明らかにすることを指す.そのため，自分自身の傾向や課題が明確になり，リフレクションのプロセスやスキルについても理解を深めることができる.また，自分自身が実践において大切にしている価値の再確認や，目指す看護に近付いていることを確認することで看護のやりがいを再認識することができる.

2 ● リフレクションのアセスメントにおける課題

リフレクションそのものにも時間を要するが，さらにそれをアセスメントすることにより時間的な負担が生じる可能性がある.また，アセスメントすることが前提となっている場合，自分自身が非公式に記述した内容を提出するための公式用に編集する可能性があり，公式より非公式の記述のほうが意義ある内容であることが示唆されている[21].ありのままの記述をアセスメントしてこそ意味があるため，アセスメントを行う目的を指導者と共有しておくこと，できるだけ早く学習者自身が自立してアセスメントできるよう指導計画を検討することも重要である.

リフレクション能力は，本来持っているものだけでなく，トレーニングによって向上するといわれている.まずは，とても良い経験やうまくいかなかった経験について，リフレクションを行ってみてほしい.

看護実践は，対象者の人生の一部へのかかわりであり，取り返しのつかない場面ばかりである.一生懸命持てる力を使って取り組んだ経験でも，もっとこうすればよかったと思うことがある.そのような貴重な経験だからこそ，そこから学びながら前に進み続けるこ

とが重要である.

　リフレクションを通じて,「自分が思ったよりちゃんと考えて実践しているんだと思った」という感想を述べる看護師も少なくない. リフレクションによって自分に自信が持て, 実践が楽しくなったと感じることも, さらに良い実践を行うための原動力となるだろう.

　医療技術の進歩への対応, 医療安全の確保などに適切に対応するためには, 臨床実践能力の向上が求められている. 一方で, 制約の多い臨床実習において実践知を獲得することが困難な現状がある. 1つひとつの経験からどのように学んでいくのかが, 看護師のキャリアの質, すなわち実践力に影響を与えていくことから, リフレクションを看護実践の基礎的能力として育成していくことが重要であろう.

学習課題

1. リフレクションの看護専門職にとっての意義は, どのようなことか
2. リフレクションを促す条件には, どのようなことがあるか
3. リフレクションの方法と留意点を挙げてみよう
4. リフレクティブな実践家になるために, あなた自身の課題はどのようなことか

引用文献

1) Butler S：The Macquarie Dictionary 2nd ed, Macquarie Dictionary, 1991
2) Rogers RR：Reflection in higher education：A concept analysis. Innovative Higher Education **26**(1)：37-57, 2001
3) Dewey J：How We Think：A Restatement of the Relation of Reflective Thinking in the Educative Process, p.11, Henry Regency, 1933
4) Kolb DA：Experiential Learning：Experience as the Source of Learning and Development, Prentice-Hall, 1984
5) クラントン PA：おとなの学びを創る—専門職の省察的実践をめざして(入江直子, 三輪建二監訳), p.111, 鳳書房, 2004
6) Schön DA：The Reflective Practitioner：How Professionals Think in Action, 2nd ed, p.49-54, Jossey-Bass, 1991
7) Boyd EM, Fales AW：Reflective learning：Key to learning from experience. Journal of Humanistic Psychology **23**(2)：99-117, 1983
8) Reid B：But we're doing it already! Exploring a response to the concept of reflective practice in order to improving is facilitation. Nurse Education Today **13**(4)：305-309, 1993
9) 田村由美, 池西悦子：看護の教育・実践にいかすリフレクション—豊かな看護を拓く鍵, p.27, 南江堂, 2014
10) Atkins S, Murphy K：Reflection：A review of the literature. Journal of Advanced Nursing **18**(8)：1188-1192, 1993
11) 田村由美, 中田康夫, 藤原由佳ほか：リフレクションを行うために必須なスキル開発—オックスフォード・ブルックス大学における教授方法実践例. Quality Nursing **8**(5)：419-425, 2002
12) 池西悦子, グレッグ美鈴, 栗田孝子：臨床看護師を対象としたリフレクション研修の意義—事例記述の変化から, 第27回日本看護科学学会学術集会講演集, p.335, 2007
13) Teekman B：Exploring reflective thinking in nursing practice. Journal of Advanced Nursing **31**(5)：1125-1135, 2000
14) 田村由美：学生の取り上げたリフレクションの題材とリフレクティブなスキルの活用状との関連, 第23回日本看護科学学会学術集会講演集, p.582, 2003
15) 本田多美枝：Schön 理論に依拠した「反省的看護実践」の基礎的理論に関する研究：第2部看護の具体的事象における基礎的理論の検討. 日本看護学教育学会誌 **13**(2)：17-33, 2003
16) Gibbs G：Learning by Doing：A Guide to Teaching and Learning Methods, Further Education Unit (now Oxford Brookes Univiersity), 1988
17) バルマン C, シュッツ S(編)：看護における反省的実践(田村由美, 池西悦子, 津田紀子監訳), 原著第5版, p.310, 看護の科学社, 2014
18) Johns C：Framing learning through reflection within Carper's fundamental ways of knowing in nursing. Jour-

nal of Advanced Nursing **22**(2) : 226-234, 1995

19) Johns C : Becoming a Reflective Practitioner, Blackwell Science, 2000

20) Burnard P:The journal as an assessment and evaluation tool in nurse education. Nurse Education Today **8**(2) : 105-107, 1988

21) Ashford D, Blake D, Knott C et al. : Changing conceptions of reflective practice in social work, health and education : An institutional case study. Journal of Interprofessional Care **12**(1) : 7-19, 1998

キャリアマネジメント

A. キャリア

1● キャリアとは

　キャリア（career）の語源は諸説あるが，ラテン語の「競走路」や「轍」を表す言葉であるといわれている．

　ホール（Hall DT）は，キャリアは①失敗か成功かとか，昇進の遅い速いは関係ない，②失敗や成功は本人の認識（心理的満足）の問題である，③客観的な行動と主観的な態度の両方からなる，④仕事プロセスとしての経験の連鎖である，という前提に立ち，キャリアは「人の生涯にわたって仕事（work）に関する経験や活動に関連した，個人的に知覚された態度と行動の連鎖である[1]」と定義している．

　『看護学事典』では，キャリアとは，「広義では人が一生を通過する過程で得た役割や経歴を意味し，狭義では，職業上の能力の獲得と，職業人としての成長の過程を述べる概念である[2]」と定義している．看護職のキャリアにおいても，一生のプロセスとして，しかし仕事に関連した活動や態度に限って捉えている．**表Ⅳ-4-1** は，看護の捉え方による教育や責任（関与）レベルの違いを比較したものである[3]．看護を一生かけて専門的に深めていける"キャリア"と捉えるのか，業務時間のみ行う"仕事"として捉えるのかによって，看護への向き合い方やパフォーマンスが異なることを表している．キャリアといえるパフォーマンスとなっているか内省してみよう．

2● キャリア発達とは

　キャリア発達（career development）は，職業と個人的な経験，さらに環境要因によって形作られる成長の過程であり，キャリア形成をあくまで個人側から捉えようとする概念である．一方，キャリア開発（career development）は，キャリア形成を組織側から捉えようとする概念である[3]．

　キャリアは，過去から現在，そして未来へと時間を越えて展開する個人の職業経験のつ

表Ⅳ-4-1　看護は仕事，それとも専門職キャリア

要　素	仕事としての看護	キャリアとしての看護
職業に就くための正規教育	資格取得に必要な最小限の準備	学士取得，多くの場合さらに高度な看護の学位を追求する： 看護学修士，看護実践博士，看護学術博士
継続教育	資格や仕事に必要な最小限の教育を行う	以下のために看護専門職としての経験を通して公式，非公式に生涯学習を行う ・知識/技術/能力を深化，拡大する ・安全，低コスト，質の高い患者ケア ・患者成果の向上
責任(関与)レベル	個人的ニードを満たす限り仕事を続行する 賃金に見合う仕事を行う 責任はシフトにより終わる	活動的で喜びに満ち，看護専門職としての科学とアートに基づく実践を行う．ヘルスケア組織や看護職能団体に所属し，率先して看護のリーダーシップを発揮する

[Coyne ML, Chatham C：Trends that impact nursing career decisions. Role Development in Professional Nursing Practice（Kathleen Meds），4th ed, p.187, Jones & Bartlett Learning, 2015 より筆者が翻訳して引用]

ながりであることから，時間と仕事が重要な意味を持つ．そのためキャリアは，社会経済の状況など，その時代背景を反映する．そのためキャリア発達の理論においても，従来の1つの組織に勤め続けるキャリア発達から，1つの雇用環境の境界を越えて働き続けるキャリアの発達へと変化してきている．

　ここではキャリア発達を，個人の生涯を時間と役割の視点から捉えたスーパー（Super DE）のライフキャリア理論，個人と組織の相互作用によって組織内でのキャリア発達を捉えたシャインの組織内キャリア発達理論，キャリアの見通しが立ち難い社会において，予期しないできごとを学習機会にかえてキャリア発達につなげるというクランボルツのプランドハプンスタンス理論を取り上げる．

a. ライフキャリア理論

　スーパーは，キャリアを**ある年齢や場面における職業を含むさまざまな役割の組み合わせである**と定義し，「時間」と「役割」という視点からキャリア発達を捉えている[4]．そして，個人の価値観・関心・性格などは，複数の役割を並行して果たす中で確立されると考えた．

　「時間」によるキャリア発達では，人の生涯を年齢により①成長期（0〜15歳），②探索期（16〜25歳），③確立期（26〜45歳），④維持期（46〜65歳），⑤衰退期（65歳以上）の5つの段階に分けている．そして，各段階を移行する際に成長，新たな模索，再確立といったミニサイクルが存在するとしている．

　各発達段階で，人が一生を通じて担う主な役割として，①子ども，②学生，③労働者，④配偶者，⑤家庭人，⑥親，⑦余暇を楽しむ人，⑧市民，⑨年金生活者の9つを挙げている．

　これら役割は，個人が投入する時間やエネルギー量の決定，および職業選択や生活スタイルの決定に大きな影響を与える．そして，各段階で担う役割を通して，自己のあり様を考え，自己概念を発達させていくとされる．ワークライフバランスは，現代においてもその重要性がいわれており，いつどのような役割を担うのかは重要な視点となる．

b. 組織内キャリア発達理論

シャイン（Schein EH）[5]は，キャリアは**生涯を通しての人間の生き方の表現である**と定義し，組織内の仕事のステージを表す組織の3次元モデルを提案している．円錐形の下から上に向かう軸は階層を表し，垂直的なキャリアの成長を示す．また，円錐形の底の円の広がりは職能の広がりを示し，円の外側から中心の軸に向かう動きは，組織のメンバーとしてより中核的な位置づけに変化する方向性を示している．この3次元モデルは，組織内でのキャリア発達を表現しており，その変化は客観的に捉えることができることから，**「外的キャリア」**と表現している．一方で，本人が主観的に認知するキャリアを**「内的キャリア」**と表現し，キャリア・アンカー（career anchor）という概念を提唱した．キャリア・アンカーとは，船が停泊するときに「錨（いかり）」を降ろすように，個人がキャリアを形成・発展させていく過程において，自分の才能，動機，価値の型など，変わらず生涯追究していく核となる「錨」を指している．これは，言い換えれば「自分にとって生涯大切にしたい価値のあることは何か」という自分の核を明らかにすることである．シャインは，8つのキャリア・アンカーを明らかにしている．

c. プランド・ハプンスタンス理論

クランボルツ（Krumboltz JD）[6]は，キャリアの8割が予期しないできごとや偶然の出会いによって決定されるとし，**プランドハプンスタンス（計画的偶発性）理論**を提唱している．人生の目標を決め，将来のキャリア設計を考え，自分の性格やタイプを分析したからといって，自分が望む仕事を見つけることができ，理想のライフスタイルを手に入れることができるとは限らない．人生には，予測不可能なことのほうが多く，遭遇する人々やできごとの影響を受け続ける．結果がわからないときでも，行動を起こして新しいチャンスを切り開くこと，偶然のできごとを学習機会として最大限に活用することが重要であるとしている．そして，偶然を活かすための行動指針として，次の5つを挙げている．

- 好奇心：たえず新しい学習の機会を模索し続ける
- 持続性：失敗に屈せず，努力し続ける
- 楽観性：新しい機会は必ず実現する，可能になるとポジティブに考える
- リスクをとる：結果が不確実でも，リスクをとって行動を起こす
- 柔軟性：状況の変化に応じて，態度を変化させる

グローバル化や少子高齢化の急速な進行，人工知能などの技術革新の進展により，社会システムの大きな変化が予想され，価値観や働き方の多様化がさらに進むと考えられる．そのような社会の変化に柔軟に対応するためにも，個人が自己のキャリアに責任を持ち，自律して能動的にキャリアを形成することが重要である．

B. キャリアマネジメント

1 ● キャリアマネジメント

キャリアマネジメント（career management）とは，個人の自律・自立した職業意識を基礎として，個人の能力開発を，個人と組織がパートナー意識の下に計画・実行する取

り組みである．それによって組織は人材力と競争力を高め，個人は納得のいくキャリアを形成し組織に貢献するための能力の発揮と成長実感を得る．また，キャリアマネジメントは，自分のキャリアおよび人生についての最高責任者としての自覚を持ち，意識的に戦略的に実践するという意味合いを重視する．そして，一直線ではなく，問題解決過程を繰り返しながら，キャリア発達につなげていくことから，キャリアのみならず，人生のマネジメントでもあると考えられる．

2 ● 日本社会でキャリアマネジメントが必要となった背景

　日本では，「終身雇用」「年功序列」「企業別組合」という雇用慣行があり，「愛社精神」といわれる社会心理が日本経済の高度成長期を支えてきた．そして，個人は組織の利益を生み出す財産であり，個人に対して働く意欲や健康などを維持し，時代の求めに応じた教育を行うことが組織利益につながる，というヒューマンリソースマネジメント（人的資源管理）の考え方に基づき，組織は個人のキャリア開発を長期的な展望を持った経営戦略として行ってきた．それに対して，個人は組織の要求する仕事を懸命に行うことで，定年まで安定した人生が約束されていた．しかし，グローバリゼーション*1の進行，「人生100年時代」となり，働く期間が長期化する見通しが強まり，自分のキャリアにおいて，この先何が起こるのかの見通しが持てなくなった．また人々の働くことへの考え方が会社中心から個々のライフスタイル中心へと変化したことなどにより，雇用形態や就業形態が多様化してきた．このことから，組織の人材育成に頼らず，自己の雇用価値を高め満足のいくキャリアを形成するために，個人が自らのキャリア開発を行うことが重要であると考えられるようになった．

　また，定年後の第2，第3の人生をどのようにデザインするのかが課題となっていることも，個人によるキャリアマネジメントが必要となった背景といえる．

3 ● 看護職におけるキャリアマネジメントの必要性

　看護職は，看護学生から看護師への移行において，臨床実践への不安，リアリティショック*2，職業や組織への社会化などの課題がある．それらを乗り越えた後も専門職として在職中は，知識・技術を最新のものにし続けなければならない．最新の根拠，最高の実践，可能な場合には実証された研究に基づいたケアを実践する責任がある．さらに，2025年問題を前に医療費削減と，医療安全の保障が最重要課題となっており，医療サービスの質を向上させながら人件費を増やさないための対策が求められている．そのため，看護職1人ひとりの専門職としての能力向上が重視され，組織および個人のキャリアマネジメントが求められている．

　また，看護職は，ジェネラリスト，マネジャー，教育者という従来のキャリアパスに加え，認定看護師，専門看護師などのスペシャリスト，訪問看護ステーションの開業など，多様な場，役割を選択することが可能となった．また，看護基礎教育課程の多様さに加え，就業しながら大学院で学ぶことも可能となった．専門学校卒業後，実践経験を積み，個別

---

*1 グローバリゼーション：経済活動やものの考え方などが地球規模に広がること．
*2 リアリティショック：学生時代の期待と，社会人の生活の現実（reality）があまりにかけ離れているために，不安や葛藤（shock）が起こること．

　審査で受験資格が認められれば大学院の受験も可能となった．このようなさまざまな学習資源を活用できる環境が整備されつつあることから，看護の質向上は看護職1人ひとりが仕事の質向上に向けてどのような能力開発に取り組むのかにかかっている．

　一方で，看護職の多くは女性であることから，**ワーク・ライフ・バランス**（仕事と生活の調和）をとることも必要な時期がある．そのため離職を防止し，子育て期の看護師なども含めたさまざまな人材の活用を図るために必要な短時間正規雇用の導入，出退勤時間の柔軟化，夜勤を伴わない就業区分の導入などが整備[7]されつつある．これらの制度は，対象となる看護職自身がキャリア継続を選択することが必要で，そのためには制度を利用しない他の職員や管理者の理解が欠かせない．看護の量の確保と質向上に向けて，看護職がキャリア継続とキャリアマネジメントの意義を理解し実践することが期待される．

4 ● 組織と個人が共に成長するための条件

a. 組織と個人が WIN-WIN の関係を保つ

　組織と個人が双方の目標に到達する「WIN-WIN」の関係となるためには，個人が組織に資源の1つとして管理されるのではなく，個人と組織が対等なパートナーの関係にあることが望ましい．すなわち，個人は組織の理念に賛同しその実現のために努力を惜しまず働き，組織は個人の生活設計やキャリアプランを尊重し支援する，という相互尊重の関係である．

　さらに，対等なパートナー関係であるためには，個人は組織に依存せず，個人が自律した存在であることが求められる．「**自律**」とは，個として完結し，自分で自分をコントロールしている状態をいう．つまり，自分の人生を自分で舵かじ取りし，自分の行動に責任をとるということである．

b. 組織および職業へのコミットメント

　組織コミットメントは，「成員が組織へのメンバーシップをその後も継続するかどうかを判断するような，成員と組織との関係を表す心理的状態[8]」と定義され，成員の生産性との関係[9]や離転職との関係[10]などが報告されている．

　グレッグ[11]は，臨床看護師の組織コミットメントの中心になるのは自己の存在価値の実感であり，それは仲間との良好な関係の中で生じるチームケアの満足，能力発揮のチャンス，充実感，やりがいの実感から起こっており，それらに影響を及ぼしているのが，病院理念への共感と病院への良い評価であると述べている．

　また，岩田[12]は，仕事の面白さや専門に対する自己有効性などの内的報酬を喚起する仕事が組織から与えられる場合に，組織コミットメントもキャリアコミットメントも強い二重コミットメントが生じると述べている．組織やキャリアへのコミットメントを強化するためには，誇りが持てる組織において，仕事を通して自己のキャリア開発が支援されていると認識できることが重要である．そのためには，個々のキャリア目標と，組織の目標達成に必要な役割との整合性を明確にすることが有効であると考える．

C. キャリアマネジメントの実際

1 ● 個人のキャリアマネジメント

　ヘンダーソン（Henderson FC）[13] はキャリアを，働くことの意味・課題を考え，エネルギーをかけて長い時間の中で発達していく個人的プロセスであるとし，看護職のキャリアマネジメントモデルを紹介している．

　キャリアマネジメントでは，自己認識と自己決定，および社会的環境の正しい認識が重要であり，看護専門職として社会貢献につながるキャリア目標を設定するには，自己，看護の選択，社会の動向の3つの領域について情報を収集し，個人目標が看護専門職の目標，社会の動向と合致しているかを明らかにしておくことが重要だとしている．

　ドラッカー（Drucker PF）[14] は，プロフェッショナルとして，成長と自己変革を続け，成果を上げるためには，次の6つを実行すべきと述べている．そして，それらの前提となるべき重要なこととして，自らの啓発と配属に自らが責任を持つことを挙げている．

　1. ビジョンを持ち，努力を続ける
　2. 仕事に誇りを持ち，完全を求める
　3. 日常生活の中に継続学習を組み込む
　4. 自らの仕事ぶりの評価を，仕事そのものの中に組み込む
　5. 自らの強みを知る
　6. 新しい仕事が要求するものについて徹底的に考える

　これらの内容は，目標達成を目指した**マネジメントサイクル PDSA** の視点から次の4つに整理できる．

　a. ビジョン，目標を明確にする（plan）
　b. 日々の仕事に誇りを持ち，より良い仕事を実践する（do）
　c. 日々の仕事を通して仕事および自己（能力，強み）を評価し，課題について学習する（study）
　d. より良い理論や方略を取り入れる（action）

a. ビジョン・目標を明確にする（plan）

　ビジョンと目標の違いは，ビジョンは「何によって覚えられたいか？」に対する答えであり，目指す価値を明らかにしたものである．一方，**目標**は「○年後，あなたはどのようになっていたいですか？」という問いに対して，「いつ・何を・どこで・どのように」という具体的な像で表現したものである．

　看護を学び始める人の大半は，憧れや親の影響，社会の動向，自分の学力などから方向性を決め，学び始めてから，もしくは職業に就いてから，何かをきっかけに真剣に目標を考えるというのが現状ではないだろうか．また，ようやく目標を見出し取り組んでいたにもかかわらず，組織の命令により職場変更を余儀なくされ，その目標が達成不可能となったことを理由に離職したという事例もあれば，同様の状況において，悩みに向き合う中で，自分がキャリアで大切にしている価値や新たな目標を見つけ，職業継続につながったケー

スもある.

> **事例** 看護師Aが現状を受け止めキャリアを切り開いた過程
>
> 　病棟の業務改善の担当から感染管理の担当へと変更を告げられた看護師Aは,せっかくやりがいを持っていたのに,何の相談もなく担当変更となったことを快く思っていなかった.しかし,それで仕事が楽しくなくなるのは自分にとってよくないと考え直し,感染管理の担当として活動を始めた.そこでもっと感染管理について学びたいと考え,感染管理についての研修に参加させてもらった.その研修で,感染管理への関心が高まり,もっと深く学びたいという気持ちになった.研修で同じく感染管理を担当している知り合いもでき,その後も情報交換を行っていた.
>
> 　半年後,研修で知り合った友人から一緒に認定看護師養成の研修に参加しないかと誘いを受けた.友人の病院では,給与も研修費・宿泊費も支給されるが,自施設では,休職扱いで研修費用や給料の支給はなく,資格取得後の立場も確約できないとのことであった.それを機に,資格取得後認定看護師として勤務することを条件に,研修時の支援をしてくれる施設に異動した.嫌でやめるわけではないため悩んだが,今では認定看護師としてやりがいを持って働くことができているため,これでよかったと考えている.

b. 日々の仕事に誇りを持ち,より良い仕事を実践する (do)

　キャリアは,日々の実践を通して,どれだけの成果を上げたのか,その経験からどのようなことを学んだのか,その1つひとつの積み重ねによって方向が決められ形成されていく.日々の仕事においてより良い実践をするのに,どのようなことが必要なのだろうか.

　ヘンダーソンは,看護職のキャリアマネジメントの方策として,「資源の活用」「自分を豊かにすること」「他者に影響を及ぼすこと」「仕事の喜びを蘇らせること」を挙げている[13].

　先の感染管理の認定看護師の場合を考えてみよう.自施設には研修中とその後の雇用を保障する制度がないことから,感染管理認定看護師を雇用したいという施設の情報を得て,交渉し,その「資源を活用」していた.そして目標である認定看護師になるための学習により,新たな知識,認定看護師の人脈を得て,「自分を豊かにする」ことができた.認定看護師となってからは,日々課題は多く大変なこともあるが,感染管理者として知識と人脈を活用して達成している.また他の看護職への知識提供や認定看護師を目指す人が増えるなど,組織の質の高い看護提供にも貢献している.

　継続教育の整備や,看護系大学の増加などにより,看護職者が能力開発を行う学習機会は増加している.看護職者がこれらの機会を有効に活用し専門性を高めることは,より良い実践につながるのはもちろんのこと,良い成果を得たことによる自信の獲得,仕事への喜びにつながることから,キャリアを活性化させるマネジメントであるといえるだろう.

c. 日々の仕事を通して仕事および自己を評価し,課題について学習する (study)

　ドラッカーは,知的な職業を継続することができた理由として,毎週末および年に2回,自身の仕事の振り返りについて上司と話し合いを持ち,優秀な仕事からお粗末な仕事まで

を取り上げ，これからの仕事について「集中すべきことは何か」「改善すべきことは何か」「勉強すべきことは何か」を明らかにしたことを挙げている[14]．

省察的実践家（p.132 参照）である看護職は，リフレクションを通して実践を振り返り，その経験の意味や課題を明らかにする．先の上司との話し合いは，個人でリフレクションを行った上で，他者であり上司である人と共有し検討しており，異なる視点からの評価や課題を明らかにするというリフレクションの意義と，組織と個人の考え方を共有するという2つの点で有効な方法である．

1つひとつの実践が自己のキャリアを形成するが，実践での経験や学びをキャリア開発に活用するためには，自己の記憶の中だけでなく，可視化できるように記録し整理することも有効である．そのようなファイル作成は，自己の記憶や資料をたどりながら実践をリフレクションすることになり，そこから新たな学びと課題を得ることができる．さらに，他者へ示し，これまでの経験や学びを表現することも可能となる．自身のキャリアをまとめることは楽しく，後になって振り返ると異なる解釈が生まれることで，自身の成長を確認する材料ともなるだろう．

d. より良い理論や方略を取り入れる（action）

マネジメントサイクルの最後の action は，悪い結果に対しての改善という意味合いで捉えられることが多い．実際に改善するための対策も重要な要素であるが，自身の強みを定着させる，さらに伸ばすための方略も重要である．また，自身の行動を変化させるために活用する理論や方略の明確化だけでなく，外部環境の変化への対策についても検討しておくことが重要である．

コラム

何によって覚えられたいか

ドラッカーは，かかりつけの腕の良い歯科医に「あなたは，何によって覚えられたいか」と問いかけた．歯科医の答えは「あなたを死体解剖する医者が，この人は一流の歯科医にかかっていたと言ってくれること」であった．『この歯科医と，食べていくだけの仕事しかしていない歯科医との差のなんと大きなことか．同じように，組織に働く者にとっては，自らの成長は組織の使命とかかわりがあり，仕事に意義ありとする信念や献身と深いかかわりがある』と述べている．

あなたは「何によって覚えられたい」と考えるだろうか．今すぐに明らかにならなくとも，自問することが大切である．

参考文献
ⅰ）ドラッカーPF：プロフェッショナルの条件（上田惇生訳），ダイヤモンド社，2000

---

2 ● 組織のキャリアマネジメント

キャリアマネジメントは，個人の能力開発を個人と組織がパートナー意識の下に計画・実行する取り組みである．組織側にはどのようなマネジメントが求められるのであろうか．

日本看護協会は「継続教育の基準」[15]で，専門職である看護職が，個々に能力を開発，維持・向上し，自らキャリアを形成するための指針と，看護職が一定水準以上の継続教育を受けられるよう，組織の教育提供体制および教育内容を充実するための指針を示している．

　施設内では，クリニカルラダーに沿った看護実践能力の開発を中心に計画・実施されているが，多様な背景やニーズへの対応には限界がある．そのため組織目標と合致した学習ニーズにおいては，能力開発を目的とした教育機関に派遣し，習得した知識・技術を職場に具体的に還元させる仕組みを整える必要がある．また，学びが実践に活用できる場を作り，個人の能力の定着と組織への貢献を意識化させることも重要である．

　本来組織の職員全員が生涯学習の支援を受けることが必要であるが，非正規雇用を選択した看護職は時間制約などの理由で研修が受講できない場合もある．非正規雇用看護師の専門職的自律性に関する研究では，正規雇用として勤務していた経験年数と非正規雇用として勤務している現在の学習機会の頻度が専門職的自律性に影響するという[16]．松尾[17]は「人は長い時間をかけてキャリアを構築するが，知識，スキルの獲得という点からみると，特定の領域に入ってからの最初の10年間の活動が鍵を握る」と述べているように，看護職としてのキャリア基盤を形成する期間の職業定着に向けた支援，およびeラーニングなど時間制約を受けない学習方法の導入もキャリア支援として重要であると考える．

　看護職のキャリアは看護を学ぶことを選択した時からすでに始まっている．そして，学生時代にも職業への適性や就職など，キャリアに関するさまざまな葛藤があり，それらに向き合い乗り越えるためのマネジメントが求められている．

　キャリアマネジメントは，成長発達段階に応じて立ちはだかる課題を達成するため，生涯その実践が求められる．困難にぶつかったときにも，それを成長の機会と捉え，資源の活用や自分を豊かにするなどの戦略を活用し，粘り強く乗り越えるためには，その基盤となるセルフマネジメントを含め，看護基礎教育の中でその意義と方法を学んでおくことが必要である．

　1人ひとりが良い看護をし，チーム，組織としても良い看護を実践するためには，看護をキャリアとして捉え，マネジメントする看護師の育成が重要だと考える．

学習課題

1. キャリアの定義を自分の言葉で表現してみよう
2. あなたにとってのキャリアマネジメントの必要性を表現してみよう
3. あなたのキャリア目標・ビジョンを表現してみよう
4. 日々の実践（実習における看護実践も含む）に誇りを持ち，成果を上げるための行動計画を立ててみよう

引用文献

1) Hall DT：Careers In and Out of Organizations, p.12, Sage Publications, Inc, 2002
2) 見藤隆子，小玉香津子，菱沼典子（総編）：キャリア．看護学事典，p.212，日本看護協会出版会，2011
3) Chartrand JM, Camp CC：Advances in the measurement of career development constructs：A 20-year review. Journal of Vocational Behavior **39**(1)：1-39, 1991
4) Super DE：A life-span, life-space approach to career development. Career Choice and Development：Applying Contemporary Theories to Practice, Brown D, Brooks L eds, 2nd ed, p.197-261, Jossey-Bass, 1990
5) Schein EH：Career Dynamics：Matching Individual and Organizational Needs, Addison-Wesley, 1978
6) Mitchell KE, Levin AS, Krumboltz JD：Planned Happenstance：Constructing unexpected career opportunities. Journal of Counseling & Development **77**：118, 1999

7) 厚生労働省：通知「看護師等の『雇用の質』の向上のための取組について」平成23年6月17日付，〔https://www.mhlw.go.jp/web/t_doc?dataId=00tb7457&dataType=1&pageNo=1〕（最終確認：2022年12月4日）

8) Mayer JP, Allen NJ, Smith CA ：Commitment to Organizations and Occupations ; Extension and Test of A Three-component Conceptualization. Journal of Applied Psychology **78**：538-551, 1993

9) Angle H, Perry J：An Empirical Assessment of Organizational Commitment and Organizational Effeetivene. Administrative Science Quarterly **26**：1-14, 1981

10) Larson EW, Fukami CV：Relationships Betweew Worker Behavior and Commitment to The Organization and Union. Academy of Management Proceedings **34**：222-226, 1984

11) グレッグ美鈴：臨床看護師の組織コミットメントを促す経験. 岐阜県立看護大学紀要 **6**(1)：11-18, 2005.

12) 岩田一哲：二重コミットメント―組織コミットメントとキャリアコミットメントの関係から. 経済科学 **49**(3)：45-58, 2001

13) Henderson FC, McGettigan BO：Managing Your Career in Nursing, 2nd ed, National League for Nursing Series, Jones & Bartlett, 1994

14) ドラッカー PF：プロフェッショナルの条件（上田惇生訳），p.97-144，ダイヤモンド社，2000

15) 日本看護協会(編)：継続教育の基準 ver.2, 2012年4月，〔https://www.nurse.or.jp/nursing/education/keizoku/pdf/keizoku-ver2.pdf〕（最終確認：2022年12月4日）

16) 萩尾直美，池西悦子：非正規雇用看護師の専門職的自律性形成の実態と影響要因の検討. 日本看護学会論文集看護管理 **47**：257-260, 2017

17) 松尾　睦：経験からの学習―プロフェッショナルへの成長プロセス，p.87，同文舘出版，2006

5 自己主導型学習

この節で学ぶこと

1. 自己主導型学習とは何かを説明できる
2. 自己主導型学習の必要性を知る
3. 自己主導型学習を実施するために，自分に今必要なことを理解する

A. 生涯学習と自己主導型学習

　小学生の頃，どんなふうに学んでいたか思い出してほしい．先生が教科書を用いて，必要なことを教えてくれたと思う．先生が知識を伝達する役割を持ち，児童であった皆さんは，知識を伝達される受け身の存在だっただろう．このように学習者の役割が依存的なものであり，教師が何を，いつ，どのようにして学ぶかを決める教育は，ペダゴジー（pedagogy）と呼ばれている．ギリシャ語の「子ども」を意味する paid と「指導」を意味する agogus に由来する用語である[1]．

　この本を手に取っている皆さんに必要なのは，受け身の学習を行うのではなく，学ぶ主体になることである．人は成長にしたがい，依存的状態から自己決定性が増大し，経験を豊かな学習資源とするようになる．このような「成人の学習を援助する技術と科学」は，ギリシャ語の「成人」を意味する aner に基づき，アンドラゴジー（andragogy）と呼ばれている[2]．自分自身が学ぶ主体になっていくこと，そのような学び方を「**自己主導型学習**」という．

　では，なぜ自己主導型学習が必要なのだろうか．それは，皆さんが生涯にわたって学び続ける必要があるからである．日本看護協会の『看護職の倫理綱領』には，「看護職は，常に，個人の責任として継続学習による能力の開発・維持・向上に努める」[3]と書かれている．この継続学習を実現するためには，自己主導型学習が欠かせない．学生時代には多くの場合，提供される知識を覚え，試験で良い点数を取ることで単位を取得してきた．国家試験に合格するためには，そのことも重要である．しかし就職すると，学生時代に記憶した知識だけでは働けない．それは，学生時代に実践的知識を十分に学んでいないからでもあるし，知識自体が古くなるからでもある．では，どうすればよいか．自分が新しい知識を得る方法を身につけ，生涯にわたって学んでいくことである．刻々と変化する社会の中で看護職として働くためには，**生涯学習**は欠かせないものであり，そのために自己主導型学習が必要なのである．

B. 自己主導型学習とは何か

自己主導型学習（self-directed learning）は，自己管理的学習，自己決定型学習，自己決定学習などと訳されることもあり，統一した用語はない．本書では，学習者自身が学習を主導するという意味を強調するため，自己主導型学習の用語を用いる．

『生涯学習事典』[4] では，自己管理的学習として，以下のように説明している．ここでは，自己主導型学習の用語に置き換える．自己主導型学習は，1960年代から1970年代にかけて，カナダ，米国，英国などで開発され，今日では一般的に生涯学習推進の中心概念となっている．この概念の導入と確立に画期的な貢献をした学者は，**タフ**（Tough A）と**ノールズ**（Knowles MS）である．自己主導型学習は，教師や指導者や教材や教育機関など種々の教育資源を利用して行われ，その特徴は，学習者自身が自己の学習全体の計画，コントロールおよび監督の第一義的責任を持つことにある．

現代の学習心理学では，自己主導型学習のほかにも真正の学習（authentic learning），自己調整学習，主体的学習，自立学習，課題解決，アクティブ・ラーニングといった多くの概念が用いられている．これらは，それぞれ異なる理論的枠組みから派生しているが，同じ目的を持っており，これらに共通する特徴は，学習者が学習へアクティブな影響を与え，学習者が学習過程へかかわることである[5]．看護学教育でしばしば用いられている**PBL**（Problem Based Learning：問題に基づく学習）も同様に，自己主導型学習の原則とそれを可能とする学生の能力をもとにした学習方法である．

本書では，ノールズの定義を用いて，自己主導型学習を以下のように定義する．「自己主導型学習とは，他者の援助を受けるかどうかにかかわらず，学習ニーズの自己診断，学習の到達目標の設定，学習のための人的・物理的なリソースの特定，適切な学習方法論の選択・実施，学習成果の評価について，個人が主導権を持って行うプロセスを示す」[6]．この定義が示すように，自己主導型学習は，学習者がすべてを1人で行うわけではない．どこで誰の援助を受けるかということも学習者が決める．

イワシフ（Iwasiw CL）[7] は，自己主導型学習と看護過程は，両方とも現実生活における困難に対処するために用いられる系統的問題解決アプローチに基づいており，両者は用いられている用語が異なるだけであるとして，その比較を図にまとめている．その図を若干変更し，問題解決を看護研究に置き換えてみた（**図IV-5-1**）．このように比較してみると，自己主導型学習は，何ら新しい概念ではないことに気づくだろう．

学習者が自立して，自己主導性を発揮し，学習に責任を持つようになることが自己主導型学習であれば，その反対の概念は，教える人が主導する教師主導型学習である．そしてこの教師主導型学習は，学校教育の中で多く用いられている．

ノールズは，**表IV-5-1** のように，教師主導型学習と自己主導型学習について7つの要素で比較している．表をみてわかるように，**教師主導型学習**はその名の通り，全体的に教師が大きな主導権を持っている．学習の方針，学習ニーズの診断，学習目的の設定，学習プランのデザイン，学習活動，総合評価のすべてにおいて主に教師が行う．一方，自己主導型学習では，教師主導型学習で教師が主導権を持っていた部分のすべてを学習者が主導して行うことになる．ノールズは，自己主導型学習こそが，学ぶのに最高の方法だと述べ

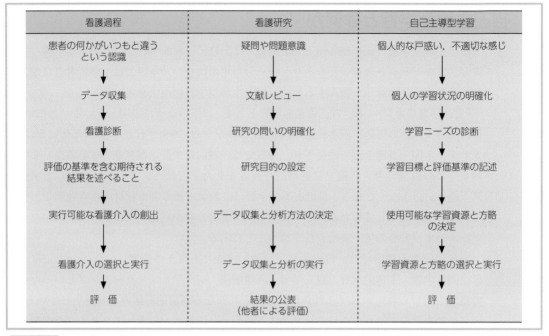

看護過程	看護研究	自己主導型学習
患者の何かがいつもと違うという認識	疑問や問題意識	個人的な戸惑い，不適切な感じ
↓	↓	↓
データ収集	文献レビュー	個人の学習状況の明確化
看護診断	研究の問いの明確化	学習ニーズの診断
評価の基準を含む期待される結果を述べること	研究目的の設定	学習目標と評価基準の記述
実行可能な看護介入の創出	データ収集と分析方法の決定	使用可能な学習資源と方略の決定
看護介入の選択と実行	データ収集と分析の実行	学習資源と方略の選択と実行
↓	↓	↓
評　価	結果の公表（他者による評価）	評　価

図Ⅳ-5-1　看護過程，看護研究，自己主導型学習の比較

［Iwasiw CL：The role of teacher in self-directed learning. Nurse Education Today **7**(5)：223, 1987 を参考に作成］

表Ⅳ-5-1　学習プロセスの構成要素と特色

要　素	教師主導型学習	自己主導型学習
雰囲気づくり	・フォーマル ・権威的 ・競争的 ・判定的	・インフォーマル ・相互尊重的 ・合意を重視する ・協力的 ・支援的
学習の方針づくり	・主に教師が行う	・学習者の参加による意志決定で行う
学習ニーズの診断	・主に教師が診断する	・学習者が相互に話し合いながら診断する
学習目的の設定	・主に教師が設定する	・学習者が教師と相互交渉により設定する
学習プランのデザイン	・教師が，学習単元に基づいて体系化する ・教師がコースの概要を作成する ・論理的な連続性を重視する	・学習者が，学習プロジェクト全体を計画する ・学習者が「学習契約」を結ぶ ・レディネスの観点からみた連続性を重視する
学習活動	・教師が伝達する技術（学生の伝達され技術）を重視する ・課された文献の講読	・学習者による探究プロジェクト ・教師に依存しない学習 ・学習者が自分の経験を活かす技術
総合評価	・主に教師が評価する	・学習者が自分で集めた根拠資料を相互に評価する

［ノールズ MS：学習者と教育者のための自己主導型学習ガイド（渡邊洋子監訳），p.75，明石書店，2011 より引用］

　　ているが，教師主導型学習のすべてが悪くて，自己主導型学習のすべてが良いわけではないことも指摘している．この教師主導型学習と自己主導型学習は，学びの場面に応じて使い分けることが望ましい．

　　看護基礎教育で行われている講義は，教師主導型学習であるが，学習者の工夫によって

は，自己主導型学習に近づく．シラバスに明記されている授業の目的，目標に沿って行われる講義であっても，それをどのように自ら学んでいくかを考えることで，自己主導型学習に近づくことができる．

C. 自己主導型学習を行うために

　自己主導型学習が可能になるためには，どのような能力が必要だろうか．ノールズは，自己主導型学習で求められる**コンピテンス***の自己診断表を作成している[8]．それらは，次の9項目である．

> ①教師主導型学習と自己主導型学習で求められる技能や，学習の前提となる考え方について理解し，他の人に説明できる能力
> ②他者に対して依存的ではなく，自己主導的であるという自己概念
> ③仲間と協力的にかかわり，仲間を，ニーズの自己診断，学習の方針づくり，学習活動のためのリソースとして捉えられる能力．仲間を助け，仲間からの助けを得られる能力
> ④教師（教える人）や仲間の助けを得ながら，学習ニーズを現実に即して診断できる能力
> ⑤学習ニーズを，学習の達成度を測るのにふさわしい到達目標にまとめ上げられる能力
> ⑥教師を，ファシリテイター，援助者，相談相手と見なして，それらのリソースを自己主導的に活用できる能力
> ⑦学習の到達目標にみあった，適切な物的・人的リソースを選び取れる能力
> ⑧学習リソースを有効に活用する方法論を選び取り，その方法論をうまく，かつ自己主導的に活用できる能力
> ⑨学習の到達目標について，多様な根拠資料を集め，その妥当性を判断できる能力

　この9項目について，自分の今のコンピテンスは，「なし」「弱い」「普通」「強い」で自己診断をする．看護基礎教育課程で学ぶ学生は，これらの能力，あるいはその基礎となる能力は身につけているはずである．もしこれらの能力が「なし」あるいは「弱い」と思うなら，日々の学習の中でその能力の獲得を意識してみるとよい．たとえば，授業の中で行われるグループ・ワークも，どのようにして目標を達成するのか，何をリソースと考えるのかを明らかにし，どのように援助を受けるかを考えたり，意識してメンバーを助けたりすることを実施してみるとよいだろう．学びの中でリフレクションを繰り返すことで，これらの能力は育成されると思われる．

　タフは，自己主導型学習プロジェクトを実施するための準備段階をリストアップしている[9]．

> ①どのような詳しい知識や技術を学習するのかを決めること
> ②学習のための具体的な活動，方法，資源，あるいは機器を決めること

---

* コンピテンス（competence）：周囲の環境や人と効果的に相互関係を結んだり，それを変革・調整したりする社会的能力．顕在化した具体的場面での能力（ability/skill）に加え，まだ発揮されていない潜在的な能力（potential）も含む．
　　［ノールズ MS：学習者と教育者のための自己主導型学習ガイド（渡邊洋子監訳），p.7，明石書店，2011 より引用］

③どこで学習するかを決めること

④明確な締め切り，あるいは中間時点での目標を設定すること

⑤いつ学習し始めるのかを決めること

⑥学習する間に進むペースを決めること

⑦現在の自分の知識・技術のレベル，あるいは望む知識・技術を得るための進捗状況を評価すること

⑧学習を妨げる要因を見つけること，あるいは現在の学習方法の不適切な面を見つけること

⑨欲しいと思う資源あるいは機器を手に入れること，希望する場所や資源を見つけること

⑩学習のための部屋を準備するか，その部屋に適応すること，あるいは学習のために必要となるそのほかの物理的環境を整えること

⑪学習のために必要な人や人以外の資源を使えるように，お金を蓄えたり得たりすること

⑫学習のための時間を確保すること

⑬学習のための動機づけを増すための段階を踏むこと

この考えられる段階は，以下の通りである

（a）活動や学習目標を達成するための動機づけの欠如に対処する

（b）学習状況において楽しみと感じることを増やすこと，あるいは学習活動や主題における興味を高めること

（c）希望する知識・技術を獲得するのに，現在の方法や特定の資源が有用ではないという気持ちに対処すること

（d）学習するための自分自身の能力に自信をなくしたり，学習がうまくいくということに疑問を抱いたりすることに対処すること

（e）困難さに由来するフラストレーションや怒りの感情に打ち勝つこと

（f）喜びを誰かに伝えること

　この準備段階をみると，具体的な学習の目標，方法を決めると共に，現在の学習方法を振り返ることや学習活動への動機づけを自分でコントロールする必要があることがわかる．

D. 学習契約の作成

　自己主導型学習を計画する際に必要なものが「学習契約」である．「**学習契約**（learning contract）とは，学習を始めるに当たって，その学習で目指すべき到達目標や，その効果や評価の仕方にかかわるいくつかの重要な項目について，事前に文章化し，それと照らし合わせながら，学習を進めていくことである．学習の契約は教師と結ぶのではなく，自分と結ぶ点に特色がある．」[10] この学習契約は，「学習目標」「学習資源と方策」「目標達成の期日」「目標達成を指し示すもの（証拠）」「学習成果を評価するための基準と方法」について作成する[11]．

　まず「学習目標」では，学習プロジェクトの中で，何を学ぼうとしているのかを明らか

表Ⅳ-5-2　　学習の達成目標に見合った学習方法の例

学習目標のタイプ	学習方法の例
知識の獲得	講義，テレビ，討論，対談，シンポジウム，読書，プログラム化された教授活動
理解の深化	質疑応答，実演，問題解決プロジェクト，事例研究法
技能の向上	技能実践演習，ロールプレイ，集団での人間関係トレーニング，ドリル訓練，コーチング
態度の確立	経験共有型の議論，感受性トレーニング，ロールプレイ，カウンセリング
価値観の選択	価値観明確化演習，伝記講読，講義，シンポジウム，会談，ロールプレイ

[ノールズ MS：学習者と教育者のための自己主導型学習ガイド（渡邊洋子監訳），p.125，明石書店，2011 より許諾を得て改変し転載]

表Ⅳ-5-3　　学習契約の作成例

学習プロジェクト［看護生涯学習について学ぶ］				
学習目標	学習資源と方策	目標達成の期日	目標達成を指し示すもの（証拠）	学習成果を評価するための基準と方法
キャリア目標を見出す方法を理解する	大学院生にどのような経験をして，大学院で学ぶことを決めたのかをインタビューする	○月○日	インタビューでの学びをもとに，キャリア目標を見出す方法について，学習仲間にプレゼンテーションをする	学習仲間より，5段階評価によって，プレゼンテーションの評価を受ける

にし，学習の到達目標を自分の言葉で書く．この学習目標に役に立つと思われる「学習資源と方策」を自分の学習スタイルを考慮に入れた上で，1つ以上決める．ノールズは，学習目標のタイプ別に学習方法の例を作成しており（**表Ⅳ-5-2**），参考になる．「目標達成の期日」は，目標達成の目安となる期間を明らかにし，より効率良く予定を立てることができるためである．「目標達成を指し示すもの（証拠）」では，それぞれの学習目標に対して，どこまで達成できたかを明らかにするのに役立つ資料として，どのようなもの（証拠）を集める必要があるのかを考える．「学習成果を評価するための基準と方法」は，どのように評価するかということである．

　学習契約の作成例を**表Ⅳ-5-3**に示す．これは，筆者が担当していた学部4年生の選択科目「看護生涯学習論」の授業で，学生が作成したものに加筆している．この授業では，生涯学習・看護生涯学習とは何かの講義を受けたのち，看護生涯学習のあり方を実際から学び，自分の看護生涯学習を考察することを目的に，体験的学習を計画する．学生は，看護生涯学習に関してキャリア目標の見出し方を学ぶことを自分たちで決め，大学院生にインタビューを行い，その学びを授業の中でプレゼンテーションを行った．学生は，このインタビューからの学びを「看護師として看護をする中での感情を大切にし，振り返り，改善が必要と思うことに前向きに取り組む姿勢を持てば，自然とキャリア目標は明確になる」と述べていた．授業を選択している学習仲間から，5段階評価の最高評価を得た．

E.　看護学生の自己主導型学習の現状

　自己主導型学習の重要性については，多くの論文で報告されており，自己主導型学習は問題解決能力を高め，看護学生の臨床実践能力の育成に大きな役割を果たす[12]とされている．ヨーロッパ6か国の看護学生を対象として，卒業時の自己主導型学習能力とそれに関連する要因を調べた研究[13]をみてみよう．研究参加者は，チェコ共和国，フィンランド，イタリア，ポルトガル，スロバキア，スペインの卒業時の看護学生1,746名である．調査に用いられたのは，ウィリアムソン（Williamson SN）[14]によって開発された「自己主導型学習の自己評価尺度」で，40項目からなり，意識，態度，動機づけ，学習方略，学習方法，学習活動，対人関係能力，知識の構築の8つの要素を含んでいる．調査の結果，研究に参加した学生は高い自己主導型学習能力を持っていた（200点中149.6〜171.4点，平均160.5点）．国別にみると，最も高かったのはスペインの学生で，最も低かったのはチェコ共和国の学生であった．自己主導型学習に大切な構成要素である意識，態度，動機づけは，チェコ共和国，フィンランド，スロバキアの看護学生の評価が低かった．これらの理由として，教育期間の長さ以外に，実践経験にかかわる違い，たとえば臨床的意思決定やクリティカルシンキングに関する臨地実習や学内での教育方法の違いが影響していると述べている．また教師中心の教育ではなく，グループ主体の学習活動が自己主導型学習の能力を向上させるとしている．

　看護基礎教育の中で，学生からグループ・ワークが多すぎるという声を聞くことがある．しかしグループ・ワークという学習活動は，自己主導型学習の能力を向上させることに大きな役割を果たしていることを意識して，積極的に取り組んでもらいたい．看護学生として習得した自己主導型学習の能力は，看護職者になってからも学び続ける生涯学習に大きな影響を及ぼす．

　日本の看護学生の状況をみてみよう．日本の研究では，自己主導型学習の準備性に関する研究がいくつか行われている．この準備性を測定する尺度としては，ググリエルミノ（Guglielmino LM）が開発した**自己決定型学習準備尺度**（Self-Directed Learning Readiness Scale：**SDLRS**）が広く用いられており，日本語版SDLRSも作成されている[15]．西薗は，この尺度を用いた蓄積データの分析から，自己主導型学習の準備性を表す8因子を明らかにしている．それらは，①学習への愛着，②基本的な学習技能と問題解決技能を用いる能力，③学習における主導権と独立，④効果的な学習者であるという自己概念，⑤学習に対する責任の受容，⑥創造性，⑦学習の機会の開拓，⑧将来の見通しである[16]．

　学生として，自己主導型学習の準備性がどの程度あるかを知るために，日本語版SDLRSは役に立つだろう．この尺度以外にも，ググリエルミノ版SDLRSなどを参照して，フィッシャー（Fisher MJ）が開発した新たな尺度があり，日本語版**SDLRSNE**（Self-Directed Learning Readiness Scale for Nursing Education）が作成されている[17]．日本語では，看護教育用自己決定型学習準備性尺度と呼ばれている．文献に質問項目が掲載されているので，回答してみるとよい．

　自己主導型学習は，学生が勝手に学ぶものではない．ノールズは，自己主導型学習ガイドの中で，「学ぶ人への手引き」だけではなく，「教える人への手引き」も書いている．教

師は学習内容を伝えるだけの役割を越えて，学習が促進されるように援助する役割をしなければならないこと，学習者が自己主導的になるためにどのように援助すればよいかなどを明らかにしている．自己主導型学習では，教師は学生と共に学び，学習を促進する役割を担う必要がある．

コラム

イタリアの看護基礎教育と自己主導型学習

　筆者は共同研究者と共に，イタリアのウーディネ大学（Università degli Studi di Udine）看護学部（3年課程）を訪問した．この大学のカリキュラムをみると実習時間が多く，技術演習時間がかなり少ない．技術演習時間が少ないので，清拭などは理論を学ぶだけだそうである．

　臨床実習では，学生は実習指導者である看護師の勤務帯にしたがって実習を行うので，準夜帯も深夜帯も実習を行う．もし実習指導者が夜勤帯で20人の患者を担当していたら，学生も20人の患者を受け持つことになるという非常に実践的な実習である．

　学部教育の選択科目6単位は，自己主導型学習を促す科目と考えられている．通常，大学の教員1人が15人の学生を担当し，個別面接を実施して，学生が学習目標を立てたり，学習方法を選択したりするように促すなど，自己主導型学習を推進する工夫をしている．さらに入学後の早い時期に，自己主導型学習に必要な能力や学習方法について教える授業がある．

　国立がん研究所に所属している自己主導型学習の研究者（カドリン［Cadorin］博士）とディスカッションを行う機会を得た．カドリン博士は，自己主導型学習は，自分自身でその能力を開発することも可能であるし，教師やメンター，同僚の助けを得て能力を開発することもできるが，大切なことは，基礎教育から継続教育への連続であると述べていた．自己主導型学習は，学部の1年生から学び始めることで，その学習の基本が今日のヘルスケアシステムの中で働く際に必ず活かされる．また自己主導型学習を促進しようとすると，学習の中心にいるのは教える人ではなく学習者であるという認識を持つことが大切であり，その認識と姿勢は基礎教育から継続教育へと一貫される必要があると語っていた．

参考文献

ⅰ）グレッグ美鈴，林　千冬，脇坂豊美：イタリアにおける看護学教育と自己主導型学習．看護教育：57（12）：994-1000，2016

学習課題

1. 自己主導型学習で求められるコンピテンスの自己診断をしてみよう
2. 生涯学習のために，今できる自己主導型学習はどのようなものか，考えてみよう
3. 自分で学習目的を考えて，学習契約を作成してみよう

引用文献

1）ノールズ MS：成人教育の現代的実践―ペダゴジーからアンドラゴジーへ（堀　薫夫，三輪健二監訳），p.33，鳳書房，2015
2）前掲1），p.37
3）日本看護協会：看護職の倫理綱領，〔https://www.nurse.or.jp/home/publication/pdf/rinri/code_of_ethics.pdf〕（最終確認：2022年10月28日）
4）日本生涯教育学会（編）：生涯学習事典増補版，p.36-37，東京書籍，1997
5）Niemi H：Active learning；A cultural change needed in teacher education and schools. Teaching and Teacher Education 18（7）：764，2002
6）ノールズ MS：学習者と教育者のための自己主導型学習ガイド（渡邊洋子監訳），p.23，明石書店，2011

7) Iwasiw CL：The role of teacher in self-directed learning. Nurse Education Today **7**(5)：222-227, 1987
8) 前掲6), p.77
9) Tough A：The Adult's Learning Projects：A Fresh Approach to Theory and Practice in Adult Learning, p. 95-97, Ontario Institute for Studies in Education, 1971
10) 前掲6), p.8
11) 前掲1), p.501
12) Nazarianpirdosti M, Janatolmakan M , Andayeshgar B et al.：Evaluation of Self-Directed Learning in Nursing Students：A Systematic Review and Meta-Analysis, Education Research International, 2021,〔https://doi. org/10.1155/2021/2112108〕(最終確認：2023 年 10 月 31 日)
13) Visiers-Jiménez L, Palese A, Brugnolli A et al.：Nursing students' self-directed learning abilities and related factors at graduation：A multi-country cross-sectional study. Nursing Open：1688-1699, 2022
14) Williamson SN：Development of a self-rating scale of self-directed learning. Nurse Researcher **14**(2)：66-83, 2007
15) 松浦和代, 阿部典子, 吉村貞子ほか：日本語版 SDLRS の開発—信頼性と妥当性の検討. 日本看護研究学会雑誌 **26**(1)：45-53, 2003
16) 西薗貞子：看護大学生の自己学習力の獲得状況の検討. 人間文化研究科年報 **28**：107-119, 2012
17) 大山裕美子, 前田留美, 丸　光惠：日本語版 Self-Directed Learning Readiness Scale for Nursing Education の翻訳と表面妥当性の検証. 日本看護科学学会誌 **35**：38-42, 2015

6 ダイバーシティとインクルージョン

この節で学ぶこと

1. ダイバーシティおよびインクルージョンの意味とその必要性を理解する
2. 障害者差別解消法と合理的配慮の概要を知る
3. セルフアドボカシーの意味とその重要性を理解する

　2016年7月，神奈川県相模原市の障害者支援施設で，入所者19人が殺害され，職員を含む26人が重軽傷を負うという衝撃的な殺傷事件が起こった．事件を起こした元施設職員の男は，「意思疎通の取れない障害者が社会にとって迷惑だと思ったから．（自分の行いが）社会の役に立つと思ったから」との主張から犯行に及んだと報じられている．こうした社会の役に立つかどうかという「生産性」から人の価値を判断する考えは優生思想といわれ，古くはプラトン（古代ギリシャの哲学者，紀元前427〜紀元前347年）にまで遡ることができる[1]．日本においても，かつて優生保護法（1948〜1996年）という法律の中に障害をもつ人に対する強制的な中絶や不妊手術を認める条文があった[2]．もちろん，生産性だけで人の価値を測れるものではない．たとえ，意思疎通が取れない障害者であっても，誰かにとってはかけがえのない存在であり，ただ側に居てくれるだけで心が満たされるということもあるだろう．現在では，障害があっても，誰もが人としての尊厳と，自己の選択を行う自由，社会への完全な参加を保障することを謳った「障害者の権利に関する条約（略称：障害者権利条約）」に，日本をはじめ多くの国々が批准している（2022年6月時点：署名国・地域数164／締結国・地域数185）[3]．

A. ダイバーシティ

　ダイバーシティ（diversity）は「多様性，相違点，多種多様性」という意味であり，その伝統的な定義は，「ジェンダー，人種，民族，年齢における違いのことをさす」という概念であった[4]．もともとは，多民族国家であるアメリカにおける人種，肌の色，宗教，出身地による差別を撤廃し雇用における不平等を是正するという場面で使用されていた．当初，こうした差別解消の取り組みとしてのダイバーシティは，マイノリティを大多数に同化させることが前提であった[5]．当然，同化を求められた人たちは，自己の特性やパーソナリティを制限されるのは好ましくないと，高い離職率を示すこととなった．この離職率を低下させることを模索する中で，無理に多様な人材を雇用して同化させるのではなく，その多様性を企業の価値創造に活かすという形にシフトしていった[6]．実際に，ダイバー

シティは，企業の競争力強化につながるという研究も出始め[7]，今日では単に差別解消としてではなく，多様性を認め活用しようという意味合いで，企業の経営戦略の中で使われることが多くなっている．また，時代とともにダイバーシティの概念も変化してきており，「性別，年齢，人種や国籍，**障害の有無**，性的指向，宗教・信条，価値観などの多様性だけでなく，キャリアや経験，働き方などの多様性も含む」とされている[8]．

B.　インクルージョン

　インクルージョン（inclusion）は「包括，包含，包摂」という意味であり，包括は全体をまとめること，包含は包み込む・中に含むこと，包摂とは一定の範囲の中に包み込むことを指している．ここから転じて，福祉分野においては「障害があっても地域で地域の資源を利用し，市民が包み込んだ共生社会を目指す」という理念として捉えられている[9]．また企業においては，1人ひとりが「職場で尊重されたメンバーとして扱われている」と認識している状態を指すとされている[10]．そして，教育場面においては，障害のある者と障害のない者が共に学ぶ仕組み（インクルーシブ教育）として使用されている．このようにインクルージョンという語はさまざまな場面で使用されているが，インクルージョンの概念を考える上で，ショア（Shore LM）らのフレームワークがわかりやすい（**図Ⅳ-6-1**）．このフレームワークは，帰属性と個性の価値の高低でインクルージョンを考えるものである．このフレームワークから考えると，インクルージョンとは，集団に受け入れられ，性別や障害の有無などの個性が尊重されている状態であるといえる．

　ダイバーシティがあっても，インクルージョンがない差別化や同化の組織，インクルージョンがあっても特定の属性のみで構成されているダイバーシティがない組織もありうる．ダイバーシティとインクルージョンは区別されうる概念であり，両方がなければ多様な価値を認め合う状況とはいえない．

　このインクルージョンに似た意味の言葉に**ノーマライゼーション**（normalization）がある．ノーマライゼーションは，もともとは知的障害者の生活条件を改善し，障害のない

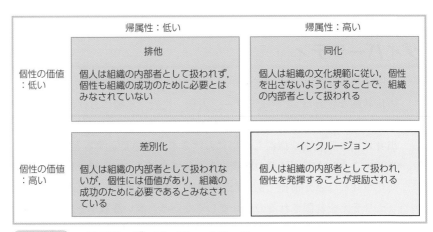

図Ⅳ-6-1　インクルージョン・フレームワーク

［Shore LM, Randel AE, Chung BG et al.：Inclusion and diversity in work groups：A review and model for future research. Journal of management **37**（4）：1262-1289（figure 1），2011 を参考に作成］

人と同じような生活ができるようにすることを目指して生まれた理念である．その意味合いとして，障害者の生活を「正常化（normalization）」させるという障害者の権利擁護に重点が置かれていた．その概念は，時代とともに変化し，今日の日本では「障害のある人もない人も，互いに支え合い，地域で生き生きと明るく豊かに暮らしていける社会を目指す」という理念がノーマライゼーションと定義されている[11]．

C. ダイバーシティとインクルージョンの必要性

「ダイバーシティとインクルージョン」の必要性について，いくつかの方面から考えてみたい．冒頭で述べたように，生産性の方面から障害者や高齢者は社会の役に立たないとする発言は，今でもよく聞かれる．日本は急速に少子高齢化が進んでおり，それにともない社会保障費も年々増加の一途を辿っている．社会保障費は税金の使い道として大きなものであり，国の一般会計歳出の約1/3を占める最大の支出項目となっている．消費税が導入され，その税率が上がってきた大きな理由の一つに，増大する社会保障費に対応するというものがある．このように税率があがり，自分の生活の中で負担感を覚えた時，生産性のない人間は生きる価値がないと言ってしまうのかもしれない．

人の価値とは何なのだろうか．「あなたは生きている価値がありますか？」こう問われた時，あなたは何と答えるだろうか．ある人には価値があるものでも，あなたには価値がないものは沢山あるだろう．反対に，あなたにとって価値あるものでも，他の人にとってみると価値がないものも存在している．これは命についても同じことがいえる．現在（2023年8月31日現在），ウクライナとロシアは戦争状態にあるが，戦争状態では敵国の兵士を多数殺した人間は英雄として称えられる．その理由は，自分達の社会に属する人の命は価値のあるものであるが，自分達に敵対する社会の人の命は価値の低いものとしてみなされるためである．このように何かの価値は，その人の置かれる立場や関係性によって判断がわかれることがある．価値というものは決して一面的なものではなく，生産性という視点が価値を測る唯一の物差しではないのである．

では，ダイバーシティとインクルージョンの価値について考えてみたい．ダイバーシティとインクルージョンは，社会で生活する人々にとって非常に多くの価値がある．まず1つ目は，将来の不安が解消されるということである．自分が何らかの理由で障害者となったとき，高齢になり働けなくなったとき，それでも社会の中に受け入れられ尊重されるのであれば，人は安心して生きていくことができる．どんな個人特性があったとしても，誰もが活躍でき尊重される社会であるということそのものが価値を持つのである．

2つ目は，ダイバーシティの視点が，すべての人々の生活へプラスの影響を及ぼすということである．代表的な事例としては，**ユニバーサル・デザイン**の考え方である[12]．現在，ありとあらゆるところに自動ドアがある．これは，ドアを手動で開けることが困難な人でも利用しやすいように考えられたものである．センサー式ライト，トイレのマークなども同様の考えで作られたものであり，すべての人々の生活へプラスの影響を及ぼしたと言える．

3つ目は，ダイバーシティは，多様なメンバーが集まることで，問題解決能力の向上や

創造性につながるというプラスの影響を集団に与えるということである[13].　さまざまな人間が, 様々な立場から意見を出し合うことで, 新たな創造につながるのである.

D. 看護におけるダイバーシティとインクルージョン

1● 障害者差別解消法と合理的配慮

　2001年の保健師助産師看護師法改正では,「目が見えない者, 耳が聞こえない者又は口がきけない者」には免許を与えないとしていた絶対的欠格事由を削除し,「心身の障害により（中略）業務を適正に行うことができない者として厚生労働省令で定めるもの」には, 免許を与えないことがあるとした相対的欠格事由に変更された. この改正は障害者のノーマライゼーションを推進する動きの中で, 内閣に設置されていた障害者施策推進本部が,「障害者に係る欠格条項の見直し」を決定したことが背景となっている. このことにより, 障害を有していてもできる限り学習の機会を与え, 免許を取得できる条件を整えていく流れとなった.

　そして2006年12月に国連総会で採択された障害者権利条約の締結に向けた国内法制度の整備の一環として, 2016年には, 障害を理由とする差別の解消の推進に関する法律（障害者差別解消法）が施行された. 同法は, 障害を理由とする差別を解消する目的で, 教育, 医療, 情報などあらゆる社会的機能に関する行政機関, 民間機関に対し, 障害者に対する不当な差別的取り扱いの除去と, 環境の整備や調整といった合理的配慮を義務づけるものである. この法律の中で,「障害者とは身体障害, 知的障害, 精神障害（発達障害含む）その他の心身の機能の障害がある者であって, 障害や社会制度等の社会的障壁により継続的に日常生活又は社会生活に相当な制限を受ける状態にあるものをいう」と定義されている. この定義では, 障害を個人の心身機能による個人的な問題として考える医学モデルから, 個人の心身機能だけでなく社会の環境や制度によって変化するものという社会モデルとして捉えている点が重要なポイントである.

　たとえば, 現代では近視などで視力が落ちた場合, メガネやコンタクトレンズで簡単に矯正することが可能である. しかし, メガネが開発される以前, 狩猟を生活基盤とする民族であったなら, 遠くの獲物を見つけることができない人間は障害者とみなされていただろう. 何のとっかかりもない高い壁は, 誰も登ることはできない. しかし, 梯子を用意すれば, 登って乗り越えることができる. 同じように, 現在障害があるといわれている人たちに, 困難を解消するような適切な道具や環境を用意できれば, 障害はなくなるといえる. このような道具の用意や環境の調整を合理的配慮といい, 障害者権利条約において「障害者が他の者と平等にすべての人権及び基本的自由を享有し, 又は行使することを確保するための必要かつ適当な変更及び調整であって, 特定の場合において必要とされるものであり, かつ, 均衡を失した又は過度の負担を課さないものをいう」と定義されている.

2● 障害をもつ学生の看護職としての就業継続

　障害者権利条約は, 障害者に関する初めての国際条約で, 市民的・政治的権利, 教育・保健・労働・雇用の権利, 社会保障, 余暇活動へのアクセスなど, さまざまな分野におけ

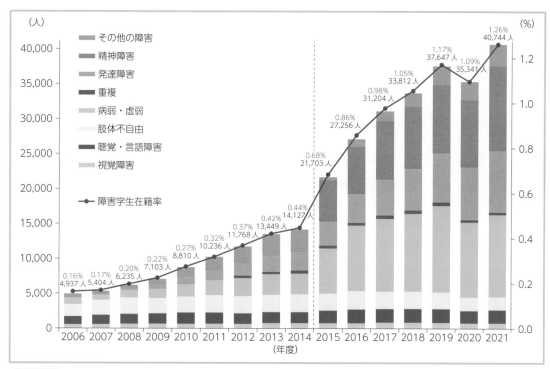

図Ⅳ-6-2　大学，短期大学，高等専門学校における障害学生数

〔日本学生支援機構：障害のある学生の修学支援に関する実態調査 令和3年度（2021年度）調査結果概要，〔https://www.jasso.go.jp/statistics/gakusei_shogai_syugaku/index.html〕（最終確認：2022年11月27日）より引用〕

る取り組みを締約国に対して求めている．わが国も障害者権利条約を批准するにあたり，障害者差別解消法の制定だけでなく，障害者基本法や学校教育法施行規則の改正などにより，障害のある子どもと障害のない子供が可能な限り共に教育を受けられるように条件整備が行われてきた．こうした法整備の効果もあってか，障害をもつ学生数は増加傾向にある（**図Ⅳ-6-2**）．看護学生を対象とした調査では，2011年に全国の看護師養成機関に入学した14325人のうち330人（2.3%）が，特別な困難がある学生で，そのうちの146人（1.02%）が発達障害の疑われる学生であったと報告されている[14]．このように多くの教育機関，分野において障害のある学生の受け入れは進みつつあるが，就職においては未だ困難な状況がある．

　2021年度における大学（学部）卒業後の状況としては，進学率11.8%，就職率74.2%であったが，その一方，障害がある学生の大学（学部）卒業後の状況としては，進学率10.6%，就職率48.1%であり，就職率に大きな開きがある[15]．中でも，精神障害（統合失調症，気分障害，神経症性障害，摂食障害，睡眠障害等）のある学生の就職率が最も低く38.2%にとどまっている[16]．そして，何とか就職することができたとしても，その後に厳しい状況がある．

　2013年に300床以上の病院を対象に，発達障害が疑われる特別な支援を必要とする新卒看護師の人数割合と定着率を調査した研究がある．この研究によると，新卒看護師のうち2.39%が特別な支援を必要とし，そして，その40.9%が1年に以内に離職していた[17]．

発達障害などの障害がある人が看護職を続けるのが困難な理由としては，失敗を許容できない職種であることが大きいだろう．その厳しさは，医療ミスがあるとニュースや裁判になることもあるほどである．さらに病院における看護職は交代勤務制ということもあり，チームでの連携が強く求められる．このように失敗が許されず連携が重要な仕事には，均質な能力や同じような価値観を持っている人間たちの方が適しているだろうと，ダイバーシティの推進に消極的になるのも無理からぬことである．仮に多様な人材を雇用するようにしたとしても，インクルージョンではなく，組織への**同化**を求めてしまうのである．しかし，看護ケアの質を考えたときには，さまざまな患者に対応するためにもダイバーシティとインクルージョンの推進は必要であろう．現に，精神科領域においては，ピアサポーターは全国で活用されており，当事者同士だからこそできるケアがあるとわかる．

　では，看護領域において，ダイバーシティとインクルージョンを進めるためにはどうすればよいのだろうか．まずは，これから看護を志す学生がお互いに助け合うことである．助け合いの中，自分も誰かに助けてもらう経験をすることで，個性を尊重することの大切さが見えてくるのではないかと思う．

E. セルフアドボカシー

　セルフアドボカシー（self advocacy）とは，日本語では「自己権利擁護」と訳され，困難のある当事者が，自分の利益や欲求，意思，権利を自ら主張することを意味する．

　障害者支援を行う人の中には，障害者はかわいそうな人，不幸な人であるとみなし，何でも代わりにやってあげようとしたり，生活を管理しようとしたりする人がいる[18,19]．マイノリティ[*1]に対して「かわいそう」と考えることは，「普通である」が基準で，マイノリティを「普通ではない」と差別的に見ていることに他ならない．マイノリティとされる人々のさまざまな特性を，その人の個性であると考えれば，そのこと自体はかわいそうと言われることではない．

　歴史的にも，マイノリティとされる人々は「支援をされる対象」として，ある意味で受け身の存在として扱われてきた．これは，基本的な人権としての「自分自身のことを自分で決める権利（自己決定権）」を奪われてきたと捉えることもできる．これまで何度かでてきた障害者権利条約は"Nothing about us without us（私たちのことを，私たち抜きに決めないで）"を合言葉に世界中の障害当事者が参加して作成されたものである．このように，自分がどうして欲しいか当事者として声をあげることは，多様性を受け入れその個性を活用していくためにも，チームが事故なく連携するためにも非常に重要なことである．どんな人も個性があり，できることできないことは違うものである．できないことをできないと言うのは，決して恥ずかしいことではない．お互いに助け合うから，新たな価値が創造されるのである．

[*1] マイノリティは，「少数者」「少数派」などを意味する言葉である．英語の「minority」に由来する語．特に「社会的少数者」を指す意味で用いられることが多い．マイノリティの例としては，子どもや高齢者，障害者，外国人，性的少数者などがある．

コ ラ ム

身近にある差別

　日本は治安が良く国民皆保険制度により高度な医療が安価で受けられる非常に安心感の高い国である．世界の各国を比較したランキングで，日本が高い順位を取ることは少なくない．例えば，英国の政治経済誌『エコノミスト』の調査部門エコノミスト・インテリジェンス・ユニット（EIU）が発表した2022年「世界で最も住みやすい都市」ランキングでは，大阪が10位（2021年調査では2位）となっている．実際に，日本に住んでいる筆者も良い国だと感じることは多い．しかし，実は日本は差が多い国であることは知っているだろうか．世界経済フォーラム（World Economic Forum：WEF）が2022年7月に「The Global Gender Gap Report 2022」を発表した[i]．この報告書の中で，男女格差を測るジェンダー・ギャップ指数[*2]の国別順位が示されている．2022年の日本の順位は146か国中116位（2021年調査では156か国中120位）であった．先進国の中で最低レベル，アジア諸国の中で韓国や中国，ASEAN諸国より低い結果となっている．日本においては，男女は平等ではない現状がある．また，内閣府が2023年2月に発表した「障害者に関する世論調査」結果では，障害者への差別や偏見が「世の中にある」と答えた人は，2017年の前回調査から4.6ポイント増えて88.5％であった[ii]．このように，日本は差別が無い国とは簡単に言えないのである．

　差別や偏見は自分が当事者になってみなければ，気づきにくいものである．例えば，一見して日本人に見えない人が，日本語を流暢に話しているのを聞いたときに「日本語がお上手ですね」と言うのは，『外国人が，こんなに上手に日本語を話せるわけがない』という偏見があるためである．他にも，パートナーがいると言った女性に，「彼氏はどんな人？」などと聞くのも，異性愛が当然という決めつけがあるためである．

　もし，差別をなくそうとするならば，さまざまな人権に関する知識だけでなく，人権感覚を育てることが重要となる．人権感覚とは，「人権の価値やその重要性にかんがみ，人権が擁護され，実現されている状態を感知して，これを望ましいものと感じ，反対に，これが侵害されている状態を感知して，それを許せないとするような，価値志向的な感覚である」と『人権教育の指導方法等の在り方について〔第三次とりまとめ〕』において説明されている[iii]．これを端的に言うなら，さまざまな差別に気づくこと，そして差別されている人の痛みに共感し，差別はゆるせないと感じることであるといえるだろう．今，本書を読んでいる皆さんには，他者の痛みに共感し，差別は許せないと思う心はすでに備えていると思われる．しかし，差別に気づかなければ，差別を解消するための行動を起こすことができない．世の中にある様々な差別に気づくためには，普段から多くの人と関わること，困っている人を見たら声をかけること，そして，それぞれの人々が置かれている状況や気持ちを理解していくことが重要だと思う．

引用文献

ⅰ）World Economic Forum：Global Gender Gap Report 2022,（2022年7月13日），p.10,〔https://www3.weforum.org/docs/WEF_GGGR_2022.pdf〕（最終確認：2023年4月4日）

ⅱ）内閣府：令和4年度障害者に対する世論調査報告書概略版,（2023年2月21日），p.16,〔https://survey.gov-online.go.jp/r04/r04-shougai/gairyaku.pdf〕（最終確認：2023年4月4日）

ⅲ）文部科学省：人権教育の指導方法等の在り方について〔第三次とりまとめ〕,（2008年3月），〔https://www.mext.go.jp/b_menu/shingi/chousa/shotou/024/report/08041404.htm〕（最終確認：2023年4月6日）

[*2] ジェンダー・ギャップ指数とは，経済活動や政治への参画度，教育水準，出生率や健康寿命などから算出される男女格差を示す指標で，0が完全不平等，1が完全平等を示している．

学習課題

1. 看護領域におけるダイバーシティとインクルージョンの意義は，どのようなことか考えてみよう
2. 合理的配慮の具体的なプロセスはどのようなものか考えてみよう
3. セルフアドボカシーを自ら実践する上で難しいと思うことを考えてみよう

引用文献

1) プラトン：国家（上）（藤沢令夫訳），p.364-367, 岩波書店, 2002
2) 国立公文書館デジタルアーカイブ：優生保護法・御署名原本・昭和二十三年・法律第一五六号，〔https://www.digital.archives.go.jp/file/130598.html〕（最終確認：2022 年 11 月 26 日）
3) 外務省：障害者の権利に関する条約　締約国一覧，〔https://www.mofa.go.jp/mofaj/fp/hr_ha/page22_002110.html〕（最終確認：2022 年 11 月 27 日）
4) 中村豊：ダイバーシティ＆インクルージョンの基本概念・歴史的変遷および意義．高千穂論叢 **52**(1)：53-84, 2017
5) Thomas Jr RR：From affirmative action to affirming diversity. Harvard business review **68**(2)：107-117, 1990
6) 谷口真美：組織におけるダイバシティ・マネジメント．日本労働研究雑誌 **574**：69-84, 2008
7) Cox TH, Blake S：Managing cultural diversity：Implications for organizational competitiveness. Academy of Management Perspectives **5**(3)：45-56, 1991
8) 経済産業省：ダイバーシティ経営の推進，（2021 年 12 月 9 日），〔https://www.meti.go.jp/policy/economy/jinzai/diversity/index.html〕（最終確認：2022 年 11 月 27 日）
9) 内閣府：ユースアドバイザー養成プログラム（改訂版）第 4 章第 1 節 関係分野の制度の概要，関係法規等（社会の仕組み）4 障害者福祉の仕組み(1)障害者福祉の理念 イ インクルージョン，〔https://www8.cao.go.jp/youth/kenkyu/h19-2/html/4_1_4.html〕（最終確認：2022 年 11 月 27 日）
10) 経済産業省：【改訂版】ダイバーシティ経営診断シートの手引き 多様な個を活かす経営へ〜ダイバーシティ経営への第一歩〜，（2021 年 3 月），p.6,〔https://www.meti.go.jp/policy/economy/jinzai/diversity/turutebiki.pdf〕（最終確認：2022 年 11 月 1 日）
11) 厚生労働省：障害者の自立と社会参加を目指して，〔https://www.mhlw.go.jp/bunya/shougaihoken/idea01/index.html〕（最終確認：2022 年 12 月 1 日）
12) Mace R：Universal Design：Barrier Free Environments for Everyone. Designers West **33**(1)：147-152, 1985
13) Kirby SL, Richard OC：Impact of marketing work-place diversity on employee job involvement and organizational commitment, Journal of Social Psychology **140**(3)：367-377, 2000
14) Ikematsu Y, Mizutani M, Tozaka H et al.：Nursing students with special educational needs in Japan. Nurse Education in Practice **14**(6)：674-679, 2014
15) 文部科学省：令和 3 年度学校基本調査（確定値）の公表について，（2021 年 12 月 22 日），p.6,〔https://www.mext.go.jp/content/20211222-mxt_chousa01-000019664-1.pdf〕（最終確認：2022 年 12 月 1 日）
16) 日本学生支援機構：令和 3 年度（2021 年度）大学，短期大学及び高等専門学校における障害のある学生の修学支援に関する実態調査結果報告書，（2022 年 8 月），p.65,〔https://www.jasso.go.jp/statistics/gakusei_shogai_syugaku/__icsFiles/afieldfile/2022/08/17/2021_houkoku_2.pdf〕（最終確認：2022 年 12 月 1 日）
17) Ikematsu Y, Egawa K, Endo M：Prevalence and retention status of new graduate nurses with special support needs in Japan. Nurse Education in Practice **36**：28-33, 2019
18) 安達朗子：支援の「ズレ」に関する視覚障害者の意味づけとその対処方法, 社会福祉学 **61**(2)：1-15, 2020
19) 竹端寛：序章　権利擁護が支援を変える．権利擁護が支援を変える−セルフアドボカシーから虐待防止まで−，p.6-34, 現代書館, 2013

第 V 章

カリキュラム

1. 看護学教育におけるカリキュラムの開発・デザイン・評価の考え方，方法を理解する
2. 自身が学ぶ授業がどのようなカリキュラム開発・デザインによってなされているのか考え，自分なりに評価する

1 カリキュラム開発

この節で学ぶこと

1. カリキュラムの意味およびカリキュラム開発の意味を知る
2. カリキュラムには，明示されたカリキュラムと潜在カリキュラムがあることを知る
3. 看護学教育カリキュラムの開発の考え方を知る
4. 工学的アプローチと羅生門的アプローチのカリキュラム開発の相違を知る

A. カリキュラム開発

1 ● カリキュラムとは

a. カリキュラムの語源，定義

　カリキュラムの語源は，古代ローマの戦車競争の「走路」に由来し，それはラテン語のcurrere（クレレ）＝「走る」を起源とする．これが16世紀半ばの宗教革命以後，オランダのライデン大学で教育用語として初めて使われたことが知られている．「自治」をもって成立していたそれまでの大学が，教会や国王の権力によって所定の走路を走るように内容が統制されたことを「カリキュラム（curriculum，複：curricula）」と称して揶揄したものであるという[1]．以後，カリキュラムは，その意味を変化させながら，大学のみならずほかの教育機関においても「教育内容」と「その計画」に関する用語として定着した．

　一方，**教育課程**は辞書的には「カリキュラム」の訳語として示されているが，厳密には，双方において訳語として設定されたわけではない．「教育課程」は，第二次世界大戦以後の日本の初等中等教育の行政用語として，それまで使用されていた「学科課程」「教科課程」を言い換えたものである．教科や学科以外の内容をも含めた「教育計画」を表す用語として設定され，教師中心の教育を改め子ども中心の教育に変革しようとする意図も込められていたという[2]．現在では，教育課程は，初等中等教育の行政用語としてだけではなく，広く大学，短期大学，専門学校においても使用されている．

　「カリキュラム」は文字通り，カタカナのままで「カリキュラム」として使用されており，「教育課程」の意味と重複させつつ，たとえば，「潜在カリキュラム」を「潜在教育課程」とはいわないように[3]，両者は併存している．

b. カリキュラムと教育観

　カリキュラムの定義は必ずしも1つに限定されてはいない．それは教育の捉え方によって，カリキュラムの定義が変わることを意味している．前述した通り，16世紀半ばに教

育用語として取り入れられた「カリキュラム」は，その由来から「行政的に定められた教育内容」の意味として長く定着した．

20世紀初頭にデューイ（Dewey J）を始めとする経験主義教育論が台頭すると，行政が定める教育内容と学校で学生が実際に学習活動を展開しながら習得する内容との区別が自覚され，学生の経験や活動の教育的組織と計画が強調された．

行動主義学習理論（p.195，第Ⅵ章1節参照）が隆盛になると，「カリキュラムは目標の叙述，内容の選択と組織，学習と教授の形式，成果の評価の4要素を含む」というように，カリキュラムとして組織する具体的な内容をもって定義されている．さらに，「何を学ばせるか」ということがカリキュラムであるという教育観では，「カリキュラムは組織的知識，知的技能，情意的内容の複合物である」と定義する．

1970年代以後，現象学的社会学理論を基盤として，カリキュラムの定義を広く捉える必要性が強調され，「学習経験の総体」として捉えられている．この中には，教育目標，教育内容，授業（教授・学習活動），評価だけではなく，後述する「潜在カリキュラム」をも含んでいる．この定義では，「カリキュラム」は「実践」「評価」をも含み「事前の計画」という意味に限定されないだけではなく，「学生の学び」が強く意識されている．

c. カリキュラムの法的規制と各教育機関の自律的設定

「教育」は本質的に社会的機能の1つである．したがって，教育機関の設立には法的な規制を受ける．日本の看護専門学校は，**保健師助産師看護師法**に基づいて，「**保健師助産師看護師学校養成所指定規則**」によって文字通り，その設立が指定・認可される．この中では，各教育機関が維持しなければならない「教育内容」が「指定基準」として定められている．これは，看護専門職養成機関として一定水準以上であることを規定するものであり，国家試験受験資格を授与する基準である．看護系大学および短期大学は，「国家試験受験資格を受ける」意味においてこの規則の規定を受けるが，その設立に当たっての指定・認可は，学校教育法の下に発令された文部科学省令である「**大学設置基準**」および「**短期大学設置基準**」による．このような法的・行政的な規定として設定されている「教育内容」は「**基準カリキュラム**」（正式名称ではなく，一般的な言い習わしである）といわれる．

一方，各大学・短期大学・専門学校における「教育内容」の設定（「**実践カリキュラム**」といわれ，基準カリキュラムに対応した概念である）は，上述の法的基準を遵守するだけではなく，より質の高い教育を実践することが期待されている．各教育機関は独自の意思によって設立されており，その設立の意図・目的を実現するために，「独自のカリキュラム」を自律的に設定しなければならない．

d. 潜在カリキュラム

「学習経験の総体」というカリキュラムの定義の中には，実際に「教えた」内容とは異なる学習体験が生起していることを含意している．このような学びを生起させているものは「潜在カリキュラム」といわれる．これは，「潜在」という言葉が示すように，カリキュラムとして明示されず，「不可視」でありながら，学生の学びとして現れるものである．たとえば，「学校文化」といわれる「校風」や「伝統」だけではなく，設定した教育内容それ自体においても[4]，また，教室という環境の中で教師との応答を通して学ぶ形態それ

自体に内在して，学習の結果として現れるものである．授業の過程で，学生の発言に対して「正解」にのみ反応されるのか，あるいは「オリジナリティ」や「誤答，誤解」をも肯定的に対応されるのかによって，学生は徐々にそれに応じた学習行動を示すようになる．このことは，学生自身も体験的に理解していることであろう．潜在カリキュラムの研究は，「意図した」カリキュラムによる学習の成果を究明する上でも欠かせないものである．

2● カリキュラム開発の意味

　カリキュラムには，法的・行政的な「基準」とされるいわゆる「基準カリキュラム」と，各教育機関がその教育を現実において実施していくための「実践カリキュラム」の違いがあることは上述した．そこには，カリキュラムの「作成」における行政的権限と教育実践に携わる学校・教師の主体性・自律性をどのように捉えるか，という問題が横たわっている．

a. カリキュラム開発の発展過程

　「カリキュラム開発（curriculum development）」という概念は，基準カリキュラムの持つ法的・行政的な規制に対して，カリキュラムの作成過程と目的を「教師の参加」「授業の改善」「教職の研修」などの要素を含んだものにする，という運動として1920〜1930年代の米国において台頭した．

　しかし，1950年代半ばのスプートニク・ショック[*1]以後，教育改革は連邦政府主導へと移行していく．このことは，システム化され管理化される学校の危機を生起させ，かえってカリキュラム開発は教師の選択と判断の意思決定の過程でなければならないとの考えを強くした．これより，カリキュラム開発の主体は教師であり，開発の場は学校の授業過程であるという考え方が提起されるに至っている[5]．

b. 日本におけるカリキュラム開発

　日本では，米国から導入された"curriculum development"という語は「カリキュラム構成」と訳され，長く使われてきたが，学校・教師の意思によって自由に学校のカリキュラムを作成できるという意味として理解されていた．つまり，「開発」が「構成」と訳されていたとしても，米国における「開発」の概念を忠実に反映して使用されていたといえよう．

　しかし，後に「学習指導要領」が「基準」として明確に位置づけられると，学校・教師が行うカリキュラムの作成は自主的な「構成」ではなく，「基準の下」での「作業」であるという意味において，「カリキュラム編成」と表されるようになった[6]．カリキュラム開発は行政的権限として行うものであるという考え方の台頭である．

　米国における歴史的経緯が示すように，カリキュラム開発に関する変遷には，直接的に教育を実践する学校および教師の「教育」に対する主体性・自律性の問題があることが理解できよう．したがって，「カリキュラム開発」は単純に「基準カリキュラム」の作成であるといえるものではなく，実践レベルにおける「カリキュラム作成」の問題として考えなければならない．

[*1] 1957年10月4日のソビエト連邦による人類初の人工衛星「スプートニク1号」の突然の打ち上げ成功は，米国を始め世界に強い衝撃を与えた．

　　大学・短期大学・専門学校という高等教育機関においては，先に述べたように，独自の実践カリキュラムを設定することが必然的要請である．誰が，どのように，指定基準を作成するか，開発するかという問題とは別に，高等教育機関であるということにおいて，その実践カリキュラムの「作成」は「カリキュラム開発」でなければならないといえる．

B. 看護学教育のカリキュラム開発

　　先に，教育の捉え方によってカリキュラムの定義が変わると述べた．したがって，看護学教育のカリキュラム開発においては，「看護学教育をどのように捉えるか」という考え方が問われる．この考え方に基づいて「教育目標，教育内容，授業（教授・学習活動），評価」までの過程が組織されるが，これらの諸側面の設定においてもまたそれぞれの「考え方」によって異なる．

　　ここでは，カリキュラム開発における基盤となる考え方を中心に述べる．

1 ● 設置者の意図・機関の使命

　　学校教育法の条文において大学および短期大学の目的が示されているとしても，それを選択するのは各教育機関の意思である．主として看護の実践者を育成することを考えているのか，あるいは看護の研究者を育成しようとするのとでは明らかに大きな違いがある．また，看護の実践者の育成を中心としながらも，国際貢献や医療ジャーナリスト，あるいは医療経済など，関連する領域への広がりをどのように考えて設定しているのかが明確になっている必要がある．このような意思・意図が教育・学習の過程に反映するようにカリキュラムは作成され，卒業生はその意図を体現した者として期待されるのである．入学を希望する者にとっては学校選択の基準となるものとして，また，在学中の学生にとっては学習の指針となるものとして，明示されるべきものである．

　　「建学の精神」といわれるものは，教育機関が意図する社会的貢献を独自の使命として表明したものである．つまり，設立の意図または機関の使命，あるいは建学の精神を表明したものは，それ自体がカリキュラムを構成する要素なのである．具体的には，学部の名称，学生便覧，学長・学部長などのメッセージ，および直接的な教育内容（科目）となって表される．また，設立の意図は，その教育機関の背骨，基盤，指針，環境として潜在カリキュラムの側面を持ち，ハビトゥスといわれる伝統，校風，誇り，帰属意識などとして在学・卒業生の特質として現れるものである．

　　また，教育機関の設立の意図は，科学技術的革新，学問的発展，社会の価値観の変容，人口の増減などの社会・文化的背景や政治・経済的背景に基づいた意思決定である．これらの諸側面は常に変動しているため，その機関の「社会的貢献」という意味も常に現実に即して問われ続けている．短期大学や専門学校が大学へ変更したり統廃合されたりすることはこれを表しているのである．このような意味において，各教育機関は建学の精神のみならず，近年のような成熟社会において学生に求められる能力をどのような考え方で育成していくのかという方針を，次の3つの側面から明確に表示しなければならないという省令（学校教育法施行規則の一部を改正する省令：2016［平成 28］年 3 月 31 日交付，2017

［平成29］年4月1日施行）が出された．すなわち，「卒業の認定・学位授与の方針（ディプロマ・ポリシー）」「教育課程の編成及び実施に関する方針（カリキュラム・ポリシー）」「入学者受入の方針（アドミッション・ポリシー）」である．ディプロマ・ポリシーとは，各大学がその教育理念を踏まえ，どのような力を身につければ学位を授与するのかを定める基本的な方針であり，学生の学修成果の目標となるものである．カリキュラム・ポリシーとは，ディプロマ・ポリシーの達成のために，どのような教育課程を編成し，どのような教育内容・方法を実施するのかを定める基本的な方針である．アドミッション・ポリシーとは，教育理念，ディプロマ・ポリシー，カリキュラム・ポリシーを踏まえ，入学者を受け入れるための基本的な方針であり，受け入れる学生に求める学修成果を示すものである．これら3つのポリシー間にはいうまでもなく一貫性が求められるが，教育機関の個性・特色は，こうした方針において具体的に反映されるのである．

2● 教育・学習および学生の捉え方

　古代ギリシャにおいてプラトンが描いた大学（アカデメイア）設立の構想として，教育の意味・目的は人間形成（パイディア paideia）であること，そのための科目の位置づけは「補助的」であること，真に魂を目覚めさせるのは教師と学生のかかわりとしての「対話」であることが示されている．さらに，教育の目的−教育内容−学生とのかかわり（教育の方法）は相互に影響し連動していることも読み取れる．

　このアカデメイアの構想を今日の教育において展開するならば，カリキュラム開発において最も根幹におかれるのは，「どのような人間像を描いているか」ということである．それは，人間形成であるということは自明視されやすいが，「人間形成」の意味づけによって異なる人間像が描かれることに注意しなければならない．近代の学校教育が確立する過程では，「品性の陶冶（とうや）」を謳（うた）いながら実は「国民教育」が目的であり，一斉授業という方法によって学生（生徒）を管理する教育が成立した．ヘルバルト主義といわれるこの教育のあり方は，現代学校教育にも根強く横たわっている．この中での教師と学生は「教える−学ぶ」関係であり，対等ではなく，学生は管理される対象である．ここには，「管理する人間−管理される人間」という構造が，まさに潜在カリキュラムとして，「教育」を通して生成されることが示されている．

3● 看護学における教育の考え方

　以上のような教育の考え方をふまえて，看護学の教育の考え方をみてみよう．

a. 目標とする学習経験の相違

　看護学教育に限らず，広くカリキュラム開発の考え方として取り入れられてきたのは「タイラーの原理」といわれる「工学的アプローチ」である．これは，1940年代の米国におけるカリキュラム開発の研究が進められる中で，行動主義理論を原理として，タイラー（Tyler RW）によって提示され，学習とは行動変容であるという定義の下に，変容した結果としての「行動」を目標として設定するという考え方であり，以後の教育に強い影響を及ぼしたものである．また，1974年には，工学モデルへの批判として「羅生門的アプローチ」がアトキン（Atkin JM）によって提唱された．その特徴は，創造的な教授・学習，

目標にとらわれない評価をすることであり，「学習経験の総体」としてのカリキュラムを実現できるところにある．**表V-1-1**は両者の相違を示したものである．どちらのカリキュラム開発モデルに基づいてカリキュラムを開発するかによって，その教育機関のカリキュラム全体，すなわち，「教育のあり方」そのものが変わることが明確に理解できよう．

　工学的アプローチおよび羅生門的アプローチは，広く一般教育にも適用されるモデルであるが，看護学教育に限って意識しておかなければならないのは，どのようなことを真に「看護」と考えるかによって，そのカリキュラム開発は異なることである（**図V-1-1**）．

　「看護学教育」と表明しながらも，医学における人体の疾病とその治療・回復過程を中核にした**医学モデル**によるカリキュラムによって看護の教育が長く行われてきたことは，

表V-1-1　工学的アプローチと羅生門的アプローチの対比

対比の視点	工学的アプローチ	羅生門的アプローチ
一般的手続き	一般的目標 ↓ 特殊目標 ↓ 「行動的目標」 ↓ 教材 ↓ 教授・学習過程 ↓ 行動的目標に照らした評価	一般的目標 ↓ 創造的教授・学習活動 ↓ 記述 ↓ 一般的目標に照らした判断評価
評価と研究	目標に準拠した評価 一般的な評価枠組 心理測定的テスト 標本抽出法	目標にとらわれない評価 さまざまな視点 常識的記述 事例法
目標	行動的目標，特殊的であれ	非行動的目標，一般的であれ
教材	教材のプールからサンプルし，計画的に配置せよ	教授・学習活動の中で教材の価値を発見せよ
教授・学習過程	既定のコースをたどる	即興を重視する
強調点	教材の精選，配列	教師養成

［文部省大臣官房調査統計課（編）：カリキュラム開発の課題―カリキュラム開発に関する国際セミナー報告書，大蔵省印刷局，1975年を参考に作成］

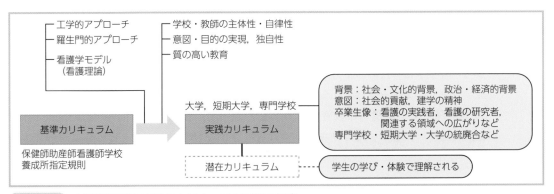

図V-1-1　看護学教育におけるカリキュラム開発の概念

否定できない事実である．しかし，看護学教育のカリキュラム開発モデルは**看護学モデル**へと**パラダイムシフト**[*2]すべきであることはいうまでもない．さらに，看護学モデルといっても，土台とする考え方（理論）は多様である．ナイチンゲール以降，現代まで，多くの看護理論が提示されてきた．それらの理論のうち，看護学教育全体をカバーできるものは果たしてあるだろうか．たとえば，「ロイの看護モデル」は比較的多く活用されていると思われるが，そのカリキュラムによって教育を受けた卒業生と，ほかの看護の考え方に基づいて教育を受けた卒業生を仮に比較できるとしたならば，どのような違いとして現れるのであろうか．

「看護の考え方」と一口でいっても，カリキュラム開発においては，その考え方に基づいた「卒業生像」が明確に描かれている必要がある．第Ⅶ章1節の「教育的ケアリングモデル」は，ベヴィスとワトソンが提唱する「ケアリング」を中心概念としているカリキュラム開発である．どのような看護実践者像が描かれているのであろうか．

b. 育成すべき資質・能力を基盤としたカリキュラム

一般的に，教育目標および学習目標と評価について，「学力をつける」とか「学力の有無」「学力差」「確かな学力」などという概念で問題にされることがある．

この「学力」という観点を卒業時に達成すべき「能力」として具体化し，カリキュラムを構成するカリキュラム開発について，1960年代の米国においてすでに議論され始めているが[7]，**コンピテンシー**という概念は，1973年にマクレランド（McClelland DC）とその弟子たちによって提唱され[8]，1980年代後半より，高等教育レベルのカリキュラムとして取り入れられるようになった（p.46，第Ⅱ章3節参照）．

「**コンピテンシー（コンピテンス）基盤型教育**（competence-based education）」あるいは「**アウトカム基盤型教育**（outcome-based education）」といわれるカリキュラムであり，育成すべき資質や能力を基盤としたカリキュラム開発である．これは，「教える知識」あるいは「学ぶべき知識」を中心としてカリキュラムを構成する考え方から，どのような「能力」を育成すべきかという観点に基づいたカリキュラム構成への転換である．そのカリキュラムを通して習得すべき能力を明示することにより，教育の質を保証することにつながる．

このようなカリキュラム構成は，**表Ⅴ-1-2**に示すように教育実践の場からの立ち上がりというより，OECD（経済協力開発機構）や，日本では文部科学省，厚生労働省，経済産業省などの行政的観点から，初等中等教育，高等教育，職業教育，成人一般の教育それぞれにおいて育成することが期待される「能力」を基盤として，カリキュラムを構成することが提唱されたものであり，世界的な動向である．**表Ⅴ-1-2**の提唱する機関が示唆するように，初等中等教育においては，いわゆるグローバル化する複雑な社会に適合できるような「生きる」ための学力を身につけること，職業教育，高等教育においては，産業や企業などが卒業生を受け入れる立場から求める能力の習得や特定の職業に必要な資格の獲得や学習成果を重視する教育である．したがって，**伝統的な学問知**（discipline-based knowledge）に基づいたカリキュラムに対置されるものであることは容易に理解できよう．

[*2] パラダイムシフト：ある時代や分野の規範的なものの見方・考え方を規定している思考の枠組みが非連続的に劇的に変化すること．

表Ⅴ-1-2　育成することが期待される能力

教育種別	キーワード	提唱機関	提唱年
初等中等教育	生きる力	文部科学省	1996
	リテラシー	OECD-PISA	2000～
	キー・コンピテンシー	OECD-DeSeCo	2003
	人間力	内閣府（経済財政諮問会議）	2003
高等教育・職業教育	就職基礎能力	厚生労働省	2004
	社会人基礎力	経済産業省	2006
	学士力	文部科学省	2008
	汎用的技能/分野別	OECD-AHELO	2010～12
労働政策	エンプロイヤビリティ	日本経営者団体連盟	1999
成人一般	成人力	OECD-PIAAC	2011

［松下佳代：＜新しい能力＞と学習評価の枠組み．育成すべき資質・能力を踏まえた教育目標・内容と評価の在り方に関する検討会（第2回）資料，2013を参考に作成］

　また，習得すべき「能力」をアウトカムとして設定し，その評価方法についての開発が能力設定とセットでなされる．さらに，「アウトカム」として設定される能力について，行動主義に基づいた「行動目標」との相違についてみると，コンピテンシー基盤型教育は，実際の職業や職務に必要な個人のさまざまな能力の開発に注目し，学習や訓練プロセスにおける形成的評価に基づいて，包括的，統合的に学生を支援することが特徴である．具体的には，技術や職務に直接関連する能力よりも，問題の発見力や解決をする認知的能力，継続学習，能動的学習，生涯学習能力，さらには個人のペースによる仕事への取り組みから，チーム・ワークやグループ・ワークとして取り組む能力が設定される．しかし，これらの期待される能力は，時代の変遷に伴って変わるであろうことはいうまでもない．

　日本の看護学教育におけるコンピテンシー基盤型教育の開発が，2010年度文部科学省の先導的大学改革推進委託事業として行われ，2011年3月に報告書が提出された[9]．この中では，「看護学士課程を修了する学生が習得すべき必要不可欠な，コアとなる看護実践能力を提示し，そのコアとなる実践能力を育成するための教育として，「卒業時到達目標，教育内容，学習成果」として示されている．「学士課程におけるコアとなる看護実践能力を基盤とする教育」は，下記の通り，保健師・助産師・看護師のすべてに，共通する能力を中心として構成されている．コアとなる看護実践能力の設定に当たっては，学問領域を超えて共通する「学士力」を看護学に統合させた「**看護学士力**」の育成を図ることを看護学教育の基盤として位置づけられている．

1. 保健師・助産師・看護師に共通した看護学の基礎を教授する課程であること
2. 看護生涯学習の出発点となる基礎能力を教授する課程であること
3. 創造的に開発しながら行う看護実践を学ぶ課程であること
4. 人間関係形成過程を伴う体験学習が中核となる課程であること
5. 教養教育が基盤に位置づけられた課程であること

　示されたカリキュラム案は，「20のコアとなる看護実践能力」「55の卒業時到達目標」

「244 の教育内容」「202 の学習成果」が位置づけられている（引用文献 9 の URL で閲覧可）.

　2011 年に提示されたカリキュラム案は，看護系大学の設置の意図，教育理念の下に「実践カリキュラム」の形に取り入れられ，実践されてきたであろう．しかし，カリキュラムは時代の要請や社会的変化に応じて，適宜，改正されなければならないものであることはすでに述べた．そして，2017 年までの間に日本における高齢社会はさらに進展し，地域医療のさらなる推進が行政的課題として提示された．このような社会情勢を背景に医療の提供のあり方が問われ，看護実践者の持つべき能力とその育成への期待がよりいっそう高まっている．これを裏づけるように，文部科学省において，2011 年からおおむね 8 年後となる 2019 年の施行を目途に，このカリキュラム案の改正への取り組みが 2017 年から開始された.

コラム

知能と知性

　コンピテンシーは「能力」と訳されているが，「知能」と「知性」はどのように異なるのであろうか.

　知能は，英語では intelligence であり，知性は，intellect である．この二つの使われ方をみると，動物にも intelligence があり，チンパンジーやイルカなどは，高度な intelligence を持っていることはよく知られている．また，今日では，高度な「人工知能」が日常生活の中に深く浸透している．しかし，知性を持った動物がいないように，「人工知性」はあり得ない．つまり，知性は，人間にのみ使われる概念であり，「知」の働きを自分への振り返りとして使うときに，初めてそれを「知性」という.

　今日，さまざまな「能力」（コンピテンシー）の育成を目標として挙げるのがカリキュラム構築の新しい考え方であると思われるが，人工知能でも合格できるような試験をくぐり抜ける能力ではなく，自分自身を批判的に，総合的に，人格的に振り返る能力，すなわち「知性」をこそ育成することが大学で育てる「知」であろう.

参考文献
ⅰ）森本あんり：基調講演 大学生の学びとこれからの教育. 大学教育学会誌39(1)：2-9, 2017

学習課題

1. 自校のカリキュラムと保健師助産師看護師法の指定規則に示された基準を比較し，自校のカリキュラムの独自性を考察してみよう
2. 自校のカリキュラムの開発モデルは，工学的アプローチによるものか，羅生門的アプローチによるものが検討してみよう
3. 自校の提示されたカリキュラムを通して，その潜在カリキュラムによる学びをいくつか挙げ，その意味を考察してみよう

‖引用文献‖

1）佐藤　学：教育方法学, p.106, 岩波書店, 1996
2）安彦忠彦：教育課程編成論 学校は何を学ぶところか, 改訂版, p.11, 放送大学教育振興会, 2006
3）前掲 2), p.13
4）前掲 1), p.121-125

5)　佐藤　学：カリキュラム開発と授業研究. カリキュラム研究入門(安彦忠彦編), p.91-112, 勁草書房, 1985

6)　前掲 2), p.27

7)　黄　福涛：コンピテンス教育に関する歴史的・比較的な研究—コンセプト, 制度とカリキュラムに焦点をあてて. 広島大学高等教育研究開発センター大学論集 **42**(2010 年度)：1-18, 2011

8)　McClelland DC：Testing for competence rather than for "Intelligence". American Psychologist **28**(1)：1-14, 1973

9)　大学における看護系人材養成の在り方に関する検討会：大学における看護系人材養成の在り方に関する検討会最終報告, 2011 年 3 月 11 日, 〔https://www.mext.go.jp/b_menu/shingi/chousa/koutou/40/toushin/__icsFiles/afieldfile/2011/03/11/1302921_1_1.pdf〕（最終確認：2023 年 6 月 30 日）

2 カリキュラムデザイン

この節で学ぶこと

1. カリキュラムデザインの意味を理解する
2. カリキュラムデザインによって，組織化される要素を知る
3. 看護および教育・学習の考え方によってカリキュラムデザインが異なることを理解する

A. カリキュラムデザインとは

　　ここでいう**カリキュラムデザイン**とは，設定した看護学教育全体の教育内容の位置づけという意味である．カリキュラムとして教育内容を設定するだけでは，カリキュラムを実践に移すことは不可能である．科目の構成，科目間の関連づけ，単位の配分などがあって初めてカリキュラムは実践可能なものになる．

　　カリキュラムデザインは，機関の使命・教育理念を目的として表現した「**教育目的**」を受け，その目的を達成するための教育内容を組織づけることである．教育内容を組織化するに当たってまず先に行うことは，どのようなゴールを目指して教授・学習活動を行うのかという方向を決定すること，すなわち**教育目標**を設定することから始まる．この教育目標に基づいて科目が構成される．そして，その科目というまとまりに対して教授・学習活動が実施されるのである．つまり，カリキュラムデザインとは，学生が実際に看護学教育機関で学ぶ内容の「全容」を具体的な科目や，教授・学習活動の形態および順序，単位数として決定することである．教育目的の実現と学生の学習経験のあり方は，このカリキュラムデザインによって決まるといえよう．

B. 科目の構成

　　科目とは，教育内容を組織づけて1つの意味あるまとまりとしたものであり，科目の構成は，この教育内容を組織づけることである．看護をどのように捉えるか，看護へのニーズに対してどのように応えるかなど，考え方によって科目の内容は異なるものになる．具体的に科目の構成についてみてみよう．

①医学モデルにおける疾患別身体系カリキュラムでは，疾患別身体系ごとに，あるいは診療科別に教育内容が設定される．その内容構成は，科目の名称が「内科看護学」であっても「疾患の説明−病因・合併症・予後の説明−検査・治療−看護」というようなもの

が一般的であった．この中の看護の内容は記述にすればわずか数行であることはまれではない．このような科目の構成によって，看護は疾患・治療に付随するという構造を無自覚的に学ぶことになる．これに対して，看護学の知識が豊かに築き上げられてきた今日では，第Ⅵ章で述べるように，看護学の概念枠組みに基づいたカリキュラム構成がされている．その中では，いうまでもなく，病人をケアする場合であっても，健康な人を援助する場合であっても，疾患や病因，治療という部分に着目するのではない．その人がどのように自らの病を受け止めているのか，どのような背景や環境の下で，なぜそのように考えるのかなど，家族をも含めて理解すること，そして，その人が自らの主体的意思において，病の克服や健康改善を目指していけるように援助することが看護の基本的な考え方であることが強調される．つまり，その人の「全体像」を捉え，援助しようとするところにその本質がある．このように看護学モデルにおいては，医学的知識は先に述べたような「主」となる知識ではなく，看護にとって必要な知識の一部であるということになる．

②**包括的看護の概念によるカリキュラム**，および看護学の概念枠組みに基づくカリキュラムにおける科目構成は，たとえば「小児看護学」「成人看護学」など，「人間の成長発達の段階」を「人間の成長発達を説明する理論」と「その成長発達の支援」として科目の内容が設定されている．これは，看護の「対象者理解」と「その看護」という構成である．

③「母子看護」のように，周産期看護と小児看護を統合して科目を設定する考え方もある．ここには看護の対象となる人を焦点化する思考がある．

④従来にはなく，新しく発生した看護へのニーズに対応することを意図して科目を構成することもある．たとえば，近年，治療・療養の場が地域・在宅にシフトしたことを受けて「在宅看護論」という科目を設定する．あるいは，地域社会における人々の生活を脅かす「災害」に看護の目を向けその看護を学ぶための「災害看護学」などの科目の設定もみられる．このような形で新設された科目は，その具体的内容は「実践」から得られた経験知であることが多い．経験知は研究を通して体系的な理論知へと移行していく必要がある．

⑤第Ⅵ章 2 節で取り上げている PBL（Problem Based Learning）は演習という学習方法と捉えられているが，科目の構成という点からみると，複数の教育内容を統合する考え方とみることも可能である．

⑥臨地実習の科目の教育内容として，「看護過程」が設定されていることが多い．そのこと自体が看護過程の重要性を現していると受け取れる．しかし，観点を変えると，どの科目にも看護過程を教育内容に組み込むことで，看護過程の展開が看護の実践であるという理解を強化しているとも受け取ることができる．つまり，科目の構成は，看護の目的－対象者－方法をどのように理解するかということに向けての「構成」でもあり，教授・学習過程に強く影響するものである（本当に看護過程の展開が看護の実践なのかということについても考えてほしい）．

今日では，従来の学問系統による科目設定から，具体的内容による表示をする傾向にある．科目構成は，内容構成の問題であるという理解に基づいているならば問題はないが，

内容構成は変わらないにもかかわらず単に目新しい表示にしただけならば無意味なことである．学生にとっては，すでに構成された科目を与えられるが，個々の科目構成を注意してみることによって，看護がどのように位置づけられているかを知ることができよう．

C. 科目間の関連づけ

　構成された科目は，カリキュラム開発の意図の実現のため脈絡をもって学習されなければならない．すなわち，機関の使命・教育理念から導かれた教育目的とその目的を結果として表した卒業生像が達成できるようにすることである．つまり，科目間の関連づけは，教育目的を具体化するための教育内容の組織づくりである．これは，学生にとっては，学習体験を意味づける基盤となるものである．この組織づくりができなければ，科目は秩序なく学ばれることになり，学生の学習体験内容の意味づけを困難にし，教育目的は実現しないことになる．

1●科目間の関連づけのための枠組み

　科目間を関連づけるには，教育目的との一貫性がなければならないが，その一貫性を保持するための枠組みが必要である．この枠組みは，各教育機関が独自に設定しなければならないことはいうまでもない[1]．

　たとえば，看護実践者を育成すること，および実習体験を重視することを意図した教育では，臨地実習体験をコアにしたコアカリキュラムの考え方を枠組みとして科目を組織することが考えられよう．**コアカリキュラム**＊とは，コア（中核）とする科目（学習体験）をまず設定し，その周辺に関連する科目を位置づけるものである．コアカリキュラムでは，「看護学教育の中心的課題は看護実践能力の育成である．よって，実践能力を育む『臨地実習体験』をコアに設定する」というふうに，何をコアとするかその考え方を明確にする必要がある．実習体験をコアに据えたら，それを学問的に意味づけられるように関連科目を位置づけることになる．こうして一貫性のある科目間の関連づけとなる．

▶ 指定基準による枠組み

　各教育機関における科目の組織づくりに影響を及ぼすものとして，保健師助産師看護師学校養成所指定規則で定められた指定基準に示された枠組みがある．指定基準では，「基礎分野−専門基礎分野−専門分野」（2022［令和4］年度施行）という位置づけの枠組みが設定されている．これは文字通り，看護学という「専門」の分野を学ぶには，そのための専門的な「基礎」となる内容を先に学び，さらにそのための「基礎」となる内容をその前に学ぶという「基礎−専門」の関係を重視した枠組みである．この指定基準の枠組みは教授・学習の順序をも内包しているが，この枠組みに基づいて設定した科目をそのままの順序で進めることは現実的には不可能である．

　そこで，実際の大学，短期大学および専門学校の多くでは，基礎分野や専門基礎分野の

＊ コアカリキュラムという用語は，近年，大学教育カリキュラムにおいて，「共通必修科目」という意味で使用されている．この意味の使用においては，「共通必修科目」が大学教育カリキュラムのコア（中核）であるという意味ではないことに注意する必要がある．

科目と専門分野の科目を同時期に学ぶようにカリキュラムがデザインされている. しかし, その並列が可能なこと自体が, 基礎分野, 専門基礎分野として設定された科目が, 実質的には看護学の「基礎」ではないことを意味している. 一般的には,「基礎」とそこに積み上げる「専門」という関係は,「基礎」が修了しなければ「専門」は学べない関係として科目間を関連づけることである. たとえば, 専門基礎分野の「疾病の成り立ちと回復の促進」を学ばなければ「専門分野」の「基礎看護学」は学べないと考えることである.

　大学・短期大学および専門学校では, 独自のカリキュラム開発をすることが求められるとはいうものの, 指定基準のこの枠組みをとらない機関は少ないのではないだろうか. それは指定基準が, 前節で述べたように, 国家試験受験資格を授与する基準であるということが多分に影響していると思われる.

2 ● 知の構造, 学習体験の構造

　科目間の関連づけは, 看護学教育における「知の構造」を表すものであり,「学習体験の構造」を形作る枠組みである. 基礎分野, 専門基礎分野, 専門分野として位置づけられた科目がカリキュラムデザインによって関連づけられ, そのカリキュラムを通して, 卒業生はそのような知の構造を持つことを意味している. たとえば, 指定基準における「基礎－専門」という関連は, 単なる学習の順序ではなく, どのような知の構造を持った卒業生像を描いているかを示すものである.

　自校のカリキュラムにおいて, どのように科目が相互に関連がつけられているかを知ることは意味がある.

D. 教授・学習過程の進め方と学習の支援

　これまで, 科目の構成, 科目間の関連づけをみてきた. ここでは, 設定した各科目をどのような教授・学習過程として組織するかということを述べる. これは, 設定した教育内容の構造とその理解のあり方をどのように設定するかということである. 授業形態別にみてみよう.

a. 講　義

　ある科目の内容が学生にとって未知の体系である場合, 教授方法は, 教師による伝達を主とする「講義」という形態を選択することになる. ここでは, 学生はその知識を「与えられて知る」という体験をする. しかし, 文献による自己学習や現代のIT機器の活用によって, まったく新しい知識を知ることは可能であり, 必ずしも「講義」という形態をとる必要はないのである. つまり,「講義」は教育内容が未知であるという単純な理由からではなく, 学生にとって未知の内容を授業の目的・目標に沿って体系的に整え, 効果的に教授・学習することを教師が意図したときに選択される授業形態である.

b. 演　習

　教育内容が技術習得や「多様な考え方の理解や多角的に掘り下げる」ことを求めるならば,「演習」という形態が選択される. もし「正解」を１つに焦点化することを求めるならば, 演習を選択する必要はない. 演習の中では, 多様な考え方を知るのみではなく, そ

コラム

実習の計画

　実習体験を計画するに当たって「講義（理論学習）－演習（理論の掘り下げ）－実習（理論の体験）」という順序を設定することも広く普及している方法であろう．実習を理論に先行させる可能性は先述したが，このような順序の根拠はどのようなものであろうか．

　学習の順序には「易→難」，「単純→複雑」，「基礎→応用」，「一般→専門」，「部分→統合」，「日常→非日常」とするなどの考え方があるとされる．常識的に理解できることであり，うなずけるものがある．しかし，これを具体的な科目の学習に当てはめてみると，この順序の根拠は疑わしい．何をもって「易」とし，何をもって「難」とするかの根拠はどこにもないのである．

　「講義－演習－実習」の構造は，本文に述べたように，「理論を実践する」という考え方，すなわち，学内で学んだ知識を「応用」するという考え方を前提にしている．これは，知識（技術・態度を含む）の転移という学習理論を根拠とする考え方である．しかし，類似した課題であっても，学んだ知識を応用するのではなく，その状況に応じて，新しく問題解決の方法を立ち上げるということが知られている．つまり，「講義－演習－実習」という順序をとっても，その順序によって期待するような「応用」は生起しないことを意味しており，「講義－演習－実習」という順序は意味を失っている．

の多様性の中で自らが持っている考え方を吟味しながら，異質な考え方と交流することを学ぶことが重要である．

c. 実　習

　教育内容が実践を体験することにあるならば，「実習」が選択される．臨地実習の学習は，通常，理論学習を修了した後で設定されている．これは，理論の応用（統合）が実践であるとする考え方である．実際には，実践は理論を超える内容であり，理論をそのまま実践することは不可能である．したがって，「実習は理論と実践の統合である」という言い方は，奇妙であるといわざるをえない．理論を「実践」してみることは可能であるが，それは「実験」の範囲を超えることはできない．実験をするために「実習」をするのではない，あるいは理論を体験するために実習をするのではないとすれば，「実習における学び」の位置づけが理論に影響されずに設定できることを意味している．これは，実習体験を理論に先行して設定する可能性を示すものである．

　学内では学べない知識（技術や態度を含めて）があるからこそ，看護の実践という体験をするとすれば，それは実習におけるどのような教授・学習活動によって得られるのであろうか．カリキュラムデザインを行う上でも重要な研究課題である．

d. シミュレーション教育

　入院中の患者を対象にする実習では，直接，患者に看護ケアを実践することが，実習での学習の核心であるが，この学習において最も問題であることは，治療や十分な看護ケアを受けることが当然である患者に対して，看護の学習途上にある学生が看護ケアを提供するということである．今日では，患者の承認を受けてから受け持つだけではなく，教員や臨床指導者が側について指導するようになっているが，さまざまな点において患者への負担がかかることは否めない．さらに，患者の入院期間の短縮が促進されている今日では，学生は看護師として必要な経験をできないままに卒業するということも起こっている．

これらの問題を解消するために，臨床の模擬的な環境・患者を設定し，その中で「看護実践」を「模擬体験」する方法が**シミュレーション教育**である[2]．

シミュレーション教育では，臨床現場から離れて，しかし，臨床現場に即した形で，①具体的な学習経験を得ること，②その経験後に反省的な振り返りを行うこと，③この振り返りを通して経験の意味を明確にすること，およびその意味をもとにして，④積極的に類似の課題に取り組むという学習経験を与える形態であり，学生中心に何度でも繰り返して教授・学習を展開できるという特長がある．

e. eラーニング

従来の「授業」は教育機関内に設備されたいわゆる「教室」「演習室」「実習室」（以後，「教室」と表記する）において，教員が教育内容を指導し，学生はその内容を学習するという形式を前提としている．1990年代に入り，インターネットの普及と並行するように，教室で教員と対面せずに，しかも，学生と教員がプログラム化された双方向通信でコミュニケーションしつつ一定の知識・技能の教育・学習を教授・学習することが可能な授業形態が提唱された．これが**eラーニング**である．たとえば，授業で課題にした学生からのレポートや質問をe-mailで受け取ったり，課題や連絡を伝えたり，意見交換ができるシステムである．放送大学などの教育課程である「通信教育」とは異なるものであるが，「自由な場所と時間に学習できる」「学生個々の習熟度に応じて学習を進めることが可能である」「個別のモチベーションを高く維持することが困難」という点では共通している．

今日では，eラーニング用の教材を作成する企業があり，それによって，一定の資格や条件を満たすための学習システムが普及している．つまり，eラーニングは，これまでのように「学校」とその建物，一定の教育目的・目標，カリキュラムという枠組みの中で，学生および教員が教授・学習活動を行うという，学校教育の基本的な様式から，「学びたい」という意欲があれば，いつでもどこでもいわゆる大学レベルの教育を受けられるという新しい教育，学習の形態であり，単にインターネットを活用した新しい授業形態ではないといえよう．

f. 反転授業

反転授業とは，従来の教室での授業における教員の指導内容（いわゆる講義など）の習得は，学生の自宅での学習に委ねられ，教室では，教員は自宅での学習を前提にして，計画した討議や，個々の課題解決，発展問題への取り組みなどのファシリテーターの役割を担う授業形態を指している．このように「反転」とは，学生による自宅での学習と教員による授業が逆転することに由来している[3]．2013年以後に北米に始まり，日本の大学教育にもおおむね同時に導入され，アクティブ・ラーニング（p.204，第Ⅵ章2節）を起こすことを狙いとしている．

1. オンラインによる授業（たとえばeラーニング）として，教員による「授業」が提供される
2. 教室での対面授業では，オンラインで授業を「受けた」ことを前提にして，オンラインでの授業内容の理解の深まりや広がりを狙いとして，学生同士の討議やグループワーク，発表などが行われる．したがって，オンラインによる授業の理解についての評価は，当該の教室での授業の始めにされる

　以上のように，設定した各科目をどのような教授・学習過程として組織するかについて授業形態を通して述べてきた．学生の学習体験をデザインすることがカリキュラムデザインの核心であることから，伝統的な講義，演習，実習だけではなく，eラーニングや反転授業における学生の学習体験が実際にどのようなものか，その知見の蓄積が今後の重要な課題であることが理解できよう．

E.　単位の設定

　カリキュラムデザインとしてさらに行われなければならないことは，学習の履修証明に必要な**単位**を設定することである．専門学校ではかつては時間数の設定であった．学習の履修証明は，学校教育制度に付随する特徴であることはいうまでもない．どの科目をどれだけの単位にするか，どれだけの時間にするかという根拠は実はないのであり，経験的なものである．

　1単位とは，45時間に相当する．授業形態別にみると，講義は「15時間の講義，30時間の自己学習」，演習は「30時間の演習，15時間の自己学習」，実習は「45時間の実習」というように考えられ，学生の自己学習を前提にしている．試験に合格するしないにかかわらず，自己学習をまったくせず15時間の講義のみでは，実は単位を満たしていないことになる．

　単位制には，履修証明以外に科目選択の制度が伴っている．異なる科目（教育内容）に同じ単位数を設定することにより，学生の自由な選択が可能になり，学習の幅を広げることが可能になるだけではなく，ほかの大学との単位互換性や科目履修生としての学習も可能となる．つまり，カリキュラム開発において，このような単位制度を導入する意図も明確になっている必要がある．教育内容の設定は，それを視野に入れたものでなければならないことになる．

> ## 学習課題
>
> 1. 自校のカリキュラムデザインがどのような考え方に基づいているかを検討してみよう
> 2. 自校のカリキュラムを通して，科目間の関連（関連性や重複など）や履修の時期が，どのように学習経験に影響（学習の促進など）しているかを検討してみよう
> 3. 科目の「1単位」は，講義の場合，15時間の講義に対して30時間の自己学習が想定されている．これを基準にして，自身の学習計画を検討してみよう

▌引用文献▌

1) Torres G, Stanton M：看護教育カリキュラム　その作成過程（近藤潤子，小山真理子訳），p.112-115，医学書院，1988
2) 阿部幸恵：臨床実践能力を育てる！看護のためのシミュレーション教育，医学書院，2013
3) Lage MJ, Platt GJ, Treglia M：Inverting the classroom：A gateway to creating an inclusive learning environment. Journal of Economic Education 31(1)：30-43, 2000

カリキュラム評価

この節で学ぶこと

1. カリキュラム評価の目的を理解する
2. カリキュラム評価のための資料を挙げることができる
3. カリキュラム評価における卒業生像の位置づけを理解する
4. カリキュラム評価に対する法的規制があることを知る

A. カリキュラム評価とは

　カリキュラム評価は，カリキュラム自体の改善・改革を意図したものであるから，カリキュラムに関係するすべてのもの，教授・学習活動，教育目標，カリキュラムデザイン，教育目的，機関の使命・教育理念，カリキュラム開発，さらには，学習環境，経営・管理過程が評価対象であり，それぞれの評価結果が評価資料となる．また，カリキュラムは学生の教育のために設定するものであるから，カリキュラム評価は，設定した卒業生像との一貫性において資料が収集され，解釈される．

　このように，カリキュラム評価は単なる科目の見直しということではなく，教育の組織全体から多角的に資料を収集して評価し，卒業生像の質の向上のための改革・改善が意図されているものである．

B. 教授・学習活動の評価とカリキュラム評価

1 ● 学生に焦点化した教授・学習活動の評価

　教授・学習活動の評価は，授業過程を経て，その学習内容に対する学生の習得状況を表す資料に基づいて行われる．試験やレポート，臨地実習における技術や態度の評価結果が直接的な資料として用いられる．この資料に基づき，授業過程，すなわち，当該授業の目標，内容，方法が見直され，さらに単元目標・内容，そして科目目標・内容の検討・見直し，教育目標の検討・見直しへとつながっていく．したがって，いわゆる「学生の成績」は，個々の学生に還元されるだけではなく，教育機関のカリキュラムを改善・改革をするために必須となる資料である．

　先に述べたように，カリキュラム評価において，この教授・学習活動の評価が卒業生像との一貫性において位置づけられるということは，言い換えれば，卒業生像を**総括的評価**として，入学時の学生の情報は**診断的評価**として，講義，演習，臨地実習の教授・学習活

動の評価は**形成的評価**として位置づけられることを意味する.

　以上のような教授・学習活動の評価は, 従来は学生の学びに焦点を当て, それを表す資料に基づいてカリキュラムを改善するという考え方に基づいていた. 教授・学習活動はいうまでもなく教員と学生の相互作用において成立することを考えるならば, カリキュラム評価は, 教員の教育活動を評価する視点からもなされる必要があることは, 論理的には明白である. しかし, 教育の評価といえば,「学生(の学び)を評価する」こととして理解されてきたことは誰しもが認めることであろう. 日本では, 教育の改善のためには学生の評価だけではなく, 教員の教育活動をも評価するという考え方が, 行政的にも教育に携わる教員にも明確に認識されるようになったのは, 1980年代半ばから1990年代初頭にかけてのことである[1]. これには, 大学卒業生の低学力という問題が背景にあった.

2●教員に焦点化した教授・学習活動の評価

　教育改善の視点が「教員」に向けられるようになると, 教員の教育活動を評価する資料が必要になる. 学生に配布したシラバスや授業に使用された資料だけではなく, 授業の過程を評価する資料として取り入れられたのが学生による「**授業評価**」である. この評価項目や評価基準は多くの改善点があるとしても, 学生がどのように当該授業を受けたかがわかることは, 教員が直接的に自ら授業を改善するためには欠くことができないものである. 教育・学習の中心は学生であることを考えるならば, カリキュラム評価にとって, 授業評価は,「学生の成績」と同様の価値の高い評価資料といえよう.

　1回や数回だけの「授業評価」結果だけでは意味ある情報は得られるものではない. 数年以上にわたって分析をしながら蓄積され, その傾向を捉えることによって初めて, 十分な根拠を持ってカリキュラム評価へとつなげることができるものである.

▶ 授業評価の事例

　ある大学では, 学生による全教員の授業評価結果を10年間にわたって統計的に分析し, その結果, 学校教育法改正に先駆けて,「学習支援」を明確に打ち出したカリキュラム開発を行っている[2].

　また, 別の大学では, 12年間の学生による授業評価を分析した結果, 学生による評価傾向が把握できたこと, 教員の授業改善はある一定の効果を得たものの, その改善と学生の学力向上との相関を見出せないことが判明し, 学生による授業評価を中止するという決定をしている. この大学では, 教員と学生との関係は「評価関係」から「コミュニケーション」へとそのコンセプトが変容したという[3].

　この2つの大学の事例は, カリキュラム評価の資料が同じであっても, 解釈とその改善の方向が異なることを示している.

C. カリキュラムデザインとカリキュラム評価

　カリキュラム評価では, 前述した教授・学習活動の評価を経て, その教授・学習活動の枠組みであるカリキュラムデザインが評価対象として検討される. カリキュラムデザインを評価対象とするということは, 科目の構成を見直し, 科目間の関連, 必修・選択科目の

検討や新しい科目の導入，科目の配置，さらに各科目の単位数や卒業に必要な単位数などが検討されることを意味する．

　科目構成の見直し，すなわち，設定した学習内容の妥当性や是非の検討には，前述した教授・学習活動の評価結果が活用される．その事例をみてみよう．

事例❶

　ある大学では，従来，必修科目の外国語（英語）4 単位を通年で履修するようにデザインしていた．この場合，週に 1 回の授業が組まれるのが一般的である．しかし，学生の成績は上がらず，検討課題とされた．そこで，この科目の教授・学習活動の評価を行った結果，週 1 回の授業では，学習の積み上げにならず，毎回，前回の授業の復習に大きな時間を割いていたことが判明した．つまり，1 回 1 回の授業内容や方法の問題ではなく，学習が積み上げられるためには，授業が設定される間隔が問題として明確に特定されたのである．そのため，この大学の卒業生として，十分な英語の力をつけるためには，週 1 回しか授業が組まれない「通年制」自体を改革し，「2 学期制」にするという結論が出されたという．これにより，英語という 1 科目だけではなく，ほかの科目も，2 学期制という枠の中で配置されることになった．

　意外に思われたかもしれないが，事例1のように，教授・学習活動の評価結果をもとに，科目の配置すなわち履修時期の検討が学期制への検討に発展した例もある．しかし，科目間の関連性や必修・選択科目の意義，単位数などを評価するに当たっては，教授・学習活動の評価結果だけでは判断できない側面がある．学生の科目履修状況や出席状況などもそのための評価資料として活用されるであろう．

　また，次のような調査研究から，カリキュラムに対する教員と学生の認識の違いが明らかになっている．このこともふまえたカリキュラム評価を行う必要がある．

事例❷

　多くの大学では，「自己点検・評価」が義務化される中で，多角的に評価についての調査・研究が実施されている．その 1 つに，大学のカリキュラムに対する教員と学生の認識を調査した研究がある．調査対象は，18 大学 44 学部の教員 2,008 名（回答率 69.2％），学生は 5,870 名（回答率 94.7％）である．詳細は文献に譲るが，教員は自校のカリキュラムを「うまくいっている」「ある程度うまくいっている」と 63.8％が肯定的に捉えていた．また，提供している科目の幅の広さや設定された科目の単位数や卒業認定の水準は適切で体系的であるという認識をしているのは，70.8％であったという．一方，学生は，「幅広い科目が提供されていた」は 38.9％，「専門性の高い科目が提供されていた」は 35.3％であり，「必修科目と選択科目のバランスがとれていた」は 19.1％であったという．

　ほかの調査内容においても，教員の認識と学生の認識に有意な差が示されており，著者は「教員と学生とではカリキュラムに対するかかわり方が異なる」という考察を述べている．

【参考文献】
ⅰ）南部広孝：学士課程のカリキュラム−教員と学生の評価．大学のカリキュラム改革（有本　章編），p.89-104，玉川大学出版部，2003

　　カリキュラム評価においては，自校の評価結果を判断する際に，事例２のような広い調査結果を参照にできるならば，より客観的な評価ができるであろう．

D.　カリキュラム開発とカリキュラム評価

　　これまでに述べたことは，カリキュラム開発によって設定された教授・学習活動およびカリキュラムデザインの「実践」結果を通しての評価である．したがって，カリキュラム開発を評価対象とするということは，開発したカリキュラムによって機関の使命，教育理念がどのように実現されたかを検討し，評価することを意味する．具体的には，カリキュラム開発の根底にある「教育の考え方（教育観）」「学習の考え方（学習観）」およびそれらを支える理論，さらに「看護の考え方」とそれを教育内容とするに当たっての枠組みなどを対象として評価する．しかし，これらの内容は「文章化」されていなければ評価の資料とすることは不可能である．この意味において，カリキュラム開発の内容として，これらの内容を文章化しておくことが重要である．

　　また，カリキュラム開発は社会的ニーズを反映していなければならないことを述べたが，それが卒業生像として実現しているかどうかを検討し，評価する．たとえば，医学・医療の高度化に伴い，療養形態が在宅療養を中心とした方向へ変化したことにより，地域・在宅での看護の実践力が求められている．このようなニーズに応えることを明確に意図したカリキュラム開発をしたならば，卒業生の地域看護，在宅看護の実践力はカリキュラム評価の重要な資料となる．

　　このように，カリキュラム評価は，カリキュラム開発と表裏一体となり，常に看護の本質とそれを実現する教育・学習の改革を問い続ける営みであるといえよう．

E.　法的規制とカリキュラム評価

　　上述してきたカリキュラム評価は，直接的には，卒業生像の達成状況を内部組織からのフィードバックによって捉えようとするものであるが，その結果はまた内部組織に還元され，それぞれの具体的活動が修正・改善されることになる．このような内部システムの評価結果は，卒業生像の達成状況としてその改善を探求するものであるが，その改善は，常に社会のニーズに対応しているかという外部に開かれた観点からも評価されなければならない．

　　先に，教員を対象にした評価の考え方が1980年代半ば以降に明確に意識され始めたことを述べたが，それは，大学の「教育力」を高める必要があるという社会的ニーズを反映したものであるといえよう．この社会的ニーズをふまえ，大学自らの「**自己点検・評価**」に基づいた教育の改善・改革の「**努力義務**」が大学設置基準に明示され，2004年からは，

学校教育法の改定により「実施義務」とされている（第 109 条, 113 条）. この「自己点検・評価」は,「カリキュラム評価」だけではなく, 教育機関の教育活動全体を対象としているものである. また,「自己点検・評価」という言葉が示すように, これは, 教育機関自身が実施する評価を意味しているが, 学校教育法では, さらに「第三者」による評価の実施も義務づけている. 専修学校に対しては, 2002 年の専修学校設置基準の改正により,「自己点検・評価」が「努力義務」とされている（第 1 条）. そして, これらの評価結果は, 社会的に「公表」することが義務づけられている.

　現代においては, このように, カリキュラム評価は, 法的にも規制されているが, その本質的な意味を十分に理解する必要がある. なぜ, 学問の「自治」を標榜する大学に対して「教育の改善」が社会から求められ, 法的にも規制されるようになったのか, また, この法的規制によって高等教育がどのように変貌するのか, などを考えてみることは, カリキュラムとその評価についての理解をより深めることになるであろう.

学習課題

1. 教育目標の達成という観点から, 自ら履修している科目とそれらの科目間の関連などを検討してみよう
2. 「授業評価」の機会があれば, その評価項目を自分で設定してみよう
3. 機会があれば, 自校の「自己点検・評価」結果が, どのように社会に公表されているかを調べてみよう

▌引用文献▌

1)　山地弘起(編著)：授業評価の発想と歴史. 授業評価活用ハンドブック, p.11-30, 玉川大学出版部, 2007
2)　安岡高志：一貫教育委員会による FD の推進. 大学教育学会 26 回発表要旨収録, p.74-75, 2004
3)　井下　理：「学生による授業評価」とカリキュラム改革 慶応義塾大学 SFC における事例から. 大学のカリキュラム改革(有本　章編), p.188-205, 玉川大学出版部, 2003

第VI章

学習理論と学習方法

学習目標

1. 人が学ぶとはどういうことかを理解する
2. 学習のメカニズムについてのさまざまな理論を理解する
3. さまざまな学習方法を理解し実践する

1 学習理論

この節で学ぶこと

1. 人間の学びの本質を理解する
2. 行動主義，認知主義・構成主義，状況主義における学習理論とそれぞれの学習観を知る
3. 行動主義，認知主義・構成主義の学習理論が看護学教育にどのように取り入れられているかを知る
4. 学習意欲と動機づけの関連を知る

　学習や勉強が人間の成長発達にとって，また，職業的知識・技術を修得するためにも必要不可欠であることは誰もが認めることであろう．けれども，人はよく「何のために学習するのか」「何のために勉強するのか」と問う．これは，学習の「目的」についての疑問であり，「学習とは何か」を知ることとは明らかに異なっている．本章では，後者の「学習とは何か」について考え，理解することに焦点を当てている．

　人間にとって学習が必要不可欠であることは明白であっても，そもそも，「学習」とはどのようなことを意味し，また，その学習を人（や動物）はどのように行うのか，ということについては，実は，今もって研究され追求され続けていることである．

　本節では，これまで研究されてきた「行動主義」「認知主義」「状況主義」から捉えられた学習理論を述べる．ここでは，単にこれらの学習理論を知ることが目的ではない．それらの理論が提示する「学習観」，すなわち「学習の捉え方」が学習への取り組みを左右するだけではなく，教育のあり方に強く影響することを理解することが重要である．そして，看護学の学習者として自身が抱いている「学習観」の吟味と深化につながることを期待している．

A. 学びの本質

1 ●「学ぶ存在」としての人間

　学習という言葉は，一般的には「学校での勉強」という意味に捉えられているのではないだろうか．しかしそれは，学習のごく一部分についての理解にすぎない．

　誕生した子どもは，周囲の人間とのかかわりの中でいつの間にか甘え，不快，苦痛などを泣き声を使い分けて表現するようになるし，また，多少の手助けを受けながらも，1人で歩き出し，話し始め，箸を持って食事をし，スムーズに衣服の袖を通すことを身につけ

る．このように，人は生きて行く過程で，日常の生活行動のみならず，趣味のスポーツや楽器を奏でること，ゲームをすることなども，教師・指導者から特別に教えられることなく実に多くのことを習得していく．また，成人して職業に就いてからも，誰からも「教えられることなく」，その場での立ち居振る舞いや熟練者としての技能を習得していく．

このような習得とその過程は，「学習」として捉えられる．つまり，学習は，学校における教育とは切り離されたところでも，いつも，人の生活過程のあらゆるところで，生涯にわたって生じているのである[1]．人類は（動物も環境に適応する過程を通して学習をしている）学習によって生き続けてきたといえる．言い換えれば，人は地球上に存在したその始めから，学ぶ能力を持った存在，すなわち「学ぶ存在」であるといえよう．

2● 「学習とは何か」という追求

人が学ぶことによって生き続けてきたことを考えると，並行して，「より良く学ぶ」とはどのようなことか，あるいは「どうすればより良く学べるか」ということは必然的な「問い」として，日常生活の諸側面に立ち現れてきたであろうと推察できる．人や動物が自分以外のほかの人を含めた周囲の環境とのかかわりを通して生きているということから考えるならば，この問いは，個々人の内的問題としてだけではなく，ほかの人にも向けられる．すなわち「ほかの人がより良く学習できるようにする」というケアリングの視線が他者に注がれる．これは「教育」と言い換えられているが，教育とは，その起源において「学習支援である」といえる（**図Ⅵ-1-1**）．

学習と教育について明確に意識され，論じ追求され始めたのは，文献上では古代ギリシャにおいてであるといわれる．紀元前4世紀代には，ソクラテスが「無智の知」という人間が持つ知についての自覚のありようを示したこと，プラトンによって「アカデメイア」，アリストテレスによって「リュケイオン」という青年の教育のための学校が設立されたことはよく知られている．このような古代，中世を通じて築き上げられたギリシャ，イスラムの「知」は，11世紀末から始まった十字軍の遠征を契機にして欧州社会にもたらされた．12世紀には欧州において，今日の大学の原型といわれる大学が自主的に，あるいは明確な意図の下に設立されている．

しかし，現在の私たちが「学校教育」というときの「学校」と，そこでの「教育」という概念は近代以降に成立したものである．さらにこの章の中心的テーマである「学習」に

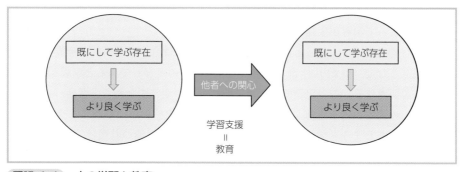

図Ⅵ-1-1　人の学習と教育

ついて科学的，学問的に追究され始めたのは 19 世紀後半から 20 世紀初頭のことである．

> ### コラム
> ### 「無智の知」と「産婆術」
>
> 　ソクラテス（紀元前 C470?～399）は，35～40 歳の頃，彼の友人であるカイレフォンを通して，「ソクラテス以上の賢者は 1 人もいない」という「デルフォイの神託」といわれる神託を告げられた．
>
> 　これを聞いたソクラテスは，その意味を「真に賢明なのは独り神のみ．人間の智は，僅少であり，空無であるにすぎない．人間の智は独断や偏見に満ちている．しかもそれに対して盲目である．しかし，ソクラテスは例外である．彼の知識は僅少であるけれど，彼は少なくともそのことを知っている．これこそ人間的智恵である．つまり神託は，汝ら人間の中で最大の賢者は，たとえばソクラテスのごとく，自分の智恵は実際何の価値もないと自覚している者であると言っている」と捉えた．
>
> 　ソクラテスは，この神託をもって，自らの使命は人々を無智の自覚へ導き，さらに真理へ至る過程すなわち「愛智＝フィロソフィア」へ向けて忠告することであるとした．この方法として実践されたのが，「産婆術」といわれる「対話（問答法）」である．
>
> **参考文献**
> ⅰ）プラトン：ソクラテスの弁明・クリトン（久保　勉訳），岩波文庫，1964

B.　学習理論

1 ● 行動主義における学習理論

　人はどのように学習するのかという学習のメカニズムは，行動主義といわれる心理学的研究を通して初めて科学的根拠を持って提示された．その基礎的理論は，パヴロフ（Pavlov IP），およびソーンダイク（Thorndike EL），ワトソン（Watson JB）による動物を対象とした実験的研究を起源としているといわれる[2]．これらの基礎的研究が提示した学習のメカニズムは**古典的条件づけ**といわれ，犬の唾液分泌と呼び鈴との関係が示すように，先天的な無条件反射があるところに「呼び鈴」という「刺激（stimulus）」を繰り返し提示したとき，呼び鈴だけで唾液が分泌される，すなわち「反応（response）」が起こることをいう[3]．以後，この「刺激」と「反応」との関連を追求する研究が積み上げられていった．スキナー（Skinner BF）によって提示された**道具的条件づけ（オペラント条件づけ）**は，偶然に生起した行動（獲得させたい行動）に対して，その行動を行ったときに限り報酬（罰）によって（正または負の）強化をし，その行動を獲得させるものである[4]．報酬あるいは罰によって学習が生起するという考え方である．

　行動主義では，刺激と反応の間に連合（**S-R 連合**）が永続的に形成されることを学習の成立とした．つまり，学習とは永続的な「行動の変容」であると定義され，条件づけによって説明される．この定義では，永続的な行動の変容すなわち学習は，必ずしも「良い方向へ」の変容のみを意味していない．「学習性無力感」といわれるような「まったく無気力になってしまう」学習[5]もある．また，行動主義理論の特徴は，「反応」としての行動は外部からの観察可能な変化を指していることである．生体内の変化は問題にしていない．それは，「厳密な科学性」と「客観性」をもって学問を追求しようとした当時の考え方と

研究方法における制約（生体内，とくに脳内における変化を測定する方法の未発達）と限界（動物を対象とした実験）によるといえよう．

▶ 行動主義の教育への応用

行動主義学習理論は，上述したように「刺激」と「反応」の連合を制御し，学習を生起させることにある．したがって，この理論を教育に応用した場合，教育する側の意図（教育目標）へ向けて，最も適切な刺激（教育内容）を選択し，意図した結果＝反応（習得）が得られるように，強化をするということになる．そのために教師は，教育内容を伝達する者として高い権威をもって指示や方向づけをし，学習をコントロールする．そして，学生が行った望ましい行動に対しては即時に正の強化（褒める，賞賛するなど）を与え，学習が促進するようにする．この即時フィードバックは，通常の授業の中では，学生の反応に対して教師が応答する K-R（Knowledge of Result）情報の提示として実践されている．一方，不適切な行動に対しては，その行動が学習されないように強化をしない（無視，あるいはあえて指摘しないなど）ようにする．スキナーが開発した「プログラム学習」と「ティーチングマシン」は，コンピュータ支援教育（CAI：Computer Aided Instruction）などの個別学習を支援する方法として現在も教育に応用されている．また，現代のマルチメディア，インターネットの活用などにも行動主義の理論が活用されている．

1950 年代以降，行動主義は，タイラー（Tyler RW：タイラーの原理，p.172 参照），ブルーム（Bloom BS：目標分類体系学，p.241 参照）などの理論の基盤として取り入れられ，さらにこれらの理論を核にして 1970 年代には科学的な教育実践を追求する「教育工学」が発生した．教育工学の方法に基づいた教育（教育工学的アプローチ）では，明確な行動目標を設定し，学習の効率化を図り，そのために授業を設計し，その設計に基づいて実施，評価を行う[6]．つまり，目標の効率的達成のために最適化を図るという考え方である．そこでは，学生は教師の方向づけに従い，提示された「行動目標」に向かって学習を行う．行動目標に示された「行動」を習得することが学習なのである．そして，教師からの強化を受け入れ，目標に到達できるようにするのである．学生は「受動的存在」として位置づけられていることになる．

看護学教育では，教育工学的アプローチは日本においては 1970〜1980 年代に取り入れられ，急速に普及した．行動主義理論が技術や技能など，学習させたい行動が明確であるときに有効な理論であるということからだけではなく，そこには，従来の教育から脱却して，看護学教育を科学的根拠と明確な意図に基づいて行うということが強く意識されていたといえよう．

心理学界の中では，すでに 1960 年代において，行動主義への批判が起こり始めた．「目に見えることだけ」が学習かという疑問の提示である．また，教師の期待した行動以外の行動は学習ではないのかという，学習を狭めてしまうという批判もある．さらに，即時フィードバックという強化によって，目標とした行動が手続き的に学習＊されやすいことも指摘されている．このような批判が，次に述べる認知主義の学習理論へと発展した．しかし，コンピュータの発展・普及に伴い，行動主義理論は今でも広く活用されている．

＊「手続き的知識」：学校までの道順や料理の手順などのように，行為の「やり方」に関する知識．

2●認知主義における学習理論

　認知主義は，行動主義が研究対象としなかった思考，理解，知識の習得などにおける「脳の中の変化」を問題にし，解明することを目標とする．この研究において当初は，人間の認識の全体的構造（ゲシュタルト）に焦点が当てられていた．ゲシュタルト心理学では，問題解決過程の思考の中から突然に出現する「洞察（インサイト：insight）が重要な概念である[7]．洞察とは，「あー（わかった！）！」＝「aha! 体験」といわれる現象であり，このとき，認識の再構成が起きているといわれる．

　認知主義においては，学習とは，知識が豊富になり，洗練され，構造が変容することである．したがって，白紙の状態から学習が行われるのではなく，常に学習者が今持っている知識によって制約されると考えられている．言い換えれば，事前に知識がなければ学習は生起しないということである[8]．

　認知とは，外界（環境）をどのように認識するのかということを問題にし，認知的な働きはすべては問題解決であるという捉え方[9]をする．この問題解決過程は，「行動」ではなく内的な「情報処理過程」として着目する．この情報処理過程は，内的過程であるために観察することは不可能である．そのため，この情報処理過程を外部から検証・研究する方法として，「コンピュータのプログラム」として表現する方法がとられてきた．

　人間の認知について，ピアジェ（Piaget J）は発達心理学の立場から学習理論を構築し，学習とは発達であると定義している．このピアジェの理論は，構成主義学習理論へと発展した．「環境を認識する内的な枠組み＝心的表象（知識）」をシェマ（schema）という．このシェマを基盤にして外界を認識する働きを同化（assimilation）といい，シェマ自体を環境に合わせて変化させることを調節（accommodation）という[10]．発達すなわち学習は，同化と調節によってシェマを精緻化することにより成立するという考え方である[11]．シェマの精緻化は，環境との相互作用の過程で自発的に行われるので，教え込むことは学習（発達）を妨げると考える．発見を促すような学習環境を整えることが重要であるとされている．

▶認知主義・構成主義の教育への応用

　認知主義および**構成主義学習理論**においては，その定義が示しているように，学習者の既有知識あるいはシェマによって学習が制約されることから，教師が教えた内容がそのまま学習されるとは限らない．学生の既有知識が教師が考えている以上であっても不思議はないのである．授業内容を理解するというときの「理解」とは，学生自身の既有の知識を使って，与えられた知識の内容間の関連を明らかにしたり，分類してまとまりをつけたり，比較などによって新たに構造化したりすることをいう．**概念地図法**[12]は，このような内的過程を外的に構成する作業を通して，概念間の関連を理解するための学習方法であり，指導方法である．また，思考過程を言語化（記述や会話など）することによって，体験内容を意味づけすることも積極的に推奨される．次節で紹介する PBL（Problem Based Learning）（p.206）は，看護学教育にも広く取り入れられている問題解決学習法である．

　学習・教育においては，どのようにしたら学習が促進できるかということが問題になる．第一に学習意欲を高めることであるが（学習意欲については次項で述べる），認知過程をコントロールすることも学習の促進につながる．それは「認知過程の認知」をするこ

とを意味し, **メタ認知**[13] という. これは,「自分自身の認知の状態をモニターすること＝自己モニタリング」を通して, いわゆる「もう1人の自分」が, 自分が既有している知識や理解のレベル, 思考過程などを監視（自分を客観視）し, コントロールすることである. 看護学教育では, 学内実習でも臨地実習でも「自己評価」の重要性を強調しているが, このメタ認知が機能していなければ, 自己中心的な評価になってしまうであろう. メタ認知は, 看護医療事故防止においては重要な概念であるが, 看護実践のすべての側面で機能していることが求められる. また, 自己学習力, 自己教育力などの言葉が使われているように, 専門職者として, 生涯学習を継続する上でも欠くことができない.

▶ 技能・技術の熟達過程の究明

　認知心理学では, 知識の構造的変化を問題にしていることから, 技能・技術の熟達の過程を解明することも研究として取り組まれている. 大浦による研究[14] では, 熟達者は, その領域の知識が豊富であり, その知識は構造化されており, 仮説をいくつも創造しており, 状況に応じることができるという特徴を示す. 一方, 初学者は, その領域の知識が少ないだけではなく, ばらばらであり, 定型的であるという特徴を示している. 今井は[15], 熟達するためには, 強い意欲, 目標の高さ, その達成のための具体的に独自の練習方法を毎日続ける意志の強さが必要であることを強調している. 看護職者を対象にした熟達過程の解明は, 後述する状況論的学習観を土台にして始められている[16].

3 ● 状況主義における学習理論

　これまで述べてきた学習理論では, 行動が永続的に変容すること, あるいは知識が増加したりして認識の構造が変わることであると述べてきた. また, このような変化は学習者個人において起こっていることであり, 知識は個人が所有し, 学習は個人の問題であることが前提にされてきた.

　ところで, これらの学習理論が学校教育体系に取り入れられ, 教育を通して行動を変容したり, あるいは実に膨大な知識を獲得したりして認識の変容をしてきた学習者は, このような意味において「学ぶ存在」として生涯学び続けるのだろうか. 看護の専門職者となるためには, 看護職者としての行動, 知識を習得しなければならないことは疑う余地のないことであり, だからそのように学習するのだと誰しもが考えているであろう. しかし, 生涯学び続けるということや具体的に「看護職者として生きる」などという「自己実現」や「アイデンティティの確立」を考えたとき, これらの学習理論で説明がつくだろうか. また, 行動を変容するにしても, 知識を獲得するにしても, 看護職者としての熟達や自己実現は, 実際に誰にも影響されず, 周囲の物理的環境, 社会・文化的な背景にも影響されずに成立してきただろうか.

　1980年代半ば頃に提起された「**状況的学習論**」[17,18] は, 学習とは, 周囲から独立した行動の変容でもなく, 個人の頭の中に成立することでもなく,「状況に埋め込まれている」という考え方である. 状況に埋め込まれているということは, 学習が状況からの影響を受けるという意味だけではなく, むしろ状況を構成し続けることにおいて学習が成立するという考え方である. そしてまたこの学習は, その学習に参加している他者との共同＝コラボレーション（collaboration）によって成立すると考えられている. 学習のためにコラボ

表Ⅵ-1-1　主義による学習理論の比較

	行動主義	認知主義	構成主義	状況主義
提起時期	1900年代初頭〜	1950年代後半〜	1950年代後半〜	1980年代後半〜
成立過程	人はどのように学習するのかという学習のメカニズムを心理学的研究を通して初めて科学的根拠をもって提示.	行動主義が研究対象としなかった思考,理解,知識の習得などにおける「脳の中の変化」の解明を目標.	認知主義に基づき,ピアジェが発達心理学の立場から学習理論を構築し,構成主義学習理論へと発展.	人は「教えられなくても」,状況の中で「社会的相互関係」を通して学ぶことに着目.
学習とは	学習とは永続的な行動の変容(刺激と反応の連合)であり,条件づけ(報酬あるいは罰)によって生起する.行動目標に示された「行動」を習得すること.学習者は「受動的存在」.	学習者の既有知識を使い,知識の関連づけ,分類,比較などによって新たに構造化し,知識が豊富になり,洗練され,構造が変容すること.既有知識によって学習が制約される.自己モニタリングによって認知過程をコントロールすることで学習を促進.	学習とは発達である.学習者のシェマ(環境を認識する内的な枠組み)によって学習が制約され,理解する.理解は同化(外界を認識する)と調節(シェマを環境に合わせる)によってシェマを精緻化することであり,環境との相互作用の過程で自発的に行われる.	学習は周囲の物理的環境,社会・文化的な背景にも影響を受ける.「状況に埋め込まれている」状況を構成し続けること,学習に参加している他者とのコラボレーション(関係性)において学習は成立する.
教えと学びの関係・教師の立場	「教える−学ぶ」教師は教育目標へ向けて,刺激を選択し,期待される反応が得られるように強化する.	「教える−学ぶ」教師が教えた内容がそのまま学習されるとは限らない.	「教える−学ぶ」教え込むことは発達を妨げるため,発見を促す学習環境を整える必要がある.	学びは教育から独立.学びは「参加」であり,教師も「実践の共同体」への参加者.
看護学教育への応用	従来の教育から脱却して看護教育を科学的根拠と明確な意図で行うため,教育工学的アプローチが1970〜1980年代に取り入れられ,急速に普及した.	実習では自己評価に自己モニタリングが必要.看護医療事故防止においても重要な概念.また,専門職者として,生涯学習を継続する上でも重要.		臨地実習において,学生が看護職者としてアイデンティティを確立していけるような方法へ転換するための示唆を与えている.
教育への応用	コンピュータ支援教育などの個別学習を支援する方法として現在も応用されている.	概念地図法の学習方法・指導方法　思考過程の言語化による体験の意味づけ		断片的な知識の積み上げに終始している今日の学校教育への批判と受け取れる.

レーションするのではなく,コラボレーション自体に学習が成立しているのである.したがって,学習とコラボレーションは分離できない.言い換えれば,学習はその状況への共同参加者によって分かち持たれているのであり,学ぶのは「共同体」であるということである.また,この中では,学習は教育から独立している.つまり,「教える−学ぶ」という関係にはなく,「学習」は独立して成立する.

「状況に埋め込まれる」というとき,その状況の外延の輪郭は捉えがたく,際限がない.**正統的周辺参加論**[19]は,状況とは「実践の共同体」であるとする.したがって,学習とはこの「実践の共同体への参加」である.正統的周辺参加論の理論的背景は,徒弟制教育の観察に基づいている.ここから,実践共同体への参加=学習とは,新参者である学習者が共同体の社会・文化的実践に参加して,周辺的参加から十全的参加へと向かう過程であるとする.この過程を通して,新参者が共同体のメンバーとしてのアイデンティティを獲

得することを学習と捉えるのである．すべての学習が「何者かになっていく」という自分づくりであり，全人格的な意味での自分づくりができないならば，それはもともと学習ではないという考え方である[20]．この考え方においては，先に述べた従来の学習理論における知識の増加や行動の変容は，共同参加すなわち共同学習の過程に付随して観察される一側面であるとされる[21]．

状況論は，断片的な知識の積み上げに終始している今日の学校教育への批判として受け止めてみるとき，看護学教育では，どのようにこの理論を取り入れることができるであろうか．「実習目標」に向かって，周囲の状況を捨象して学習する現在の臨地実習の方法から，学生が看護職者としてアイデンティティを確立していけるような方法へ転換するための示唆が与えられているのではないだろうか．

C. 学習意欲

最初に述べたように，人が「既にして学ぶ存在」であると捉えたとき，何事かに向けての「やる気・意欲」ということは，その学習と表裏一体のことであるといえよう．しかし，設定した教育内容を学ぶことに向けて制度化された学校では，その教育内容を習得することに対する意欲を期待し，この意欲をいかにして引き出すかを問題にするようになる．このような**学習意欲**は「動機づけ」という概念で追求されてきた．「どうしたら，もっとよく学習するようにできるのだろうか」という問いは，学校教育においては根幹にある問題である．「動機づける」という言葉に端的にそれが示されている．この中では，その意欲が「自発的」であることが最も重視されてきた．

行動主義学習理論では，それは，「報酬と罰」という「強化」の考え方として取り入れられている．しかし報酬のための学習は，その学習への自発的な興味を湧き起こさせないだけではなく，報酬を得ることを目的として学習をする傾向が強くなるらしいということが多くの研究結果から明らかにされている[22]．

学校や仲間との活動を通して，「良い人間関係とそこでの自分の存在が認められる」ことによって意欲が湧いてくることは「**親和動機**」といわれる．「他者に認められる」ことに向けて発せられる意欲である．また，「何かをやりとげる」ことに向けての意欲は「**達成動機**」といわれる．「やりがいのあること」を見つけることが重要であることは明白であるが，それが見つからずに四苦八苦していることも日常よく知られている．

以上にみたように，いろいろな動機づけが考えられるが，大きく2つに分けられる．何か外側からの刺激によって動機づけられることを「**外発的動機づけ**」といい，これは，その刺激が継続しなければあるいは消失した場合，意欲の減退が生じることも考えられる．それに対し，学習者自身の自発的な欲求として「学習すること自体」に向けての意欲が生じることを「**内発的動機づけ**」という．これは動機づけとして望ましい形であり，学習することが楽しいと感じる知的好奇心がこれに当たる．いかにして学習課題への知的好奇心を高めるかは教師にとってはもちろんのこと，学習者自身にとって大きな問題である．しかし，これは，他から「動機づけられる」ことではないことはいうまでもない．

あなた自身はどのような学習意欲によって動機づけられているだろうか．ぜひ吟味して

みていただきたい.

学習課題

1. 行動主義, 認知主義・構成主義の学習理論が, 自校における講義, 演習, 臨地実習の中でどのように活用されているか検討してみよう
2. 行動主義, 認知主義・構成主義, 状況主義の学習観からみたとき, それぞれどのような看護師像が描かれるか考えてみよう
3. 自分自身が看護を学ぶことにおいて, どのようなことに動機づけられているか考察してみよう

┃引用文献┃

1) 稲垣佳世子, 波多野誼余夫：人はいかに学ぶか－日常的認知の世界. 14版, p.21-40, 中公新書, 2003
2) 植木理恵：教育の方法. 朝倉心理学講座8 教育心理学(鹿毛雅治編), p.157, 朝倉書店, 2006
3) 市川伸一：現代心理学入門3 学習と教育の心理学, p.37-39, 岩波書店, 1995
4) 今井むつみ, 野島久雄：人が学ぶということ, p.20-21, 北樹出版, 2003
5) 前掲3), p.27
6) 佐藤　学：教育方法学, 53, 岩波書店, 1996
7) 梅本堯夫：認知心理学の系譜. 認知心理学講座1 認知と心理学(大山　正, 東　洋編), p.38, 東京大学出版会, 1984
8) 前掲4), p.29
9) 前掲3), p.86
10) 前掲3), p.45
11) 山﨑敬一(編)：実践エスノメソドロジー入門, p.216, 有斐閣, 2004
12) 前掲2), p.84
13) 前掲2), p.111-118
14) 大浦容子：熟達者と初心者のちがい. 認知過程研究－知識の獲得とその利用－(稲垣佳世子, 鈴木宏昭, 亀田達也編), p.44-53, 放送大学教育振興会, 2002
15) 前掲4), p.166
16) 内村美子：救命救急センターにおける新人看護師の熟達の関係論的分析の試み. 日本看護学教育学会誌 16(3)：49-55, 2007
17) 石黒広昭：学習活動の理解と変革に向けて 学習概念の社会文化的拡張. 社会文化的アプローチの実際 学習活動の理解と変革のエスノグラフィー(石黒広昭編著), p.1-11, 北大路書房, 2004
18) 日本版特集：状況論がひらく看護 インタラクションの精緻な分析. インターナショナル ナーシングレビュー 138：15-65, 2008
19) レイヴ J, ウェンガー E：状況に埋め込まれた学習－正統的周辺参加(佐伯　胖訳), p.8, 産業図書, 1993
20) 前掲19), p.188
21) 前掲11), p.219
22) 前掲3), p.11

2 学習方法

この節で学ぶこと

1. 大学・短期大学や看護専門学校における学習方法は，初等中等教育における学びと学習形態が類似していても，異なる学びの方法が求められていることを理解する
2. 大学・短期大学や看護専門学校における学びとして，「物事の考え方」「物事の捉え方」「物事を問い続ける」が根底になければならないことを理解する
3. 学習方法として，「知（識）へのアプローチの方法」「主体的かかわり」「共同学習」の考え方を理解する
4. 能動的学習支援としてのアクティブ・ラーニングの意味およびその具体的学習形態（授業形態）を理解する

A. 期待される学習

　本書で学ぶ学生は，大学・短期大学や看護専門学校に在学している現在，すでにさまざまな学習方法を身につけているであろう．高等教育機関である大学・短期大学や専門学校でも基本的には同じような形態で教育が計画されている．

　では，大学・短期大学や専門学校では，それまでと同じような学習方法でよいのだろうか．変えなければならないとしたらどのように変えればよいのだろうか．そのことを考えるには，まず高等教育に期待される学びについて考える必要がある．そこで，高等教育機関で行われる「看護専門職教育」についてみてみよう．

　通常，看護学教育では，講義，演習，臨地実習という授業形態によって教育が行われている．講義は，体系化された知識を習得するために適した形態であり，演習は，看護技術を習得し，思考を深く掘り下げ練り上げることに適した形態である．そして臨地実習は，看護の「実際」を体験し，その中で看護職者としての自身のありようを見出していくことが期待されている．

　これらの授業形態は，カリキュラムで示された「看護専門職者」として，また「1人の社会人としての成長」を目的・目標として意図的・計画的に設定されている．習得した看護の知識・技術について思考を深めるには，その知識・技術についての考え方や捉え方を多様にする必要がある．その多様性を得るためには，絶えずその知識・技術について「どういう意味・価値があるのか」「なぜそうなのか」「ほかに代わるものはないか」など問い続けることが重要である．

　このことは，広く高等教育に通じるものである．つまり，高等教育の目的・目標の達成に向けて期待される学びは「物事の考え方」「物事の捉え方」であり，そのためには「**物事を問い続ける**」ことが必要であるといえよう．これは初等中等教育での学びと本質的に異なる．この期待される学び「物事の考え方」「物事の捉え方」「物事を問い続ける」を得ることができる学習方法は，そこに貫かれている学習方法であり，それは「知（識）へのアプローチの方法」「主体的かかわり」「共同学習」という観点でみることができると考える．この3つの観点について述べる．

B. 学習方法

1 ● 知(識)へのアプローチの方法

　私たちが「正しい」とする知識は，実は，常に「ある前提」に基づいている．この前提が異なれば，異なる「知識」が「正しい」とされる．初等中等教育において正しいとして学んできた知識は，この意味において正しいとされた知識である．つまり，知識は複雑性と曖昧性を内在させているのであり，多様な見方を可能にする．今，看護学教育で看護学として学んでいる知識は，そのような知識であるといえよう．看護学の中には多くの理論が取り入れられているが，それらは正しいことを主張しているというより，考え方を示しているにすぎない．したがって，それらの知識がどのようなことを前提にしているのか，さらにそれを学んでいる自身の前提がどのようなものであるかが常に問われることになる．

　「批判的思考（クリティカルシンキング）」が求められる理由はここにある．この方法の1つとして，「文献検討」は不可欠である．これは，関連する知が，それらの文献の中ではどのような位置づけでどのように説明されているかを知ることである．したがって，文献は可能な限り多角的に収集することが望ましい．資料やコンピュータ（学習資源）の活用は，思考を掘り下げることや多面的に考えるために活用されるものである．そして，このような知識は羅列するのではなく，それらの知識間に論理をつけること（論理的思考）によって初めて筋道が通った説明が可能になる．

　知識は，人の言葉として表出されるものである．知識を持つということは，言葉（概念）を知ることといえる．したがって，学習においては，自らの言葉の使用を意識し吟味することが必要となる．たとえば，ある言葉（概念）をどのような根拠に基づき，どのような意味において述べているかということを吟味することである．これは，言葉を大切にするということである．さらに，臨地実習などを通して，自ら何かしらの「知」を見出しているに違いない．このような「体験」を言語化し，意味づけすることは，「実践」を核とする看護学においては不可欠であるといえよう．

　以上のことは，看護学教育という高等教育における学習では，正解を求める学び方ではなく，多くの文献に基づき，自ら知の探索をし，筋道のある思考をすることが求められていることを示している．必要最小限ではなく，また，看護という領域に限定せず可能な限り多読をすることが学習を深めることにつながる．看護学は経験知が豊富である一方で学問としては若い領域である．経験知への疑問とその探求は，テキストによる学びとは異な

る角度から看護への知的興味を湧き起こすに違いない.

2●主体的かかわり

　本章の冒頭で述べたように，人は自ら学ぶ存在である．自ら学ぶ力を持っていることを自ら信頼し，肯定するところから始まる．人はその根源から「**主体的存在**」なのである．「学ぶ存在」−「主体的存在」の延長上にあるのは，「自らの学びの構築」である．つまり，大学・短期大学および専門学校という高等教育機関において学ぶことは，自律的な学びの確立であり，教えられたことをうまく学ぶことからの脱却である.

　看護の専門職者であることを選択した「私」の学びのために，大学・短期大学・専門学校に入学したのであり，そこでは，その「私」のために「学習支援」を受けるという構造である．筆者が本章の冒頭から述べている，人が他者に向けたケアリングとしての教育であれ，「制度化された」教育であれ，教育は支援としての位置がその立脚点である．すなわち，教育・教師はその学習の支援（者）であることは人の学びの本質的な構造である．ここでは，「私」という主体の意識こそが重要である．それは自らの意志を誰よりも自分自身が大切にすることである.

　「私」がどのような看護職者としてありたいかは「教えられる」ものではない．自ら構築していくものである．このために，学校のカリキュラムがある．多くの知識に触れながら，それらの知識を生かすのは自分自身である．つまり，「私」自身の学びとして，「私」自身の考えを持つことが求められるのであり，看護専門職者として欠くことができないものである.

3●共同学習＝コラボレーション

　前節の状況主義における学習理論の項で述べたように，学習は個人の中で成立することではなく，社会・文化的営みとしてある．それは，人が知識を所有する過程を考えてみれば実に明白である．知は「共有」されていることがその本質である[1].

　高等教育において，知識の複雑性や曖昧性に対して多角的アプローチをするということは，この知の共有性を具現した学びをするということである．これは「**共同学習**」[2,3]であり，「**学びのコラボレーション**」といえよう．この実践に当たって必然的に求められることは，自らの思考の「外言化」であり，外言化された他者の思考の受け入れ（対話）であり，他者に向けた「想像性」であるといえる．教育が学習支援であるという意味において，このコラボレーションは，クラスメンバー，グループメンバーだけではなく，教師や臨床のスタッフ，指導者，医師などの間でも営まれる.

　以上の「知へのアプローチの方法」「主体的かかわり」「共同学習」は講義，演習，臨地実習，あるいは討議，ケーススタディになど，あらゆる学習の場で求められる学習方法である.

C. 能動的学習の支援

　　前項では，人は根源的に主体的存在であり，学ぶ存在であること，また，学びは本質的に他者と共有されていることを述べた．このような学習観を根底にした学習支援の方法について，近年，高等教育において広く取り入れられている「アクティブ・ラーニング」「PBL」「チーム基盤型学習法（TBL）」について以下に説明する．

1 ● アクティブ・ラーニング

　　アクティブ・ラーニングは，文字通り「能動的学習」を意味している．人は本来，主体的に学習する存在である．ドイツの近代大学においては，「教員が教え，学生が学ぶ」という，講義を中心としたいわゆる教授パラダイムの枠組みであっても，一方では，授業形態としてゼミナールがあり，ピア討論，各種の実験的体験などが取り入れられ，学生は能動的学習者であった[4]．これを積極的に取り入れた日本の大学においても，同様であった．しかし，1960〜1970年代にかけて，大学の大衆化，学生の多様化・基礎学力の低下，大学で学ぶ意味の理解や目的意識の希薄化がみられ，学生の「能動性」は弱まった．1990年代に入り大学のユニバーサル化が進むことによってさらに加速し，学生の「生徒化」（初等中等教育における支援を必要とする状況）など，より深刻な問題が加わるようになっていた．他方で，このような「学生」の変化は，大学教員として「研究者」であることを自認しつつ「教育」に携わってきた教員にとっては，「教育の意味」や，「学生の学びの意味」を根本的に考えざるを得ない状況として立ち現れた．この問題への対応として提唱されたのが，アクティブ・ラーニングである．

　　アクティブ・ラーニングは，1990年代初頭に米国のボンウェル（Bonwell CC）とアイソン（Eison JA）によって理論化された概念である．これは，「学生中心の学習」「学習を生み出すこと」「知識は構成され，創造され，獲得されるもの」という「学習パラダイム」を基盤とした概念である[5]．日本では，この概念が徐々に普及し始めていた中で，大学教育において，「教授パラダイム」から「学習パラダイム」へ転換する必要性について，「学士課程教育の構築に向けて」という中央審議会答申が2008年に出されている．さらに，2012年には「新たな未来を築くための大学教育の質的転換に向けて〜生涯学び続け，主体的に考える力を育成する大学へ〜」が答申され，この中で「アクティブ・ラーニング」すなわち「能動的学修」（学修は，学問を修めるという意味）という用語が施策用語として用いられ，次のように説明されている．

　　　アクティブ・ラーニングは，教員による一方向的な講義形式の教育とは異なり，学修者の能動的な学修への参加を取り入れた教授・学習方法の総称．学修者が能動的に学修することによって，認知的，倫理的，社会的能力，教養，知識，経験を含めた汎用的能力の育成を図る．発見学習，問題解決学習，体験学習，調査学習等が含まれるが，教室内でのグループ・ディスカッション，ディベート，グループ・ワーク等も有効なアクティブ・ラーニングの方法である

　　一方，溝上は，「教えるから学ぶ」へのパラダイム転換のために，従来の知識伝達型講

義における「聴く」という学習を「受動的な学習」とみなし，そうではないという意味での能動的な特徴をもって，次のようにアクティブ・ラーニングを定義している[6]．

　　アクティブラーニングは，一方的な知識伝達型講義を聴くという（受動的）学習を乗り越える意味での，あらゆる能動的な学習のこと．能動的な学習には，書く・話す・発表するなどの活動への関与と，そこで生じる認知プロセスの外化*を伴う

　中央審議会の答申（以下，答申）の定義と溝上の定義の相違点をみると，1つには，答申では，教室内でのグループ・ワークなどへの活動へ関与させることがアクティブ・ラーニングとされている一方，溝上の定義においては，活動への関与と認知プロセスの外化をセットにしており，学生の成長は，両者が協奏したときの結果として実現するとされる．2つめの相違点は，答申では，各種の汎用的能力を育てるためにアクティブ・ラーニングを取り入れることを主張しているが，溝上は，アクティブ・ラーニングの先には，汎用能力の育成を含めたより大きな転移課題解決を図った学生の成長にあるという．いずれにしても，学生が一方的に教員から講義などを聴くという「教えられる」形での「学習」から脱却し，自ら活動に参加し，その活動を通して知識・技能を学び，成長していくという「学習パラダイム」の具現として，あえてアクティブ・ラーニングが提唱されていることが理解できる．

　単に「活動」していればよしとするものではなく，活動が「深い」学びにつながらなければ意味がない．このことを明確に意識して「ディープ・アクティブ・ラーニング」という概念が提唱されている[7]．そして，「ディープ・アクティブ・ラーニング」が提唱されるや，「ライト・アクティブ・ラーニング」という主張[8]も出された．ちなみに，「ディープ・アクティブ・ラーニング」と「ライト・アクティブ・ラーニング」の両者とも，「活動」において，「互いの顔，目を見る」「笑顔」「適度にうなずく」ということが必要であるとする発表（2017年大学教育学会大会）があり，「能動的な交わり」なくては，アクティブ・ラーニングは成立しないことが示されている．このことは，アクティブ・ラーニングが答申や溝上の定義に基づいて，教育実践として問題なく取り組まれているのではなく，「なぜ，何が，どうすることが」アクティブ・ラーニングであるかという問い，すなわち「学習」の意味が追求され始めたことを示しているのではないかと筆者は捉えている．

　上記答申が出されて以後，アクティブ・ラーニングは急速に大学教育の中に浸透してきているが，ここで意識しておかなければならいことは，講義かアクティブ・ラーニングかという二項対立的な考え方ではなく，両者のバランスが求められることである．これを理解するためには，アクティブ・ラーニングという概念と，「アクティブ・ラーニング型授業」という授業形態を区別する必要がある．その上で，知識を習得するための「講義」と，それをふまえ，書く，グループ・ワーク，ディスカッションなどの活動を組み合わせた授業形態をデザインすることである．アクティブ・ラーニング型授業形態としては，前述した答申に述べられている「活動」の種類や，「書く」「話す」「発表する」などだけではなく，後述するPBLやチーム基盤型学習法，第Ⅴ章2節で述べられている「演習」「実習」「シミュ

---

* 外化：「学習者の内部で生じる認知過程を観察可能な形で外部に表すこと」であり，「発話，メモ，図，ジェスチャー，文章化，モデル化，シミュレーション，ノートをとる，レポートを書く」など多様な手段がある．

レーション教育」「e ラーニング」「反転授業」もそうである.

　アクティブ・ラーニング,アクティブ・ラーニング型授業形態においては,教員にとっては,**図Ⅵ-1-1**(p.193)にあるように,「既にして学ぶ存在」が「より良く学ぶ」ための支援者として,上述した学生の「活動」の中で学生とのかかわりのあり方が問われていることを理解しなければならない.つまり,教員自身も相当の努力と労力を必要とするのであり,既視感のある「学習パラダイム」から,大学教員としてポスト情報社会の学習モデルの構築が求められているのである.

2 ● PBL(Problem Based Learning)

　この学習方法は,文字通り「問題」を基盤に据えた学習方法である.これは看護の現実に即した思考を育成することをねらいとしており,「問題」は看護の「事例」を通してその現実における問題へアプローチする方法を学べるように設定されている.カリキュラム上における学科目は,それぞれ特有の学問領域の知識によって構成されている.これらの知識は,「看護実践」において的確に活用される必要があることはいうまでもない.PBLでは,看護実践において,どのような知識がどのように位置づいていれば,看護の現実への対応ができるかを学べるように構成されている.

　一般に,人の日常生活のあらゆる側面において,何か問題を解決しようとするときを考えてみよう.問題が複雑であればあるほど,そこにはいくつかの問題が重なっている.この「問題の重なり」がどのような構造をしているかがわかれば,その構造に従って問題へアプローチすることできる.それは,最終ゴールとそのための下位の筋道を見出し,それぞれに必要な知識を活用することである.

　PBLにおいても,解決が求められている看護の問題の構造を捉え,最終ゴールとそのゴールへの下位の問題を設定し,その下位問題間の筋道を設定し,その筋道ごとに必要とする知識を適用したり,解釈したり,探索したり(ときには新たに必要とするデータを収集し分析するなど)しながらゴールの問題の解決へと至る.単に学んだ知識を当てはめるだけでは問題は解決できないであろう.

　PBLでは,与えられた事例の問題を解決するだけではなく,「問題の構造を捉える」「解決のための計画の立案」「必要な行動や知識の探索」へ向けて,どのように学習をしたらよいかの知識(学習の仕方＝学習のメタスキル)も学べるようになっている.また,PBLを通してコラボレーションと主体的参加を体験することが重要である.看護の問題には,唯一の正解はなく,置かれた状況の中でゴールが探索的に設定されていくということが理解されるであろう.

3 ● チーム基盤型学習(TBL：Team Based Learning)

　チーム基盤型学習(TBL)は,グループ学習を前提にし,互いに教え合う力を鍛えるための能動的学習方法であり,PBLに比較して,大規模クラスで一斉に授業ができる利点があるとされ,1980年代初頭にマイケルセン(Michaelson LK)により開発された[9].的確な問題解決能力や対人関係スキルが求められる看護学教育や医学教育に積極的に取り入れられている.

　TBL を有効に活用するためには，①偏りのない多様なメンバー構成とする，②学生は個人の学習に対する責任，チームとしての責任，チーム学習の成果に対する責任を持つこと，③複数回のフィードバックをタイムリーに行うこと，④課題は学習とチームに役立つものであること，という4つの原則があるとされる[10]．この原則③のために，第Ⅴ章2節で述べた「反転授業」が活用され，その授業デザイン（個人準備学習，個人準備確認テスト，グループ準備確認テスト，ピアレビュー，個人・チームによる応用学習）には，工夫がされている[11-13]．

①事前学習により，学生個人が知識をつけることができる
②グループによる準備テストを通して，知識の不足している部分をチームで補うことができる
③グループによる準備テストは，コミュニケーション能力を高める
④チームで良い成績を残すために，メンバー個々の責任感の高まりにつながる
⑤問題について，その場で意見や疑問を述べることができるため，クリティカルシンキング能力を高めることができる
⑥事前学習と教員によるフィードバックを受けることにより，さらに高度な知識を得られる
⑦ピア評価により，互いを評価する力をつけることができる
⑧自分への評価を知ることで，集団における自己のあり方を知ることができる

　このような「効果」を得るためには，教員の労力もかなり必要であることを尾原は述べているが，能動的学習支援とは，まさに学生が活動を通して学ぶことを支援することであることから，その支援には，相当のエネルギーを注ぐことが求められるのが「当然」であると理解すべきであろう．

学習課題

1. あなたは看護学を学び始めてから，これまでの学習において，「物事の考え方」「物事の捉え方」「物事を問い続ける」をどのように理解し，深めてきたか考えてみよう
2. 上記1. の課題と関連づけ，現在の自分自身の学習方法について考察してみよう
3. 臨地実習で展開している「看護過程」を通して，PBL を具体的に考察してみよう
4. アクティブ・ラーニングによる能動的な学習を成立させるには，どのような点が大切であるかを周りの人ともう一度考察してみよう

▍引用文献 ▍

1) 田島信元：共同行為としての学習・発達 社会文化的アプローチの視座，金子書房，2003
2) 佐伯　胖：学びのネットワーク．学びと文化6学び合う共同体（佐伯　胖，藤田英典，佐藤　学編），p.103-142，東京大学出版会，1996
3) 前掲5），p.143-162
4) 小笠原正明：アクティブ・ラーニングの視野を広げるために（2015年度課題研究集会）—シンポジューム アクティブ・ラーニングの効果検証．大学教育学会誌38(1)：91-94，2016
5) Bonwell CC, Eison JA：Active learning：Creating excitement in the classroom. ASHE-ERIC Higher Education

Report No.1. 1991
6) 溝上慎一：アクティブ・ラーニングと教授学習パラダイムの転換，p.7-11，東信堂，2016
7) 松下佳代，京都大学高等教育研究開発推進センター(編)：ディープ・アクティブ・ラーニング−大学授業を深化させるために，勁草書房，2015
8) 橋本　勝：ライト・アクティブ・ラーニングのすすめ(2)．大学教育学会第39回大会発表要旨収録，p.94-95，2017
9) 三木洋一郎，瀬尾弘美：新しい教育技法「チーム基盤型学習(TBL)」．日本医科大学医学会雑誌 7(1)：20-23，2011
10) Michelson LK, Sweet M：The essentials of team-based learning．Team-Based Learning：Small-Group Learning's Next Big Step, Michaelson L K, Sweet M，Parmalee DX eds, p.7-27, John Wiley & Sons Ltd, 2008
11) 尾原喜美子：チーム基盤型学習法（TBL）の効果とコツ．週刊医学界新聞（看護号）3020：3，2013
12) 安原智久，小西元美，西田貴博ほか：チーム基盤型学習（Team-Based Learning; TBL）とピア評価がもたらす実践型化学教育．YAKUGAKU ZASSHI 134(2)：185-194，2014
13) 葛城啓彰：講義に替わりうる ICT を用いたチーム基盤型学習(TBL)システムの開発．ICT 活用教育方法研究 16(1)：1-6，2013

3 ICT を活用した学習

この節で学ぶこと

1．ICT とは何かを説明できる
2．ICT を活用した学習方法にはどのようなものがあるか理解する
3．ICT を活用した効果的な学習方法について理解する

A. 学習における ICT の活用

1 ● ICT を活用した学習の拡がり

　近年では第4次産業革命とよばれる AI やビッグデータ，モノのインターネット（Internet of Things：IoT），ロボティクス等をはじめとする先端的な技術革新が進展し，医療をはじめ，あらゆる産業に取り入れられ，ますます社会生活が変化することが予測される[1]．このような現代社会では，教育においても**情報通信技術**（Information and Communication Technology：**ICT**）の活用や充実がいっそう求められているといえる．2019 年末には，GIGA スクール構想により児童・生徒に対して1人に1台，端末が配布され始め，教育施設の Wi-Fi® 環境も整いつつある．PC やタブレットがあることで，学習者はどこにいても教材にアクセスすることができ，e ラーニングや情報活用の幅も広がる．

　そのような中，2020 年から始まったコロナ禍により多くの教育施設や家庭でインターネット環境が整備されたことから，ICT を活用した学習が一気に促進された．

　ICT を活用した教材の1つとして，紙の教科書と同一の内容がデジタル化された**学習者用デジタル教科書**が普及している．デジタル教科書を PC やタブレットに保存することにより，学生は知識を素早く確認できたり，動画などのコンテンツも視聴できるほか，重い教科書を持って登校する負担も軽減する．また，VR（Virtual Reality，仮想現実）や AR（Augmented Reality，拡張現実）の技術を用いた教材の活用も拡がりつつある．

　さらに，オンライン会議システムを利用した**遠隔授業**も拡がっており，教員はオンラインによる講義を，リアルタイム配信する同時双方向型の授業（**同期型**）や，あらかじめ収録したスライド資料や講義形式の動画を配信する授業（**非同期型**）などで行い，学習者はそれを自宅など教室以外の場所からでも個人の端末で受講することが可能である[2]．

　ほかにも，**学習管理システム**（Learning Management System：**LMS**）の導入により，学習教材の配信や，受講状況，成績などを統合して一元管理することが容易になった．授業前に LMS を介して配信された課題や事前テストに e ラーニングで取り組むことで，学習者のニーズやレディネスを分析することも可能である．

2● 看護基礎教育における ICT を活用した学習の現状

　看護基礎教育の授業形態には，講義・演習・臨地実習がある．それぞれにおいて ICT はどのように活用されているのだろうか．

a. 講義

　講義は，体系化された知識を習得するために行われるものであるが，ICT を活用することで，学習目的に応じ，対面授業や遠隔授業などの組み合わせが可能である．このように，対面授業と遠隔授業を組み合わせた授業スタイルを**ハイブリッド授業**という．ハイブリッド授業には，ハイフレックス型授業といって，学生が対面授業か遠隔授業かを自由に選択できる方法もある．

b. 演習

　演習は，看護技術を習得し，事例をもとに病態や看護問題を分析することにより，思考を深めることに適した形態の授業方法であり，講義の抽象と実習の具体を結びつける重要な役割もある．グループ・ワークを行うことも多く，アクセス権限を設定のうえ共有されたクラウドの URL にアクセスし，学生間で同時に資料を確認して意見交換や相互評価を行うなど，ICT も活用される．対面授業では，実習室で病棟に近い環境の中で基礎看護技術や術後ケアなどの看護援助を実施する．その際，動画教材や教育用電子カルテといったデジタル教材を活用し模擬患者事例の情報を整理し，患者の状況をイメージしつつ，病態を分析したり，必要な看護技術や日常生活支援などを想起することが可能である．

c. 臨地実習

　臨地実習は，看護の方法について，知る・わかる段階から，使う・実践できる段階に到達させるために不可欠な課程であり[3]，看護の「実際」を体験し，その中で看護職者としての自身のありようを見出していくことが期待されている．しかし，医療の高度化や入院患者の高齢化，患者の安全の確保や権利意識の向上，在院日数の短縮等に伴う入院患者に占める重症患者の割合の増加などにより，臨地実習における実施内容が制限される傾向が生じている[1]．このような臨床現場の実状を踏まえ，臨地実習での学びを補い看護実践能力を身に着ける方法として，物理的な類似性を補完し，繰り返し学習することができるシミュレーション教育が推奨されている[4,5]．

　施設での臨地実習が行えない場合は，**代替実習**を行う場合がある．代替実習では，学内や自宅で教育用電子カルテを用いて模擬患者事例を用い，病態や日常生活の状況から分析・抽出した看護問題に対する看護計画や援助計画を立案し，シミュレーター人形や模擬患者を用いてロールプレイを行うことで看護実践を疑似体験することができる．またオンライン会議システムやクラウドを用いて学生同士で相互評価やカンファレンスを実施したり，実習指導者や教員からのフィードバックを受けることも可能である．

　実習記録用紙においても，LMS を使用して実習や演習の計画を入力しておき，遠隔から教員の指導を受けることができるが，その際には個人情報の管理を徹底できるよう，情報リテラシーに関する学習も重要である．

B. ICT を用いた学習の効果と注意点

1● 学習者主体の学びとするために

　教育における ICT は，さまざまなツールを用いて情報活用を行いつつ，学習者の興味や関心を高めるため，教員主導型の受動的学習ではなく，主体的および共同的なアクティブ・ラーニング（p.204，Ⅵ章 2-C「能動的学習の支援」参照）に活用できる．しかし単にICT を活用した教育を受けるだけで，学習者の主体的に学ぶ能力が向上するわけではない．看護者に必要不可欠な，観察や思考，臨床判断に基づき援助を選択できる看護実践能力を修得するためには，学習者自らが能動的に学ぶ姿勢を持つ必要がある．一方教育者は，学習者の自己主導型学習（self-directed-learning，p.151，Ⅳ章 5「自己主導型学習」参照）を引き出しつつ教育を行う必要がある．そのため，ICT 教育を行う際には，授業設計の際に役立つ理論的な枠組みとなる**インストラクショナルデザイン**（instructional design：ID）* がいっそう重要である．これらを踏まえ，学習目標の到達に向けた授業デザインを考えていく必要がある．

　また，基本的な IT スキルを習得すること，そして個人情報の保護や著作権などを含む情報リテラシーなどについても自ら学ぶ姿勢を持つことが重要である．

2● 心身への影響

　筆者の所属する大学でオンラインによる講義開始 3 ヵ月後に看護学部生 302 名を対象として行った調査では，目の疲れや肩こり，腰痛，生活の乱れなどの身体や生活への悪影響が抽出された[6]．また心理的症状を持つ学生は，身体症状を持つ学生よりも，オンラインによる講義に対してより否定的な感情をもっており[7]，心身の健康面に留意する必要がある．

C. ICT の効果的な活用

1● 反転授業で期待される効果

　e ラーニングを用いた授業方法の 1 つに，反転授業（p.183，Ⅴ章 2-D-f 参照）と呼ばれる授業形態がある．反転授業では，授業時間外に動画教材などをとおして知識習得を済ませ，授業時間内に練習問題に取り組んだり，問題解決学習などを行う．このような個人の端末やデジタル教材，インターネット環境など ICT を活用した反転授業の教育実践は，看護基礎教育にも導入されている．授業の前後にオンライン講座等の教育コンテンツを活用する方法もある．

　反転授業の導入により，自宅学習の時間を増やし，授業時間内では学習者のアウトプットや知識の活用を促すことによって学習効果を向上させることが期待される．一方で，学校や家庭における ICT の環境整備や，自習時間の確保が課題となる．

---

* インストラクショナルデザイン：いかに効果的・効率的・魅力的な教育活動を設計するかという，「教育活動の効果・効率・魅力を高めるための手法を集大成したモデルや研究分野，またはそれらを応用して学習支援環境を実現するプロセスのこと」を指す．［鈴木克明：e-Learning 実践のためのインストラクショナル・デザイン．日本教育工学会論文誌 29(3)：197-205，2006 より引用］

2 ● シミュレーション教育

　シミュレーション教育は，学習者の能動的な学修への参加を取り入れたアクティブラーニングの1つである．模擬的で安全な環境において失敗や再現をしつつ繰り返し学習できることから，看護実践能力に必要な知識・技術・態度の統合的な向上に役立てることができる．近年ではシミュレーター人形や模擬患者を活用し，低学年ではタスク・トレーニングにより基礎的な看護を正確に身に着け，高学年ではさまざまな事例をもとに全身状態のアセスメントや看護援助の必要性について判断できるような演習を行うなど，学習者のレディネスに応じて段階的な学修が期待できる．

　今後はこれらのさまざまなデジタル教材やツールの活用が学習者の学修にとって有意義か否かを選択し，効果的な活用につなげていくことが大切である．

> ⓒⓞⓛⓤⓜⓝ
> ### VR や AR の技術を活用した看護基礎教育向けの教材
> 　VR教材には，ゴーグル型のデバイスを覗くと360°の視野で仮想の映像が映し出され，現場に居合わせているような臨場感や没入感を得られるコンテンツがあり，学生が現場に立ち会えない場合でも，看護学教育に活用できる．AR教材は，ゴーグルや，スマートグラスとヘッドセットを用い，スマートグラスの映像とヘッドセットから流れる音声指示に沿って看護技術を実施し，セルフトレーニングを行うことができるものである．またその映像を他の学生が遠隔から視聴することによって共に学ぶことも可能である．

> ### 学習課題
> 1. 自校で活用している ICT にはどのようなものがあるか調べてみよう．
> 2. ICT を使用した学習が自身の学習に与えるメリット・デメリットについて挙げてみよう．
> 3. 自校の ICT を使用した効果的な学習方法について検討してみよう．

❚引用文献❚

1)　文部科学省：大学における看護系人材養成の在り方に関する検討会 第一次報告, 大学における看護系人材養成の充実に向けた保健師助産師看護師学校養成所指定規則の適用に関する課題と対応策, 2019年12月10日, p.2,〔https://www.mext.go.jp/content/20200616-mxt_igaku-000003663_1.pdf〕(最終確認：2023年7月12日)
2)　文部科学省：令和2年度における大学等の授業の開始等について(通知), 2020年3月24日, p.5-6,〔https://www.mext.go.jp/content/20200324-mxt_kouhou01-000004520_4.pdf〕(最終確認：2023年7月12日)
3)　文部科学省：大学における看護実践能力の育成の充実に向けて；看護学教育の在り方に関する検討会報告書, 2002年3月26日,〔https://www.mext.go.jp/b_menu/shingi/chousa/koutou/018/gaiyou/020401c.htm#3_1〕(最終確認：2023年7月12日)
4)　Tabatabai S：Simulations and Virtual Learning Supporting Clinical Education During the COVID-19 Pandemic,. Advances in Medical Education and Practice (11)：513-516, 2020
5)　Lamé G, Dixon-Woods M.：Using Clinical Simulation to Study How to Improve Quality and Safety in Healthcare. BMJ Simulation & Technology Enhanced Learning 6(2)：87-94, 2020
6)　北得美佐子, 前田由紀, 畑下博世：COVID-19の影響下による看護学部生のリモート講義3か月目の実態調査, 日本看護学教育学会誌 31(3)：71-79, 2022
7)　Maeda Y, Kitae M, Hatashita H：Surveys of On-Line Lecture Influence on Nursing Students during the Covid-19 Pandemic. Asian Journal of Nursing Education and Research 12(1)：13-22, 2022

臨地実習における
教育と学習

1. 看護学教育におけるケアリングモデル，経験型実習教育について理解する
2. 臨地実習で直面する問題について理解し，その解決方法について考える

1 教育的ケアリングモデル・経験型実習教育

この節で学ぶこと

1. 教育的ケアリングモデルの考え方を知る
2. 経験型実習教育とは何かを理解する
3. 経験型実習教育において，学生と教師に求められることを明らかにする

看護教育学を学ぶ上では，知識を詰めこむのではなく，学生と教師が互いの経験を理解し合うことが重要になる．このような本書の考え方に則って，この節では，学生と共に成長していく教師のあり方を中心に述べる．看護学教育の場で出会った学生と教師は，役割の違いはあるにしても，互いに学び合うという立場では対等の存在である．教師が何を大切にして教育をしているのかを知ることは，学生の学びを促すものとなる．

A．看護学教育の新しいパラダイムとしての教育的ケアリングモデル

ベヴィス（Bevis EO）とワトソン（Watson J）は，看護技術教育で従来適用してきた行動主義のモデルを批判的に検討し，新しい時代のカリキュラムのパラダイムとして，ケアリングを中心にすえた**教育的ケアリングモデル**を提唱した[1]（**図Ⅶ-1-1**）．

〔世界観〕	
二元論/還元主義	有機体論/全体論
〔パラダイム〕	
行動主義/目標	教育的　/ケアリング 人間科学/ヒューマンケア
〔方法論〕	
フィードバックを伴う 行動の経験的観察	経験と相互作用に基づく 専門的批評
〔適切に評価できる学習〕	
訓練	教育

図Ⅶ-1-1　看護教育における評価モデルに関する立場の違いの比較

［ベヴィスEO，ワトソンJ：ケアリングカリキュラム 看護教育の新しいパラダイム（安酸史子監訳），p.205，医学書院，1999より引用］

　教育的ケアリングモデルでは，教師と学生は，行動主義モデルにみられる権威主義的な拘束から解放され，パートナーとして相互作用する関係と考えられている．経験と相互作用に基づく専門的批評を通して，学生は人間科学としてのヒューマンケアを学んでいくのである．

　教育的ケアリングモデルは，学生と教師が互いに協力し合い作り上げるモデルで，以下の6つの部分から成り立っている．

　　①眺めること
　　②観察すること
　　③知覚し直感すること
　　④描出すること
　　⑤解釈すること
　　⑥判断を下すこと

　この6つの部分はそれぞれが直線的プロセスではなく，互いに特別な関連性をもって進行していくと考えるものである．教師による学生の経験の意味の解釈は，学生にとって個別的で個人的なものであるため，教師側から一方的に解釈を押しつけるものではなく，学生と対話し学生の経験や心情，論理性や期待を聞いた上で，学生の語る事象を専門的知識をもとに脈絡あるものとして捉えて解釈しなければならない．解釈は批評する者，つまり教師の知識や専門的能力に依存すると同時に，学生の表現力にも依存している．つまり教師は，専門的知識を有する学習者という立場と，解釈の初心者である学習者を導くガイドとして重要な役割を担っている．

　判断は教育的ケアリングモデルにおける評価の局面であり，教師はこの局面において教育にとっての「実際のできごとや経験」の重要性や価値，全体的枠組みの中における位置づけについて判断しようとする．また，判断は学生と共同して行われるものとして，共に眺め，観察し，知覚・直感し，描出し，そして解釈するというプロセスを踏んだ後に行われるべきであり，学生が自分自身の学業や看護ケアの批評家となるためには，その過程にかかわる教師が看護実践と学習の両面における専門家であることが絶対的に必要である，とワトソンらは述べている．

　こうしたベヴィスとワトソンの主張する教育的ケアリングモデルの考え方は，学生と共に成長する教師のあり方を示すものであり，行動主義モデルを超えた新しいパラダイムとして日本の看護学教育に大きな影響を与えた．

B. 経験型実習教育とは

　安酸は実習教育の方法論について，斎藤喜博の授業論と発見的学習の考え方を理論的根拠として検討し，看護学実習が授業（**教授＝学習過程**）として成立するためには，看護教師が看護的視点と同時に教育的視点を合わせ持つ必要があると提言した[2]．その後，看護教師として実習指導をする中で，看護教師の任務は学生の経験の意味の深化と拡充にあると考えるようになり，その理論的根拠としてデューイ（Dewey J）の提唱する**省察的思考**

（reflective thinking）と呼ばれる「探求」に着目した．デューイは経験を直接的経験と省察的経験に分けて説明し，曖昧模糊とした直接的経験を探求することで，経験の意味を再構築し省察的経験とすることが学習であると述べた[3]．安酸はこのデューイの探求論を理論的基盤とし，学生の主体的な経験の意味の探求を支援する実習教育の方法論を「**経験型実習教育**」として提唱してきた[4-11]．一方，看護学の知識は近年膨大になってきた．実習を看護学の知識・技能を統合する授業として組み立てようとすると，どうしても学生に課す記録の量が増える傾向がある．学生に課す記録物が多いと，学生は実習記録を埋めるために患者から情報を聞き出すことやカルテから情報を書き写すことに必死になる，あるいは，記録のために睡眠不足になるというような状況に陥りやすい．

　経験型実習教育では，学生は講義・演習で学んだ看護学の知識や技能をいったん脇に置いて，患者やその家族，医療従事者とのかかわり，つまり臨床の中にまずどっぷりつかるという直接的経験をすることを推奨する．その直接的経験を学生が教師と共にリフレクション*し，解釈して意味づけしていく（省察的経験にしていく）過程を通して，学生は生きた看護を学んでいく．現象だけをみると，一見，一昔前の見習い実習と似ているが，臨床の知を経験として学ぶという，新しい学力の形成を目的とした，新しいパラダイムに沿った実習教育の考え方である．

　中村は，経験が真に経験になるための条件として，「能動的であること」「身体を備えた主体として関与していること」「他者からの働きかけを受け止めながら振る舞うこと」を挙げている[12]．彼は経験を，「活動する身体」を備えた主体が行う他者との間の相互行為として捉えている．経験を大切にした教育を展開していくためには，この3つの条件が整うように教育的配慮をする必要があるという．それにはまず学生が「能動的に振る舞いたくなる」ように，教師は「**学習的雰囲気**（learning climate）」を身につける必要がある．学生が相談したくなるような教育者としての態度や雰囲気は，経験型の実習を展開していくときの重要な要素である．また，学生が「身体を備えた主体として行動できる」ように，教師はあるべき論を振りかざさず，学生の素朴な思いや気づきに耳を傾け，さらに，学生が「他者からの働きかけを受け止めながら振る舞える」ために，教師自らが自分の価値観に固執せず，学生を含めた他者からの働きかけを謙虚に受け止める姿を**ロールモデル**として示すことが必要である．

　教師が学生とかかわって学生を望ましい方向に導く能力を「**実践的力量**」というが，この実践的力量には先天的な素質と，環境から学び修得する後天的な能力があると考えられている．経験型実習教育における授業過程のモデルは，「実習場面における教材化」の実践的力量を教師が自己評価し，伸ばすためのモデルである．学生が学び育つように，教師も専門家として学び育っていく存在である．教師の実践的力量は最初から存在するものではなく，教師になってからの経験と努力とによって開発されていくものである．講義や演習のようにあらかじめ教材を準備できる授業と比べて，実習という授業形態では，その時その場で生起する多くのできごとを学習素材とし，その多くの素材の中から適切な素材を選び取り教材化していく力量が必要とされる．複雑な条件が絡み合う看護の実習場面にお

---

* 反省，内省，熟考，省察，振り返りなどと表現される．注意深く考えることを通して，経験内容の理解および次の改善を導く有効な思考過程と考えられている．第Ⅳ章3節を参照．

いては，教材化の際に，複雑で高度な実践的力量が必要とされる．

C. 経験型実習教育の基礎となる理論

　実習場面の教材化のモデルの基礎となっている理論は，ブルーナー（Bruner JS）の「発見的学習」[13]，斎藤の授業論[14]，ノールズ（Knowles MS）の「成人教育学」[15]，デューイの「直接的経験と省察的経験」の考え方である．「発見的学習」と「成人教育学」の考え方は経験型実習教育の基本的な教育観を支える理論であり，斎藤の授業論とデューイの経験の考え方は実習場面の教材化のモデルに直接的に影響した理論である．さらに学生の意欲を高める方法として，バンデューラ（Bandura A）の「自己効力理論」を適用している．学びの方向性としては「ケアリング」を志向している．これらの理論がどのようにモデルに影響しているのかについて説明したい．

a. ブルーナーの「発見的学習」と斎藤の授業論

　看護の実習教育を授業として捉える概念枠組みとして，ブルーナーの「発見的学習」と，斎藤の授業論が有効である．知識を豊富に持っているという学力ではなく，未知なる状況に置かれたときに「学んでいく力」が本来の学力であるとする学力観に立った場合，学生に経験から学ぶ力をつけることが教師に求められる．基礎学力とは学ぶ力の背後にある真の原動力を指すものである．「学んでいく力」をつけることは，基礎学力を高めることに通じる．将来にわたって学び続けていける力を身につけることは，生きて働く人間的能力を身につけることでもある．このような学力観は，ブルーナーが「教育の過程」の中で学び方を学ぶ重要性について論述していることに通じる．

　さらに，具体的な実習教育の場面を捉える枠組みとして斎藤の授業論に注目した理由は，氏の授業論が実践から生み出されたものであり，実践的な法則性の言語化を試みた理論だからである．実習教育というきわめて流動的で「型」としては捉えにくい授業を説明する枠組みとして，教師の「見える能力」を基本に置いた斎藤の授業論は有効である．

b. ノールズの成人教育学

　成人教育学（アンドラゴジー）とは，成人の学習を援助する技術（art）と科学（science）のことである．成人教育学のモデルは，学習者の経験を貴重な学習資源とし，学習者中心で学習者自身の自己管理的学習を支援・促進することに焦点化されたモデルといえる．看護学教育の対象は，青年期にある学生である．そのため，子どもの教育を援助する技術の学問としての教育学（ペダゴジー）ではなく，成人の学習を援助する技術の学問としての成人教育学のモデルで教育する必要がある．

　ペダゴジーでは，学習者（子ども）は依存的で，教師が学習場面の中心であるのに対して，成人教育学では，自己主導性が増大してくる．成人教育学の特徴には，以下のものが挙げられる．

①学習者の自己概念が依存的なものから自己主導的に変化している

②学習者の蓄積した経験が学習の貴重な資源となる

③学習へのレディネスは社会的役割あるいは社会的発達課題を遂行しようとするところから生じることが多い

④学習への方向づけは即時的である

⑤学習への動機づけは内面的である

つまり，成人を対象とした教育において，教える側が一方的に与えるスタイルだと，学習者は不満を感じやすい．また，学習者の経験と関連させると学習が進みやすく，現実の問題を解決する即時的な学習が効果的だといわれている[15]．

自己主導的な学習へ導くために，現実には子どもの部分を多く持っている学生が大人として成熟した思考過程を踏めるよう，学生を大人として扱うことが必要である．学生は大人として扱われて大人になっていくのではないだろうか．

c. デューイの経験の考え方

学習者の自発的で活動的な学習経験を尊重するために，学習者自身の要求・興味・能力・実際の生活経験などに基づいて構成されるカリキュラムを**経験カリキュラム**という．デューイは経験を「**直接的経験**」と「**省察的経験**」に分けて説明している．「直接的経験」は感覚的接触を特徴とする．経験はまだ洗練されておらず，さまざまな事物が渾然一体となっている．「省察的経験」は説明や理解を特徴とし，概念的に明晰で普遍的な要素が見出せる．「直接的経験」が「省察的経験」になるためには，「持続的体系的な思考としての探求」が介在する．デューイは，学習者が自分の必要や興味に応じて実際的活動を行いつつ問題解決を図っていく直接的経験の必要性を唱えた．

看護学の実習教育の場では，教師がその場に存在する・しないにかかわらず，学生は受け持ち患者とのかかわりを中心にしたさまざまな経験をし，自分なりに自分の経験に意味づけしていく学習活動を行っている．しかし，学生1人では1人よがりの解釈になったり，貴重な経験が意味づけされずに流れてしまったりする．そのため，直接的経験ができる学習環境の調整や省察的経験を共にできる教師の教授活動が必要となる．実習場面の教材化のモデルは，実習場面における学生の直接的経験を明らかにし省察的経験をしていくプロセスをモデルにしたものである．

直接的経験をする機会を学生に自由に与え，その意味づけをする省察的経験までを含めて「経験型の学習」といえる．

d. 自己効力理論の考え方

自己効力とは，何らかの課題を達成するために必要とされる技能が効果的であるという信念を持ち，実際に自分がその技能を実施することができるという確信のことである．言い換えれば，自分が行動しようと思っていることについての根拠のある自信や意欲の効能が自己効力である．バンデューラは，いわゆる期待概念を結果予期と効力予期に区別し，学習対象となっている行動が，その学習者の望む成果をもたらすだろうという期待を**結果予期**，学習者自身が実際にその行動を生起することができる自信を**効力予期**と呼んだ[16]．学生の，実習を遂行していく自己効力を高めることができれば，実習という授業に対する

学習意欲も高まると考えられる.

　学生が実習という授業において, ある具体的な学習行為を行うことで実習目標が達成できるというように考えていれば, 結果予期は高くやる気も起こる. 一方, どんなに努力して学習行為を行っても実習目標は達成しないと考えていれば, 結果予期は低くやる気も起こらない. 特定の学習行為によって特定の学習目標が達成できるかどうかに関する可能性の判断として, 結果予期は位置づけられている.

　結果予期には, 「身体」「社会」「自己評価」が影響するといわれている. つまり, 身体的にリラックスして実習が行え, 実習を行うことに対する家族や教師, 看護師の価値観が高く, 自己評価も高いと結果期待は高くなる. 逆に, 睡眠不足, 身体疲労, 緊張などの身体的状態は結果予期を低くする. 教師や看護師が学生を無視したり, 学生に期待を抱いていないと感じたりすると結果予期は下がる. 学生が実習をすることに価値を見出していなければ結果予期は低い.

　学生の自己効力は課題行動が達成できた成功体験や代理的経験, ほめられたり評価される経験, うまく課題ができたときの身体的なあるいは情意的な状態を意識化することなどの情報を, 学生が自分で統合することによって高められると考えられる.

D. 経験型実習教育の実践

1 ● 経験型実習教育で求められる教師の能力

　実習場面では学生はさまざまな経験をする. 経験したことの中から, 学生は気になるできごとや困ったできごとを解決したいと考えたり, その場で起こったできごとの看護としての意味を考えたりする. 本項で提唱しているのは, そうした学生の学習プロセスを援助するためのモデルと考える. 実習場面の教材化のために教師に求められる能力を, **表VII-1-1** の8点にまとめた.

表VII-1-1　経験型実習教育で求められる教師の能力

①学生の学習への信頼	学生の学習能力に対する信頼がなければ, 教師は学生の学びを待つことができない
②学習的雰囲気を提供する力	学生に安心して一緒に学習していきたいと思わせる教師の醸し出す雰囲気が, 経験の意味づけを探求していきたいという学生の意欲を促進する
③学生理解	学生の経験を学生にとっての意味に焦点を当てて明確にする能力
④患者理解	患者や家族の示す言動の意味を理解できる能力
⑤言語化能力（知識）	現象を看護学的に捉えて言語化して示す能力
⑥状況把握能力	全体のコンテクストの中で状況を把握する能力
⑦臨床教育判断能力	実習におけるその時その場で, 学生の学習援助, 実習目的・目標の達成につながる学習素材を選択する能力
⑧教育技法	発問と質問の使い方, カンファレンスにおけるグループダイナミックスの活用法, 実習記録の活用法, 記録へのコメントの書き方, 課題の提示などを適切に行う能力

①**学生の学習への信頼**：学生は無力で教師から教えられなければ自分で気づくことができない，と考える教師は学生の直接的経験を見ようとも聞こうとも思わないであろうし，教師が大切だと考えた事柄を学生の経験とは関係なく教えようとするであろう．この学生は学んでいく力がある，聞いていけば自分の中で解決策がみえてくることもあり得ると信じていると，「待つ」ことは容易である．

②**学習的雰囲気を提供する力**：学生が経験したことで，良かったことは話しやすいが，うまくいかなかった経験，たとえば患者との関係がぎくしゃくしている，患者に拒否されたというようなことは，教師に学習的雰囲気がないとなかなか話せないものである．学生のネガティブな経験に対する教師からのアプローチは学生に抵抗感や構えを抱かせてしまうが，教師が学習的雰囲気を持ち，ネガティブな経験を学生から相談してくるようになると，相談を受けて一緒にその問題を考えていくことはそう困難ではなく，教授＝学習過程を展開しやすくなる．

③**学生理解**：教師が学生の気持ちを決めつけることなくいかに学生の話を聞けるか，対話できるか，教師が自分の準拠枠を知り「その時その場」のありのままの学生の経験にどのくらい近づけるかがポイントである．

④**患者理解**：この能力は，看護師としての看護実践能力とイコールである．

　　③，④は，言い換えれば人間理解である．一般的に，臨床の場で働く看護師は患者の状況を教師よりもよく知っていることが多い．逆に教師は学生の状況を臨床の場で働く看護師よりもよく知っている．そのため，実際に授業として実習を計画するときには，患者理解と学生理解の両方が必要であるため，教師が臨床の看護師といかにタイアップして共同戦線を張って互いの強みを発揮し合うかが重要である．

⑤**言語化能力（知識）**：教材化を考えたときに，経験したことを「そうね，いい経験をしたわねぇ」と言うだけに終わらず，少なくとも表象レベルぐらいまでに抽象度を高めて意味づけていく援助をするためには，看護学の知識や現に起きている現象を言葉で説明する力が教師には求められる．

⑥**状況把握能力**：臨床の場ではあらゆる事象が，特定の状況の中で固有に存在しているので，個々の場合や場所が非常に重要となる．学生には自分のかかわる範囲しか見えていないことが多いので，教師は全体を把握して，全体の文脈の中で学生の述べた現象を意味づけることが必要である．このような状況把握能力は，教材化するときに，あまり偏らない公正な見方をするためにも非常に重要だと考える．

⑦**臨床教育判断能力**：提示する素材のほかにも，その時々に応じた教育的な判断が求められる．たとえば，今回の実習では，学生が経験している直接的経験の意味づけはどのあたりまで行ったらよいかを含めて，今日話をしたほうがよいのか，それとも1日おいたほうがよいのか，プロセス・レコードを書くように勧めて日を改めてゆっくり話したほうがよいのか，グループで話したほうがよいか，個別で話したほうがよいかなど，いろいろな状況をもとに教師が判断する力が必要である．

⑧**教育技法**：実際の実習教育では必要な能力であるが，この能力を8番目に位置づけているのは，最初に挙げた学生の学習への信頼や学習的雰囲気，それに加えて学生理解と患者理解の力があれば，学生の学習はかなり保証されると考えるからである．

　8つの能力は個々に存在しているのではなく相互に関連して，教師の身についた能力となり，指導場面においては直観的な判断と教授行動として現れる．最も基本となる能力は，学生の経験を「見える能力」と「聞ける能力」だと考える．これらの能力を高めるためには，「見る」努力と「聞く」努力を積み重ねていくことしかない．何年教師をしていても，見なければ見えないし，聞かなければ聞けないからである．実習教育の経験を積むにつれ，学生のことがすぐにわかった気になりがちであるが，いつまでたっても意外な学生の反応や想いに出会うことがある．学生とよく対話して，見たり聞いたりすることを通してしか，学生の世界に近づくことはできない．

2 ● 経験型実習教育で学生に必要なもの

　実習を教授＝学習過程として捉えている立場から考えると，教材化のプロセスを展開していくためには，教師と学生の両方が相互主体的に参加していることが必要である．学生の参加がないと教材化のプロセスは教師主導の一方的なものになってしまう．よって，教師に求められる能力があるように，学生にも必要な能力がある．それを**表Ⅶ-1-2**の5点にまとめた．

①自分の経験や感じたことを大切にできる力（こだわり能力）：学生は自分の考えや感じたことに自信がないことが多く，自分の考えが教師や臨床指導者の意見と違うのではないかと思うと，自分の意見を述べない傾向があるが，それでは主体的に学習に参加できない．また，自分の経験や感じたことを大切にしないで教師や臨床指導者の言う通りに行動するだけの学生は，自分の経験の意味づけができない．教師や臨床指導者を多少困らせたとしても，自分の経験や感じたことにこだわる能力を持つ学生は，自分の経験を振り返り意味づけすることができる．

②自分の経験をリフレクションし気づく能力：臨地実習というのは新たな経験の連続である．何気なく過ごしてしまうと，貴重な経験がどんどん流れてしまう．また，人は失敗や嫌な経験に関しては思い出したくないもので，ましてやリフレクションし記録に残すことなどは苦痛を伴う作業である．それでもあえて意識的に経験したことをリフレクションすることで，貴重な学びにつながる．

③表現能力：教師と学生の共同作業によって教材化とその後の教授＝学習過程を展開していくとき，学生の表現が稚拙で経験が明確ではないと，教師の推測で補うしかなくなるため，相互の認識にずれが生じやすくなる．そのため，学生の**表現能力**はとても重要である．

表Ⅶ-1-2　経験型実習教育で学生に必要なもの

①自分の経験や感じたことを大切にできる力（こだわり能力）	自らの貴重な経験を流さずリフレクションし，意味づけしていくことを可能とするための最も基本的な力
②自分の経験をリフレクションし気づく能力	意識的に自らの経験をリフレクションし，その中で何らかの気づきを得る能力
③表現能力	自身の直接的経験を明確に表現する能力
④教師への信頼	自分の経験を教師に話したいと思える，教師への信頼
⑤人の意見を受け止め自分で考える力	人の意見を受け止める思考の柔軟性を持ち，それに対して主体的に自分で考えていく力

④**教師への信頼**：学生が自分の経験を「話さねばならないから話す」のではなく，「話したいから話す」のでなければ，相互主体的な教授＝学習過程は展開していかないため，教師への信頼は重要である．

⑤**人の意見を受け止め自分で考える力**：教授＝学習過程では学生と教師が**相互主体的**に行動できることが重要である．学生の立場では，教師や臨床指導者のアドバイスを聞いた後で「先生の意見はわかりました．でも私はこう考えます」とはなかなか言えないであろうが，将来にわたって経験から学んでいける力をつけるためにも，人の意見を受け止める思考の柔軟性と共に自分で考えていく力は必須である．

3 ● 経験型実習教育における授業過程の展開

a. 経験型実習教育における授業過程のモデル（図Ⅶ-1-2）

　学生の判断能力と主体性を伸ばすためには，学生自身が気になったり困ったりしたできごと（直接的経験）の意味を考え，その解決のための方法を探していくことが必要である．教師は学生の話をよく聞くことにより，学生の経験の把握や明確化を行い，学習可能事項とかかわりの方向性を考えてアプローチし，学生はそうした教師の働きかけを受け止めながら経験の意味を探求し，省察的経験として経験の意味の再構築を行う．このモデルでは，学生が自らの経験（直接的経験）をリフレクションし，表出することが必要であり，教師は学生の直接的経験を把握し，明確化するために，学生の行動や話を「よく見て，よく聞く」ことが求められる．学生が脅威を感じずに自分の経験を表出するためには，教師の学習的雰囲気が重要である．その上で，教材化のプロセスが進み，学生は自らの経験の意味を探求することができ，看護学的意味づけをもって理解し説明できる経験（省察的経験）へと導かれていくのである．

b. 「教材化」の重要性

　臨床現場は，生身の患者と生身の学生がかかわり合うわけであるから，さまざまなことが起こる．そういった意味で，臨床現場は看護学の知識や技術を習得するための素材の宝

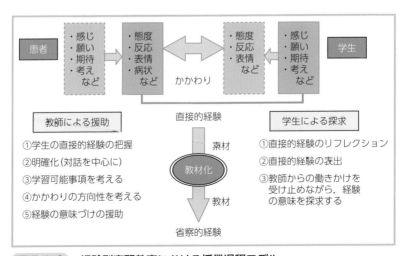

図Ⅶ-1-2　経験型実習教育における授業過程モデル

庫といえる．その素材の中から，学習内容を学生が経験できるように選択し，教師－学生－素材の緊張関係を持った学習の場を作ることが教師による「**教材化**」である．

　看護学実習においては，学生は受け持ち患者やその家族あるいは看護師・スタッフとのかかわりの中で，さまざまな経験をする．教師は，そうした学生が自分で経験した事実あるいは現象の中から典型的で具体的なものを素材として切り取り，教材化して教授＝学習活動を展開していく．もちろん臨床現場での素材は，学生がかかわりの中で経験し気づいたことだけでなく，学生がはっきりと気づいていなくても，教師が捉えた患者の状況・学生の反応を素材として教材化することもできる．しかし，学生が自分で経験した事実や現象を素材として教材にしたほうが，学生の学習意欲が高まるため，学生がまだ気づいていないけれど，教師がぜひとも学生に気づいてほしいことに関しては，発問などの教育技法を使って，できるだけ学生が自分で気づいたと感じるようにしたいものである．どんなに重要なポイントでも，そこに学生の関心がなければ学習は進みにくい．そのため，できるだけ学生が経験した事実や気づいた現象を素材として教材化することが重要となる．

　省察的経験の中で，問題解決のための教科内容を知りたいと学生が希望したときには，医学的な知識の教科内容を教材化することもある．また，演習のときなどは，医学的な知識に関しては教材化せず教師が知識提供し，その次の課題を学生が考えていけるようにするかもしれない．臨地実習教育で強調すべきことは，あくまでも学生が直接的経験で捉えた素材から教材化を図ることである．その点だけを確実に押さえれば，どのような教科内容を教材化するかは，その時その場の学生との相互関係の中で，教師の独自の意思決定に任されることになる．

c. 発問の重要性

　「自分の看護を創るという経験を援助すること」が**実習教育**とするならば，実習教育における教師の役割は“学生が自分の経験していることを自分で看護学的に意味づける作業の援助”といえる．そのためには，教師の発問が鍵となる．たとえば，ある場面において「それはどういうことだと思うの？」とか「そのことをどう考えたらいいの？」と聞いた場合，講義で習った看護学の教科内容を学生に想起させる方向で学習が進行するし，「あなたは何をしてさしあげたかったの？」という発問では，答えを考えるということではなく，自分の経験を見つめなおし，自分の経験の意味づけをしていく方向に学習が展開する．学生の経験に意味づけをしていく学習過程においては，学生自身の気持ちに焦点を当てた発問が基本になる．その上で，そのほかの教科内容に関連した発問が意味を持つことになる．

4 ● 経験型実習教育を行う教師像

　佐藤は，専門職としての教師像を「技術的熟練者としての教師」と「省察的*実践家としての教師」の2つに区別した[17]．前者の特徴は，教育技術に長けた有能な教師による効率的な教育の遂行を標榜している点にある．つまり，目標を確定し，教育の過程を効率的に統制し，教育結果を客観的に測定し，その生産性を上げることが目指される．これは，

＊ 佐藤は，reflective を“反省的”と訳しているが，本書では“省察的”と一貫させているため，誤解を避けるよう，ここでもあえて“省察的”とした．

科学的な原理と技術を習得した技術的熟練者としての教師像である．

　一方，「省察的実践家としての教師」とは，学生が生きる複雑な問題状況に身を置き，彼らの学習を援助する活動の意味と可能性を洞察しながら自らの実践をリフレクションするという「活動過程における省察的思考」を行い，同僚やほかの専門家と協力して，より複雑で複合的な価値の実現を図る実践を展開するような教師である．このような教師による教育のプロセスは，掲げられた教育目標への一本の道筋としてあらかじめ定められているのではなく，教師が省察的な思考を繰り返し，自らが教えつつ学んでいく中で創造されていくプロセスとして把握できる．

　これまで述べてきたように，経験型実習教育において生徒に省察的思考を教える教師は，自らが省察的思考をする人間「省察的探求者」でなければならない．ショーン（Schön DA）の言葉を借りれば「省察的教授（reflective teaching）」に取り組む「省察的実践家」である[18]．学生が状況への参加という経験から自らの個性を作り上げていくように，教師も教えるという経験から省察的に学び成長していくのである．

学習課題

1. 学生の立場からみた教育的ケアリングとはどのようなものか，考えてみよう
2. 経験型実習教育を受けるに当たって，あなた自身が強化すべきだと思う点を挙げてみよう
3. 現在受けている，またはこれまでに受けた実習教育を経験型実習教育と照らし合わせて，周りの人と一緒に考えてみよう

‖ 引用文献 ‖

1) ベヴィス EO，ワトソン J：ケアリングカリキュラム 看護教育の新しいパラダイム（安酸史子監訳），医学書院，1999
2) 安酸史子：看護学実習における教授＝学習過程成立に関する研究．看護教育学研究 1：14-32，1988
3) 早川　操：デューイの探求教育哲学－相互成長を目指す人間形成論再考，名古屋大学出版会，1994
4) 安酸史子：授業としての臨地実習 学生の経験を教材化する力をつけるために．看護管理 6(11)：790-793，1996
5) 安酸史子：看護学実習における教材化に関する問題と求められる研究成果．Quality Nursing 3(3)：14-20，1997
6) 安酸史子：経験型の実習教育の提案．看護教育 38(11)：902-913，1997
7) 安酸史子：臨床実習指導者に関する研究的取り組みに向けて．Quality Nursing 4(8)：15-21，1998
8) 安酸史子：臨床実習指導の工夫 実習の教材化モデル開発の経緯．教務と臨床指導者 11(2)：100-105，1998
9) 安酸史子：精神科実習における教材化の実際．教務と臨床指導者 11(3)：90-97，1998
10) 安酸史子：「経験型」実習教育の学生にとっての意味．教務と臨床指導者 11(4)：104-112，1998
11) 安酸史子：経験型実習教育．看護師をはぐくむ理論と実践，医学書院，2015
12) 中村雄二郎：臨床の知とは何か，岩波新書，1992
13) ブルーナー JS：教育の過程（鈴木祥蔵，佐藤三郎訳），岩波書店，1963
14) 斎藤喜博：授業 子供を変革するもの，国土新書，1963
15) ノールズ MS：成人教育の現代的実践 ペダゴジーからアンドラゴジーへ（堀　薫夫，三輪健二監訳），鳳書房，2002
16) バンデューラ A：激動社会の中の自己効力（本明　寛，野口京子監訳），p.129-153，金子書房，1997
17) 佐藤　学：ケアリングと癒しの教育．生活指導 519：8-16，1997
18) Schön DA：Educating the Reflective Practitioner, Jossey-Bass, 1987

2 看護学生が直面しやすい問題：臨地実習を通して

この節で学ぶこと

1. 看護学生が直面しやすい問題について考える必要性を理解する
2. 問題の発生に関連していると思う要因を列挙する
3. 問題にうまく対処するためには，どうしたらよいかを考える

A. 看護学教育における臨地実習の位置づけ

　看護職者には，生活が営まれるあらゆる場で，健康課題を抱える人々のニーズに対応し，支援できる実践能力が求められている．したがって，看護職者を目指す学生は，看護を単に知識として理解するだけではなく，実践できる力を高めていく必要がある．

　授業には講義・演習・実習という形態がある．中でも実習はそれまで学習してきた知識や技術を実際に臨地で活用し，対象者と相互行為を展開することを通して学ぶ授業であり，講義・演習では得がたい学びが得られる．それは患者や家族が，学生による援助の提供を許可してくださるからこそ得られる学びでもある．ときにその学びは，実習の目的・目標を上回る成果を生み，学生が看護職者として発達していく上でかけがえのない支えになる．

　たとえば，実習を通して学生は，患者や家族と関係形成をしたり，援助効果を実感したり，あのようになりたいと思える看護師に出会ったりする．それは自分の目指す看護を追求していきたいという思いを強めたり，看護の価値への確信を強めたりすることにつながる．さらにそれが職業的アイデンティティの基礎となり，学生の看護職者としての発達を支えていく．

　一方で，学生は看護職者としては未熟であり，うまく関係形成したり援助提供したりできないことがある．他者からの否定的評価に気持ちが沈むこともある．それによって学生には「果たして自分は看護師に向いているのだろうか」という迷いが生じる．しかし，学生が職業選択に迷う青年期にあることを考えれば，その迷いは至極当然であり，かつその迷いは自らの意志で肯定的に克服していくことが可能である．

▶ 臨地実習を通して直面しやすい問題について学ぶのはなぜか

　学生は，実習に対して強い不安や過度な期待を抱いたり，自分がどう思われているかを気にしすぎたり，患者の気持ちに添わず計画通りに援助しようとしたり，自分の考えや気持ちを伝えられず実習指導者との関係に疲れたりといったさまざまな問題に直面する．それらは，実習によるストレスを必要以上に高め，十分な学習成果を上げられないことにつながる．それどころか，患者に負担をかけてしまう事態にさえなりかねない．

　　学生自身が直面しうる問題を予測し，回避したり対処したりできれば，実習によるストレスは低減し，より良い学びを得ることにつながるだろう．そこで本節では，実習を通して直面しやすい問題について取り上げ，自分ならどのように対処するか学生自身が考えるための素材を提示する．

B.　臨地実習で直面しやすい問題の検討

　　看護学生が実習で直面しやすい問題について具体的な場面を通して考えてみよう．

問題❶ 実習への不安

学生Ａ：「臨地実習へ行くのが不安で……．自分に何ができるのか．以前（患者を）担
　　　　当していた学生さんのようにできるのか．失敗したらどうしようとか．」

　　不安[1]とは，対象がそれほどはっきりしない漠然とした恐れの感情のことである．原因がはっきりしないまま緊張感が伴い，楽になれない．心臓がドキドキするなど身体面の変化が現れることもある．

　　学生が直面しやすい問題の1つに実習への不安がある．不安の内容には，患者・看護師・教員とうまくかかわることができるか，受け入れてもらえるか，怒られるのではないか，失敗するのではないか，自分の知識や技術が不十分なのではないかといったさまざまなことがある．

　　看護の基本技術を，学生相手に実施した体験しかなくても，実習では実際の入院患者を対象に状態に合わせて実施したり，慌ただしい病棟で多様な人々と相互行為したりしなければならない．そのため，学生は緊張したり失敗や叱責へのおそれを抱いたりする．しかしそのような気持ちは，よりうまくできるように努力するための力に変えることができる．不安とは，実は学習を深化させ自分を成長させる糧になる健全な感情なのである．

　　同じストレッサー（ストレスの原因となる刺激）に曝されても，人によって感じ方はさまざまである．不安を抱えてもいいし，その不安が他人と同じくらいの強さでなくてもいい．しかし，拭いきれない不安，苦しくなるほど強い不安によって，実習への意欲をなくしたり疲れ切ったりしてしまっては元も子もない．実際，学生の不安と疲労感との関連について調査した先行研究[2]では，実習前に強い不安を抱いていた学生が疲労の自覚症状を強く訴えることを明らかにした．一方で，同じ立場の学生間で不安を共有したり，教員に相談し助言を得たりすることで，実習前の不安が軽減された事例[3]が報告されている．

　　不安なことは相談する，共有する，言葉にしてみるとよい．また，悪いほうに決めつけず，別の見方で捉えなおしてみる．「できない」と感じる傾向が強いと，実習による身体的疲労感も強く感じてしまう．できることから1つずつ達成していくことで，不安を成長の糧にすることができる．

問題 ② 関係形成への過剰な期待

患者が理学療法士とボールを投げ合うリハビリテーションをしていた.
学生 B：「患者さんはボールを投げてくださいって言われているのに，嫌だという感じ
　　　　で. でも，その患者さんの受け持ち学生が『私がやります』って言ったら，
　　　　笑顔でボールを投げようとしたんです.（その光景をみて）あぁいいなぁ…う
　　　　らやましいなぁって.」

　学生が実習に対して抱く思いには，失敗や傷つくことへの不安と同時に，患者と触れ合
うことへの期待もある. 期待は学生にとって目標になり，目標への到達は達成感をもたら
す. 自分はがんばったと思えること，知識や技術を習得できること，援助の効果が現れる
ことによって学生は達成感を持つ. そのほか，患者と信頼関係を築けること，コミュニケー
ションをうまくとることができたことも，学生にとっては大きな達成感につながる.
　しかし，患者とのコミュニケーションに対する期待は，高すぎるとそれが新たな不安の
もとになる. 先行研究[4] は，学生が，コミュニケーションによる患者の情動の肯定的な変
化を期待することを明らかにした. 学生は自分がかかわることによって患者が笑顔になっ
たり，積極的に応答してくれたりすることを望んでいた.
　人は，期待を持つとそれを確証するような情報を選択的に求めるようになる[5]. つまり
学生はコミュニケーションの成果を捉えようと，その部分に注意を向けやすくなる. そし
て肯定的な変化がみられないと，期待とのギャップに焦りや失望を感じ，今後の実践に対
する不安を抱いてしまう.
　コミュニケーションの成果として患者の情動が肯定的に変化したり，関係形成が促進さ
れたりすることはある. しかし，必ずしもそうなるとは限らないし，そうならなければ失
敗ということでもない. 先に示した場面のように，患者が受け持ち学生にだけ笑顔でボー
ルを投げてくれたら嬉しいだろう. しかしリハビリテーション中の患者に必要なことは特
定の人にだけボールを投げることではないし，患者との関係性を深めるのは学生が嬉しい
気持ちになるためではないはずである. 関係性が深まることへの憧れ，期待が過剰になっ
ていないか，自分の気持ちに気づくことが大切である.

問題 ③ 会話が弾むことへの過剰な期待

学生 C：「会話が弾んで，聞いたことに対しても答えてくれて，質問してくれて……が
　　　　理想です.」

　会話が弾むことを期待するのはなぜか. 関係形成ができた証と思い学生自身が安心でき
るから，あるいは，情報収集が容易になり看護過程を展開しやすいと考えるからだろうか.
　看護は，対象者との人間関係を基盤として展開される. 良好な関係が形成され円滑にコ
ミュニケーションできればニーズを把握しやすく，より良い看護を提供できる. しかし，
会話が弾まなければできないということはない. 以下に，会話によらない関係形成の事例

を紹介する.

事例

　Dさんは舌がん末期の患者である. 舌は肥大し口から大きくはみ出しているため, 会話ができない. ある日Dさんは, 高熱が続いているにもかかわらず, 家業が気になるので外出したいと言い出した. 最初は看護師Eと筆談し根気強く交渉していたが, 外出を反対され, 気持ちが伝わらないもどかしさを感じたのか, 筆談用ノートを投げ出してしまった. 交渉は決裂した.

　看護師Eはしばらくしてから病室に戻り, 解熱しているうちに足浴しましょうと提案する.

　その日は休日で病室は静かだった. 看護師Eは, 窓際でDさんの下肢をじっくりと時間をかけて温め, 無言のままていねいに洗った. 外出の件は口に出さなかった. すると, Dさんのほうから家業について再び筆談を始めた. Dさんは先ほどよりも率直に気持ちを伝えてきた. 看護師Eは, Dさんがこれまで家業にどれ程の心血を注いできたかを知り, やり遂げたいという思いを了解した.

　看護師Eは, Dさんの希望と思いを医師に伝えた. Dさんは外出の許可を得, 思いを遂げた後に亡くなった.

　ほっとするような心地よい清潔ケアの提供や, 患者を大切に思いながら黙々とケアするそのていねいさが患者の心を開き, 看護師との関係形成を促すことがある.

　看護師Eには, Dさんの心と身体がとてもこわばっているようにみえた. 連日の高熱で消耗しているであろうDさんの身体をまずは休めることが, 足浴の目的であった. 身体への援助を通してDさんの心はほぐれ, 胸のうちをとつとつと語ってくれるようになった. その言葉と思いは看護師Eに届き, Dさんも看護師Eの言葉を聞けるようになり, 両者が互いの思いを了解できた.

　会話が弾まなくても, 心と身体をよく看てケアを提供することで, 気持ちが通じ, 関係形成が促されることをこの事例は教えてくれる.

問題❹ 患者の気持ちを誤って解釈する

患者Fには幼い娘がいたが, 最近面会に来なくなっていた.
夫は生活を維持するのに精一杯の様子であった.
患者F:「(学生Gに対して)あなたがそばにいても, 私はちっとも楽にならない.」
そう言われた学生Gは, 強いショックを受けた.

　教員は, 患者Fが置かれた状況から, 楽にならないことがとてもつらく, 家族にもっとそばにいて欲しいということを本当は伝えたかったのではないかと考えた. そして, 親身になって看護している学生Gにだからこそ, どうしようもない, 癒されがたい苦悩を吐露したのだと考えた. しかし, 学生Gにとって患者Fの発言は学生を責める否定的な

言葉にしか聞こえなかった．教員は「あなただからこそFさんは，取り繕うことなく苦しい本音をぶつけられたのだと思う」と伝えたが，学生にはそうは思えなかった．このように，学生は患者の発言を必要以上に否定的に捉え，患者の気持ちを誤って解釈することがある．

　対人認知[6]は，物理的事象についての認知と異なり，直接的に観察できる表面的特徴のみならず，それらの背後にあるその人特有の感情や欲求，意図，引いてはパーソナリティなどの内面的な特徴に至るまでを推論的に判断している．その推測は，認知者自身の自己概念，自尊感情*などの要因によって強い影響を受ける，きわめて主観的なものである．加えて，肯定的気分か否定的気分かといった認知者の感情状態も対人認知に影響を与える[7]．つまり，学生が患者からある言葉を投げかけられたとき，それをどう受け止め解釈するかは，学生自身の自己概念，自尊感情や感情状態などが影響する．このことは，学生が自分を卑下する気持ちや自信を持てない気持ちが強すぎると，患者の気持ちをまっすぐには受け止められない可能性を示している．また，肯定的感情，否定的感情のどちらであっても，これらの感情を強く体験していると相手の話を的確に聞くことが妨げられる[8]．これは，援助者も自分の気持ちに目を背けないでいることの大切さを示している．

　つらい言葉を受け取ったとき，それによって生じた自分の気持ちを認め，そう感じている自分を肯定的に捉えることは，実はとても大切である．それができたら次に，それまでの自分のかかわりや，そのときに患者が置かれていた状況を振り返り，外に表れた言葉だけに捉われず，患者が本当に伝えたかったことは何かを考えてみることが大切である．

問題⑤ 相手の状況がみえない

【私は拒否されている】
　学生H：「おはようございます．昨夜は眠れましたか？」
　患者 I：「……」
　学生H：「今日は，ゆっくり休めるといいですね」
　患者 I：「……」
　学生H：「（話しかけても答えてくれない．私のこと，嫌いなのかな……）」
【援助の無理強い】
　患者Jは何日も入浴しようとしない．学生Lは，看護師Kが説得しているところを見かけ，自分も同調して説得に加わった．すると患者Jから「うるさい！」と強い口調で怒鳴られてしまう．
　学生L：「（入浴させることだけを考え，患者の気持ちを考えていなかった……）」

　学生は患者から返事をしてもらえなかったり，援助を拒否されたりすると，自分が嫌われているからだと解釈してしまうことがある．青年期[9]にある学生は，自分が他者の目にどう映っているのかに関心を向けやすい．他者を意識し，他者と比較することで劣等感も

---

* 自尊感情とは，自分自身を基本的に価値あるものとする感覚である．それによって，人は積極的かつ意欲的に経験を積み重ね，満足を感じ，自己に対しても他者に対しても受容的でありうる．このような意味において，自尊感情は精神的健康や適応の基盤をなす．[中島義明（編）：自尊感情．心理学辞典，p.343，有斐閣，2006]

生じやすい.

　また，学生は援助を無理強いしてしまうことがある．学生にとって病院は学習の場であり，達成すべき学習目標があるため，なんとか援助という目標を達成しようとしてしまう．一方病院は，看護師にとって賃金を得て働く場であり，患者にとってはより良い医療・看護を受けるための場である．患者は**自己決定の権利**，**害を受けない権利**を有し，看護師は患者の人権を擁護する責務を持つ．学生が求めても，患者・看護師からは協力を得られない場合があることを理解する必要がある．

　自分は，患者・看護師が置かれている状況を考慮できているか，自信のなさ・劣等感・焦る気持ちが事実をみる目を曇らせていないか，と**自問自答**するとよい．状況を適切に解釈する上で助けになる.

問題⑥　適切に自己表現できない・自分の考えを伝えられない
学生M：「実習2日目に，看護師さんから検査の見学を勧められ，威圧的で断われなくって．貴重な情報収集の時間をなくしてしまった.」

　人間関係の持ち方，**自己表現の方法**には，大きく分けて3つのタイプ[10]がある.

　第1は，自分のことだけ考えて他者を踏みにじるタイプ
　第2は，自分よりも他者を常に優先し自分のことを後回しにするタイプ
　第3は，自分を大切にするが他者のことも十分配慮するタイプ

　第1のタイプは攻撃的な自己表現，第2のタイプは非主張的な自己表現，そして第3のタイプは**アサーティブ**（assertive）な自己表現といわれている.

　学生Mは，本当は検査見学よりも情報収集したいと思っていたが伝えられず，看護師に言われるままに行動した．その結果，看護師を責める気持ちや，情報収集できず残念な気持ちが残ってしまった．これは，第2のタイプ，すなわち非主張的な自己表現に該当する.

　非主張的とは，自分の気持ちや考えを表現しなかったり，し損なったりすることをいう．あいまいな言い方をする，無視されやすい消極的な態度や小さな声で話すことも含まれる．非主張的な自己表現をした結果，自分のことをわかってもらえなかったという気持ち，傷ついた感じが残りがちである．そういった感情が積み重なると，相手に対して怒りの気持ちが生まれたり抑うつ的になったりする.

　攻撃的な自己表現の場合は，相手の言い分や気持ちを無視または軽視し，結果的に相手に自分を押しつける言動になる.

　アサーティブな自己表現の場合は，自分の気持ちや考えが素直にその場にふさわしい方法で表現される.

　学生は，看護師からの提案を断ってもよいか，こんなことをお願いしたら迷惑をかけるのではないかなどと考えて，伝えることを躊躇しがちである．しかし，学生であっても自分の意見を持ち，それを表現する権利を持っている．ただし，相手も同じ権利を持って

いるということを忘れてはならない．相手にも自分の考えがあり，都合の良し悪しがある．自分の気持ちを表現し「伝えた」としても，それが「伝わる」かは別問題であり，伝えたことを受け取るか否かは相手が決めることである．当然，互いの意向が一致しないこともありうる．その場合は，相手の意見を聞いて，その上でまた自分の意見を言う，そういうやりとりを繰り返し，相互に歩み寄る必要がある．**アサーション**（assertion）は，自分の言い分をきちんと伝えることと，相手の言うことをきちんと受け止めることによって成り立っている．

　また，合理的・現実的に考えて，アサーションせず，ここは相手の意向を尊重しようと主体的に決断するという選択肢もある．それは自分が選んで決めたことであり，非主張的な自己表現ではない．たとえば，時間とエネルギーを使うほど自己表現が重要ではないときや，相手が自分のアサーティブな言動に対応できそうにないときなどは，アサーションをしないという選択もある[11]．

コラム

アサーション

　コミュニケーションは，野球のキャッチボールになぞらえられることがある．そのたとえでいうと，アサーションとはボールを上手に投げるための技術である．ボールを投げるときには，相手がどこにいて，どんな状況にあるのかを見きわめて投げないと，ボールはうまく相手に届かず受け取ってもらえない．同じように，自己表現（アサーション）するときも，相手のこと（考え・立場など）を大切にしながら，自分のこと（考え・立場など）も大切にして自己表現する必要がある．

　アサーションとは単に自分の言いたいことを言うための，自己主張の技術ではない．

問題 ⑦ 不合理な扱いを受ける

朝の申し送り時に
看護師P：「何か質問は？　大学生だから大丈夫ね．」
　学生Q：「えっ……」
　学生Q：「（こんなことでPさんと実習中うまくやっていけるかな．プレッシャーを
　　　　　感じる……）」

　学生Qは，「大学生だから」と言われてしまい返す言葉がなかった．「大学生だから体面を保たなければいけない」と考えたのかもしれない．あるいは「大学生だからとひとくくりにするのはおかしい．大学生というだけで目の敵にされている」と感じたのかもしれない．一方，看護師Pの発言は明らかに妥当性を欠き，不合理といえる．「Qさんだから大丈夫」ということはあっても，「大学生だから大丈夫」ということはない．学生を集団単位で比較した場合には，どの教育課程に在籍しているかによる違いがあったとしても，個人単位でみれば1人ひとり異なる存在である．学生生活の中で何に取り組み，努力し，学んできたかということこそがその人を形作っている．

　実習指導者との人間関係は，実習に大きな影響を与える．実習中の学生は，看護師から

指導を受け，看護への理解を深めるという経験をする一方で，学生に対するあまりの厳しさや無関心さに不満感を抱くこともある[12]．学生時代に限らず，就職してからも，ときには不合理と思われるような他者の言動によって傷つくことはある．だからこそ，学生が自力で立ち直り，直面した問題を現実的に解決する術を身につける必要がある．

「過去と他人は変えられないが，自分と未来は変えられる」とは，米国の精神科医であり，交流分析を提唱したバーン（Berne E）の言葉である．変えられるものは何かを見きわめて，変えられるものに取り組むことが大切である．

たとえば，次のような方法がある．自分に向けて発せられた言葉であっても，その言葉を自分から少し離して眺めてみる．看護師はなぜそう言うのか，臨床現場や教育制度の現状から，見方や立場を変えて考えてみる．発言した人の立場にたち，そう言いたくなる気持ちも少しはわかる，というレベルまで理解できた頃には，心の落ち着きを少し取り戻しているだろう．

このように，「事実」自体は変わらなくても，自らの「見方」を変えていくことを**リフレーミング**（reframing）[13]という．「ものの見方」が枠組み（フレーム）であり，同じ事実であっても見方によってはその意味が変わる．「そうに違いない」と思っていたことに対して見方を変えて，状況を捉え直してみてほしい．

コラム

リフレーミング

　コップに半分水が残っているときに，「もう半分しかない！」と考えるか，「まだ半分残っている！」と考えるか．リフレーミングとは，「まだ半分残っている！」と考える思考方法である．水の量は変わらなくても，捉え方の違いによって自分の気持ちに違いが生じる．気持ちが変わると行動も変えられる．「どうしようもない」と思っていたことも，「どうにかできる」ことに変えられる．それがリフレーミングである．

問題⑧　現実に幻滅する

学生Rは，看護師Sが膀胱洗浄をしている様子を見学した．適切な滅菌操作をしていないと思った．さらに，引いた尿を見て看護師Sが「きったない．ひどいね，これ．においもすごい．」と発言したのを聞き，なぜ患者の前でそんなことを言うのかと腹が立った．

　患者にとって，自分の面前で排泄物をくさい，汚いなどと言われることは，どれほど苦痛であろうか．もし，尿混濁は常態化していて日常的に膀胱洗浄が行われ，この問題を看護師と患者が共有しており，信頼関係が形成されているのであれば，学生が思うほど患者は傷ついていないのかもしれない．そうだとしても，上記のような発言に学生が幻滅してしまうことは当然である．

　実習を通して，学生は尊敬できる看護師と出会い，看護を価値づけるという経験をする一方，現場の看護を批判するという経験もする[12]．実習を通して学生が目にすることは，

良し悪しの明解な単純なことばかりではない．さまざまな限界や制約の中で，実際の看護は行われている．

　現実に衝撃を受けるという経験は，学生だけではなく，新人看護師にも起こる[14]．臨床や自分自身の現実に失望し投げ出したくなる．だからこそ学生時代に，状況を改善する方法を探そうとする意志の力を高め，探すための方法を身につけることに取り組んでほしい．

　状況を改善しようと思っても，問題点がわかっていても，現実にはなかなか改善できないこともある．しかし，問題点を把握できたのならそれだけでも前進である．解決を急がず，耐えながら適切な方法を見出し，理解し合える仲間を見つけ，行動を起こすための適切な時期がくるのを待つ，という戦略もある．

問題 ⑨ インシデント

　学生 T は，関節リウマチを患っている患者 U を受け持っていた．患者 U は，普段，看護師に支えてもらいながらベッドサイドにあるポータブルトイレを使用していた．ある日，患者 U は看護師を呼ばず，そばにいた学生にポータブルトイレへの移動介助を依頼した．依頼された学生 T は一瞬躊躇したものの，患者 U が「大丈夫．少し手伝ってくれればできるから．」と言ったため介助した．しかし，その日の患者 U の足はいつもより動きが悪く，前のめりになってしまった．学生は患者 U を支えきれず，崩れるように転倒してしまった．幸いどこも強打せず，事なきを得た．

　実習中に学生がインシデントを起こすリスクは少なからずある．**インシデント**[15]とは，思いがけない偶発事象で，これに対して適切な処理が行われないと事故となる可能性の高い事象である．

　学生 T は，普段から患者 U がポータブルトイレに移動している姿を見ていた．安全に移動できるか否かまったく気にならなかったわけではなく，患者 U が「大丈夫」と言っている，その気持ちを大切にすべきだと考えた．

　しかし，リウマチ患者の関節の動きは，日によって時間帯によって良かったり悪かったりもする．また，患者自身が自分の状態を見誤って，できないことを「できる」と言ってしまうこともある．さらに，万が一にも転倒し骨折してしまった場合の，結果の重大性に対する学生の認識に甘さがあった可能性は否めない．

　インシデントを起こす原因には，学生の判断の未熟さがある．十分な危険予知ができず，大丈夫だろうと考えてしまったり，患者の意志を尊重しなければと考え「できる」という患者の言葉をそのまま受け取ったり，危険と思っても患者の行動を制止できなかったりする．また，器具の操作を間違えるといった知識不足が原因となる場合もある．さらに，看護師・患者から否定的評価を受けたくないという気持ちから，自信がないことを正直に看護師に伝えないまま実施したり，患者を待たせまいと焦ったりしたことがインシデントにつながる場合もある．

　先行研究[16]は，患者の安全保証に向けた看護師の実践の特徴として，原理・原則の遵守，観察，患者の個別状況の把握，スタッフとの良好な関係形成，緊張感の保持などがあることを明らかにしている．このことは，今まさに基礎教育課程で学んでいる看護技術の原

理・原則をしっかり習得することによって，患者を安全に援助できる実践能力を身につけられることを示している．また，自分ができることとできないことを見きわめ，必要なときには他者から支援を得る力が，患者安全を保証する上で欠かせないことも示している．

　実習は，看護職者として成長していく上で基盤となる貴重な学びが得られる可能性にあふれている．しかし，遭遇した現象がそのまま学びになるのではない．他者との対話は，実習で遭遇した現象を学びに変える助けになる．今回，学生が臨地実習を通してどのような問題に直面しやすいのか，またそれらの問題を未然に防いだり，うまく対処したりするにはどうしたらよいかを考えるための素材を提示した．ぜひこれらの素材を活用し，他学生や教員と話し合ってみよう．

学習課題

1. 学生が直面しやすい問題を知って，どう感じたかについて，他学生と意見交換しよう
2. もし自分が事例と同じ状況に置かれたら，どう行動したり，考えたりするかについて，他学生と意見交換しよう

‖引用文献‖

1) 見田宗介（編）：不安．縮刷版社会学事典，p.752，弘文堂，2006
2) 南　妙子，岩本真紀，近藤美月ほか：初回臨地実習における看護学生の不安と疲労感の関連．香川医科大学看護学雑誌 4(1)：25-32，2000
3) 和泉春美，山下満子，柳川育子：臨地実習における学生の不安に関する研究（第1報）初めての臨地実習を前にした学生の不安に対するディスカッションの効果．京都市立看護短期大学紀要 26：1-9，2001
4) 伊藤まゆみ，塚本友栄，佐藤みつ子ほか：看護学生が患者とコミュニケーションをとるときの目標の適切性．日本看護学教育学会誌 12：190，2002
5) 池上知子：対人認知の心理的機構—ポスト認知モデルへの提言—，p.66，風間書房，1996
6) 蘭　千尋：パーソン・ポジティヴィティの社会心理学，p.3-4，北大路書房，1990
7) 前掲5)，p.103
8) ネルソン・ジョーンズR：思いやりの人間関係スキル ひとりでできるトレーニング（相川　充訳），p.117，誠信書房，1993
9) 齋藤誠一：人間関係の発達心理学4 青年期の人間関係，p.120，培風館，1998
10) 平木典子：アサーショントレーニング さわやかな＜自己表現＞のために，p.15-34，金子書房，1999
11) 平木典子：アサーティブネス・トレーニング．こころの看護学 2(1)：41-45，1998
12) 山下暢子，舟島なをみ，鈴木美和ほか：看護学実習における学生の経験に関する研究．日本看護学教育学会誌 15：161，2005
13) バンドラーR，グリンダーJ：リフレーミング心理的枠組みの変換をもたらすもの（吉本武史，越川弘吉訳），p.v-vi，星和書店，2001
14) 塚本友栄：就職後早期に退職した新人看護師の経験に関する研究 就業を継続できた看護師の経験との比較を通して．看護教育学研究 17(1)：22-35，2006
15) Vincent C, Ennis M, Audley RJ：医療事故（安全学研究会訳），p.xiv，ナカニシヤ出版，1998
16) 伊藤正子，舟島なをみ，野本百合子ほか：患者の安全保証に向けた看護師の対策と実践．看護教育学研究 15(1)：62-75，2006

第Ⅷ章

教育評価

1 教育評価とは何か

この節で学ぶこと

1. 今日の教育評価の目的・定義を理解する
2. 教育評価の目的をさまざまな観点から捉えなおし，目的をより具体的にする
3. 教育評価が教授・学習活動と有機的に結びつく意義を理解する

　教育評価というと，どういうことを思い浮かべるだろうか．たとえば，「テストで点数をつける」「成績順に序列をつける」といったことを思い浮かべる人も多いのではないだろうか．「評価なんかなければよい」という意見は評価を受ける学生からだけではなく，評価する教師からも聞かれ，とかく評価をすること，されることについての否定的なイメージは大きいように思われる．

　それでは，そもそも評価とは何のために，どのような方法で行われ，どのような意義があるのだろうか．本章では，教育評価の定義や目的から，改めて教育評価とは何かについて考え，看護学教育で実際に行われる教育評価をみていく．

A. 教育評価の定義

　教育評価の考え方は，その時代によって変化があり，歴史的には選抜を目的とした試験制度から発展してきた[1]．そのため，当初はいかに学力を測定するかに関心が払われ，評価理論の大部分はもっともらしい点のつけ方の理論として発展した．

　日本語で教育評価にあたる「**エヴァリュエーション（evaluation）**」という概念を最初に用いたのはタイラー（Tyler RW）である[2]．19世紀末から20世紀初頭にかけての米国では，論述式筆記試験に対する批判から，学力を客観的に測定する試みが盛んになり，教育測定運動に発展した．しかし，測定結果だけが1人歩きし，その結果だけで学習者を序列化することに批判的なタイラーは，試験やテストの力を利用しつつ，教育実践の改善に役立てる方向に展開しようとした．教育評価という場合には，その測定したものをどのように価値づけ，意味づけ，その後の教育活動に利用していくかということを重視する立場である．ここから教育評価を「教育目標を基準として，達成の程度を判定する，あるいは教育の成果について解釈を行う手続きである」と定義した．

　さらに，1960年代になると，教育的決定のための評価という考え方が浸透するようになった．たとえば，クロンバック（Cronbach LJ）は「教育評価とは，教育プログラムについての決定を下すための情報の収集と利用である」と定義し[3]，東は「教育評価とは，

教育活動にかかわる意思決定の資料として，教育活動に参与する諸部分の状態，機能，所産などに関する情報を収集し，整理し，提供する過程である」と定義している[4]．

　このように，今日の教育評価は，教育活動を行った結果による成績判定というよりも，教育活動全般にかかわる意思決定のための情報収集の活動であり，それによってそれまでの教育活動を見直し，新たな教育活動の方向性を導くという考え方が主流となっている．

　教育評価の対象となる教育活動全般とは，1つひとつの授業だけではなく，大学等のプログラムやカリキュラム，それを実施し運用する教職員や教育機関そのものなども含まれる．特に近年は教育の質保証という考え方が示され，それと共に学生や保護者，社会への説明責任が問われるようになってきており，さまざまな対象に対して教育評価が行われるようになっている．しかし，それらをすべてここで取り上げることは難しいので，ここでは講義・演習・実習といった授業での評価を中心に説明する．

B. 教育評価の目的の分類

　教育活動全般にかかわる意思決定のために情報収集を行うのは，「実践した教育活動を見直すことで，実践を改善し，新たな教育活動の方向性を導き，教育の成果や教授・学習活動の効果を高める」ことが目的である．評価が教授・学習活動をより良くする役割を果たすのは，評価の目的が，さらに次のように分類される目的を含むからである[5-7]．

1 ● 指導目的のための評価

　指導者による指導という観点から，学習者の学習活動を効果的に援助するために行われる評価である．たとえば，授業の最初に小テストで学生の既習知識を確認するのは，目標設定や具体的な展開方法を設定するために行われる．また，授業の途中で教師が学生に発問をするのは，その回答から学生の理解の状況を確認するためであり，そこから展開方法を修正したり補うべき内容を明確にしたりするために用いられている．さらに，教師が自らの教育活動を自己点検し，その結果を利用することも含まれている．

2 ● 学習目的のための評価

　学習者自身が自分の進捗状態や学習の成果を確認し，その後の学習が効果的に行われるように利用される評価である．たとえば，テストで間違えることにより，自分がその内容を十分に理解していないことがわかり，次にどこを学習すればよいかが明確になる．テストで出された内容は教授する側が重要だと考えているものが中心なので，学習者がそれを認識できれば，意図する学習の方向へ動機づけることも可能である．また，学習者自身が積極的にテストを受けるなどの自己評価をする習慣を身につけることによって，主体的に学習し続けることにつながる．学習者はこの働きにより，段階的，主体的に目標を把握・確認し，その方向へ自らを導くようになる．

3 ● 管理目的のための評価

　教師や学校管理者などが，単位の認定や進級・卒業の認定，学校内のクラス分けやグルー

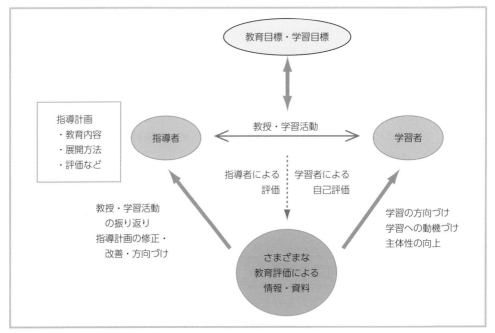

図Ⅷ-1-1　**教授・学習活動と評価の有機的な結びつき**

プ編成，大学の入学選抜試験など，選抜や配置といった**管理的決定**に利用する評価である．教育評価という言葉で，入学試験や成績判定ということを連想することが多いのは，これまでの評価が管理目的を重視してきたからであろう．今日では，選抜や配置のための目的から，教育活動の改善の道筋を示し，学習活動や教育活動を改善することが重視されるようになってきている．しかし，選抜や配置ということは，学習者の教育環境条件の決定を目指すものなので，直接的ではないが，教授・学習活動を調整し効率を高めることにつながっている．

4●研究目的のための評価

　これは，前述した指導目的，学習目的，管理目的のどれにも共通に関連し，そこでの問題に**研究的視点**を当て，カリキュラム，教育内容，教育方法，学習者や教育的処遇などの評価を行うことである．たとえば，看護学のカリキュラムを決定する際に，現行のカリキュラムの問題点を調査するために，卒業生の看護実践能力を研究に基づいて評価することが必要である．また，看護学教育の中でさまざまな教育方法が展開されているが，その有効性を検討する上でも研究的に評価を行うことが重要である．

　このように，教育評価の目的はいくつかに分類できるが，これらは部分的に重なり合っていて，必ずしも明確に分けられるものではない．また，同じ評価資料が違った評価目的に利用されることも多く，相互に関連づけて解釈することが必要である．

　今日の教育評価では，指導目的と学習目的が重視されている．これは，評価が指導の設計の指標となり，また学習者への学習指導の一環にもなるという考え方による．つまり，

教育目標あるいは学習目標に基づいて学習者の学習を評価によって振り返り，指導・学習の今後の目標や課題を見出すという過程の中で，指導者が教授活動・学習計画の方向性を見出し，また学習者自身が学習していく方向性を導き出すことが期待されているのである（図Ⅷ-1-1）．

学習課題

1. 教育評価はどのような目的で行われ，その意義はどこにあると思うか
2. あなたがこれまで受けてきた教育評価は，どのような評価で，どのような意義・目的で行われていたのか考えてみよう
3. また，その評価はどのように教授・学習活動とかかわっていたのか考えてみよう

■ 引用文献 ■

1) 橋本重治：新・教育評価法総説上，金子書房，1977
2) 田中耕治：教育評価エバリュエーションとアセスメント．よくわかる教育評価―やわらかアカデミズム「わかる」シリーズ（田中耕治編），p.4-5，ミネルヴァ書房，2005
3) 永野重史：教育評価論，p.5，第一法規，1984
4) 東　洋：子どもの能力と教育評価，東京大学出版会，1979
5) 前掲1），p.55-56
6) 橋本重治，肥田野直：最新教育評価法全書1/教育評価の考え方，p.58-68，図書文化，1977
7) 田島桂子：看護教育評価の基礎と実際，p.2-4，医学書院，1989

2 教育評価の考え方

この節で学ぶこと

1. 教育評価は，授業の過程によって目的・方法が異なることを理解する
2. 教育評価のための教育目標の体系化が，どのように試みられているかを理解する
3. 評価基準，評価主体，評価対象によって，評価がどのように異なるかを理解する

A. 授業の過程で展開される評価

　　教育評価の目的が，教授・学習活動を振り返り，今後の活動の方向性を導くところにあるとすれば，教育評価は，教育活動が終了した時点で実施されたのでは手遅れになる．ブルーム（Bloom BS）は，スクリバン（Scriven MJ）のカリキュラム開発やプログラム開発の決定を行うための評価の考え方を，授業活動の中に応用・発展させ，授業*の過程で展開される評価として，「**診断的評価**（diagnostic evaluation）」「**形成的評価**（formative evaluation）」「**総括的評価**（summative evaluation）」を提唱した[1]．これによって，授業が進展する途上で教育に関する情報がフィードバックされ，教育の修正・改善につながると考えられる（**図Ⅷ-2-1**）．

1 ● 診断的評価

　　学習を効果的に進めるために，実際の指導に先立って学生の現状，実態を診断し，最適な指導方法を準備するために行われる評価である．学生の学習状況，これから学ぶ上で必

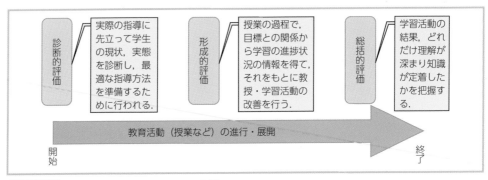

図Ⅷ-2-1　授業の過程で展開される評価

---

*ここでいう授業とは，1回1回の授業だけではなく，1つの科目の授業全体も含む．

要となる知識や技術の準備状況や生活経験，興味・関心・意欲などの情報は，授業計画を行うには欠かせない．たとえば，フィジカル・アセスメントの授業の前に，人体の構造と機能についてどのくらい理解しているのか確認することなどである．

2●形成的評価

1回ごとの授業の中で実施される評価で，目標との関係から学習の進捗状況の情報を得て，それをもとに教授・学習活動の改善を行う．たとえば，授業の最初に小テストを行い，前回の授業内容の理解を把握する評価の結果，学生の理解が十分でなければ補講をするなど，指導計画の修正に利用される．また，学生の表情や反応，発問への応答などから学生の理解を把握し，即座に授業計画を変更して補足説明をするなどの何気なく授業活動の中で行われている評価も含まれ，指導と一体となった評価である．

3●総括的評価

学習活動の結果，どれだけ理解が深まり知識が定着したかを把握するための評価である．学校で学期末や学年末に実施される評価がその例である．そこでは学生がどのくらい目標が達成できたかを確認し，学習の成果として成績がつけられる．教師はこの情報によって，自らの教育活動を見直すことができる．

以前の教育評価は総括的評価が重視される傾向にあった．確かに総括的評価も大切な要素ではあるが，授業計画を立てるには診断的評価は欠かせないものであるし，毎回の教授・学習活動の過程において，細かな形成的評価を行い，学生にフィードバックしていくこともとても大切である．

B. 教育目標と教育評価

今日では，教育評価は教育目標を基準として行われることが中心的な考え方である．しかし，その教育目標をどのように設定し，どのように配置するかは難しい問題である．提示された目標が抽象的な表現であると，どのようなことが期待されているのか教師も学生も悩んでしまうだろう．

その課題に取り組んだのが，前述したブルームである．ブルームは明確な目標に基づいて系統的な評価が行えるように，「**目標分類体系学**（taxonomy of educational objectives）」という考え方を示している[2]．

1●目標分類体系学

目標分類体系学では，教育において達成されるべき目標を，大分類として**認知領域**（cognitive domain），**情意領域**（affective domain），**精神運動領域**（psychomotor domain）という3つの領域に分けている．

a. 認知領域

知識および知的技能を扱う領域で，「知識」「理解」「応用」「分析」「総合」「評価」とい

う6つの主要カテゴリーにより構成されている.

b. 情意領域

価値，態度，興味，関心，意欲などを含む領域であるが，わかりやすくするために実際に活用する場合には，「態度」の領域とされたり，「興味・関心・意欲」の領域と表現されたりする.「受け入れ（注意）」「反応」「価値づけ」「組織化」「個性化」という5つの主要カテゴリーによって構成されている.

c. 精神運動領域

技術を実施するときの能力にかかわり，神経による調整を必要とする運動が含まれるが，なじみのない言葉であるため，実際に用いられる場面では「技能」もしくは「技術」の領域と表現されることが多い.ブルーム自身は完成させることができなかったが，その意思を継いだダーベ（Dave RH）によって「模倣」「操作」「精確化」「分節化」「自然化」という5つの主要カテゴリーが構成された.

各領域に最終的な目標を達成する過程で順次習得されるべき目標の系列を明確にしている.たとえば，認知領域における「理解」はその下位カテゴリーである「知識」に支えられて成立し，「応用」はその下位カテゴリーである「知識」と「理解」に支えられて成立するとされる（**図Ⅷ-2-2**）.

学習目標が抽象的な場合，学生の学習がその目標の方向へ導かれているかを判断することはむずかしい.ブルームは目標分類体系学の下位目標を参考にすることで客観的，科学的な評価ができると考え，目標として細かく明言するために**行動目標**（behavioral objectives）を設定することを提唱した.行動目標とは学生がその学習目標を達成したときに示すと考えられる行動によって目標を表現しようというものである.たとえば，「保健師助産師看護師法に定められている看護師の定義について基本的な理解を得ること」という目標は抽象的であり，基本的な理解の解釈が人によって一致しない可能性があるが，「看護師の業として，『診療の補助』にあたる範囲が何かを具体的に説明できる」という表現は具体的であり，その評価がしやすくなる.

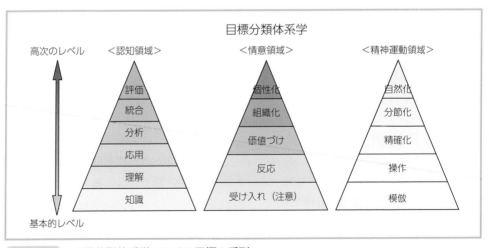

図Ⅷ-2-2 　目標分類体系学における目標の系列

表Ⅷ-2-1　梶田による目標の分類

達成目標	特定の具体的な知識や能力を完全に身につけることが要求されるといった目標 一定の授業の中で効果の出てくるような目標
向上目標	ある方向に向かっての向上や深まりが要求されるといった目標 何時間もの授業を通じて少しずつ伸ばしていく，深めていくといった目標
体験目標	学習者側における何らかの変容を直接的なねらいとするものではなく，特定の体験の生起自体をねらいとするような目標 いつどんな形で効果が現れるかわからないが，長い目で見て学力の土台作りに欠かせない体験を与えていくといった目標

2● 目標分類体系学の課題

　ブルームの目標分類体系学について，課題が指摘されている[3]．行動目標では，はっきりとした形で成果のみられるものを一義的に定められるように設定している．しかし実際には，教育の願いやねらいはすぐにはっきりとした効果のみえるものばかりではなく，長期間にわたってのかかわりの中で実現されていくものも多く，行動目標だけに表現できるわけではない．行動目標に表現された目標だけを達成していても，最終的な教育の願いやねらいにつながるということにならないのではないか，という疑問が出されている．以上の点から，梶田は行動目標論を克服する方策として，達成目標，向上目標，体験目標という考え方を示している[4,5]（**表Ⅷ-2-1**）．

　また近年では，**目標に捉われない評価**（goal-free evaluation）という考え方も出されている[6]．これは「目標に基づく評価」ではあくまでも「目標」との関係から評価し改善を図るので，「目標」からはみ出すような「思わぬ結果（side-effects）」を見過ごし，事態を全面的に把握できないことになるという考えがもとになっている．

C. 評価を考える上での重要な観点

1● 評価基準

　評価基準をどこに置くかによって，評価の考え方は大きく異なる．その違いにより，相対評価，到達度評価（絶対評価），個人内評価に分類できる．

a. 相対評価

　集団準拠評価（norm-referenced evaluation）とも呼ばれる．評価の基準となるのは，ある集団における学生の平均的な姿であり，実験的に求められた学生集団の現実の達成水準を基準として個々の学生の成績を解釈する．優劣を明確にするので競争的な評価となる．

b. 到達度評価（絶対評価）（p.248, コラム「絶対評価をめぐる捉え方」参照）

　目標準拠評価（criterion-referenced evaluation）とも呼ばれる．評価の基準となるのは，あらかじめ用意された外的客観的な学習目標であり，学生集団の実状とは関係なく，理念的に到達目標として設定された基準に照合して解釈する．

c. 個人内評価

　各学生の内部に設定された本人だけの基準による評価である．評価の基準となるのは，学生の内的基準であり，本人の過去のデータと比較する縦断的個人内評価と，同一時点で

のほかのデータと比較する横断的個人内評価がある.

2 ● 評価主体

　誰が評価の主体者となり,誰を評価の対象者にするのかという違いによって,他者評価,自己評価,相互評価に分類できる.

a. 他者評価

　評価主体者が自分以外の他者を評価対象者とする.たとえば,教師が学生の学習状況を評価することや,学生が教師の教え方を評価することなどである.

b. 自己評価

　評価主体者が自分自身を評価対象者とする.他者評価に比べて自己効力感(self-efficacy)や自己有能感(self-competence)を生み出し,自己学習の力を伸ばすといわれている.一方で,評価基準となるのは内的基準になるため,過大評価や過小評価を生み出しやすいともいわれている.

c. 相互評価

　1つは,評価の主体者と対象者が同じカテゴリーに属する他人同士であること,たとえば学生同士が相互に評価し合うこと,を意味する.相互評価は友人からの具体的なアドバイスやコメントを得て自己評価を見直していく過程となり,「学び合う」という場で自分の考えが他者からの鋭い視点や質問によって深められ,高められることを通して協同学習が展開できる[7].一方で,緊張関係を生み出しやすいので,その点を配慮することが必要である.

　また,教師と学生が互いに評価し合うことを意味することもある.この場合は,対等な関係で評価できるような配慮が必要である.

3 ● 評価対象

　何を評価の対象にするのかという違いによって,プロダクト評価,プロセス評価,パフォーマンス評価に分類できる[8].

a. プロダクト評価

　テストや学生の作品など学習の成果(プロダクト)を評価の中心に置く.最終的な結果で評価するものであり,途中経過での取り組みは評価に含まない.

b. プロセス評価

　学習やそこでの課題解決のプロセスに評価の中心を置く.学生の取り組みを確認する評価であるが,これだけで成績として利用されることは少ない.

c. パフォーマンス評価

　学生たちの課題解決に向かう行動や行為そのものとその結果を評価の対象とし,そのプロセスと成果を含めて評価対象としている.

4 ● さまざまな評価方法

a. 筆記試験による評価

　ブルームの目標体系分類でいえば,認知領域を測定する方法として用いられる.問題に

対する解答によって正解と不正解を判断し，客観テスト式と自由記述式に大別できる．

①客観テスト式

　客観テスト式とは，教育測定という考え方から発展してきた方法で，評価者が誰であっても同じ評価結果になる特徴を持つ．多肢選択式問題，正誤式問題，順序問題，組み合わせ問題などがあり，保健師助産師看護師国家試験が客観テストの典型である．認知領域のさまざまなレベルの問題に幅広く出題でき，難易度もある程度想定することができるが，試験問題の作成と洗練には時間がかかる．

　保健師助産師看護師国家試験では，ブルームのタキソノミー（目標分類体系学）を簡素化し，3つのレベルにまとめたイリノイ大学医学部教育開発センター[9]から提唱されたタキソノミーを利用している[10]．タキソノミーのⅠ型は単純な知識の想起によって解答できる問題であり，Ⅱ型は与えられた情報を理解・解釈してその結果に基づいて解答する問題であり，Ⅲ型は設問文の状況を理解・解釈した上で，各選択肢の持つ意味を解釈して具体的な問題解決を求める問題である[11]（コラム「保健師助産師看護師国家試験におけるタキソノミー」参照）．Ⅰ型よりⅡ型，Ⅱ型よりⅢ型のほうがより難易度が高い問題となる．

コラム
保健師助産師看護師国家試験におけるタキソノミー

　現在，保健師助産師看護師国家試験で活用されているタキソノミーは植村氏がイリノイ大学医学部教育開発センターに留学後，医学教育で導入されたものである[i]．このタキソノミーが医師国家試験で活用されたことがわかるのは，1984年に開催された医師国家試験委員出題打合せ会の報告である[ii]．1985年春の医師国家試験のためのワークショップでタキソノミーに合致した問題作成法が紹介されている．医師国家試験は1975年春から客観試験形式とコンピュータによる機械的採点方式が採用となり，日本医学教育学会では1976年に評価に関する医学教育ワークショップなどを開催し[iii]，1977年には3つの分類で医師国家試験問題の評価をしている[iv]ので，実際にはそれより早い時期から利用されていたと思われる．保健師助産師看護師国家試験制度改善検討部会報告書の中でタキソノミーが示されたのは2012年4月23日のものからで，それ以前の報告書には記述はないが，こちらももう少し前から利用されていたかもしれない．

　タキソノミーのⅠ型は想起型と呼ばれる．たとえば，「腎機能を調べる検査項目で正しいのはどれか」という問いに対して，「eGFR」や「クレアチニン値」を正答肢とし，腎機能の検査項目ではないものを誤答肢とする問題である．そのことを暗記していれば解答ができる問題である．Ⅱ型は解釈型と呼ばれ，問題文の中に病名に基づいた症状やデータが示されていて，そのことを解釈しないと解答できない問題である．たとえば，2型糖尿病の患者の症状や検査データが記載されていて，現在の患者の状態が高血糖なのか，ケトアシドーシスなのかなどをアセスメントさせる問題などがその典型である．Ⅲ型は問題解決型と呼ばれ，問題文の中に病名に基づいた症状やデータが示されていてそのことを解釈した上で，必要な看護やケアを解答する問題などが挙げられる．たとえば，糖尿病性腎症で血液透析を導入する高齢患者の症状や生活状況，家族関係をアセスメントした上で，食事指導や注意すべき症状などを回答させる問題である．

　タキソノミーを利用した試験問題の作成方法は国家試験問題だけでなく，大学等の定期試験でも有用である．Ⅰ型の試験問題のほうが作成しやすいが，Ⅰ型ばかりでは暗記すれば解ける試験になってしまう．一方，Ⅱ型，Ⅲ型の試験問題は記憶した知識に基づいて思考することが必要になり，Ⅰ型に比べて解答時間も長くなるので，試験時間に見合った問題数を考慮す

る必要がある.

引用文献

ⅰ）植村研一：医学部卒前教育における評価の問題点と改善策—認知領域における taxonomy と MPL の使用経験より．医学教育 10（5）：312-317，1979
ⅱ）植村研一：医師国家試験委員出題打合せ会．医学教育 17（2）：89-92，1986
ⅲ）尾島昭次：評価に関する医学教育ワークショップ．医学教育 7（4）：334-340，1976
ⅳ）吉岡昭正：医師国家試験の統計学的分析．医学教育 8（4）：247-262，1977

②自由記述式

　自由記述式は，思考力，判断力，表現力といった認知領域でも高いレベルの能力を評価するために利用される．客観テスト式に比べて問題作成は容易であるが，出題数が限られることや評価に時間がかかり，誰が採点してもまったく同じ評価になるという客観性を担保するには限界がある．そのため，これまで大学入試などではマークシート方式の客観テストが多用されていたが，近年の日本の大学入試では，思考力，判断力，表現力を総合的に判断するために自由記述式の問題が取り入れられるようになってきている．客観性の担保という点から，短い解答を求める短答式問題が利用されることも多い．その場合，採点基準として文字数の範囲を指定する，解答に含まれなくてはならない内容を明示するなど，明確な正答を設定する対応が取り入れられている．

b. パフォーマンス課題による評価

　パフォーマンス課題による評価とは，テストによる評価では確認できない実際の状況に近い場面で評価を行う方法として考えられてきたものである．西岡ら[12] によれば，さまざまな知識やスキルを総合して使いこなすことを求めるような複雑な課題をパフォーマンス課題と呼び，レポートや論文などの完成作品を評価するものやプレゼンテーションなどの実演を評価するものが含まれる．ここでのレポートとは明確な正答が設定されるものではなく，これまでの学習内容に関連したテーマについて自らの考えなどを論述するものである．正答を設定するようなレポートの場合には，前述の「②自由記述式」内の短答式問題を参照されたい．

　パフォーマンス課題については，チェックリストや段階的に評価ができる評価表（評定尺度，rating scale）を用いて評価することが多いが，ルーブリックと呼ばれる評価基準表が導入されてきている．ルーブリックとは，「ある課題について，できるようになってもらいたい特定の事柄を配置するための道具」であり，ある課題をいくつかの構成要素に分け，その要素ごとに評価基準を満たすレベルについて詳細に説明したものである[13]．

　表Ⅷ-2-2 は，レポート課題に対するルーブリックの例である．

表Ⅷ-2-2　レポート課題に対するルーブリックの例

評価項目と評価点	4 (S)	3 (A)	2 (B)	1 (C)	0 (D)
序論（緒言）での問題提起の明確性	自身の問題意識と共にテーマに関する社会的な背景を記述した上で，テーマを設定した理由を明確に記載し，このレポートで何を議論するかを示している．	自身の問題意識に基づき，テーマを設定した理由を明確に記載し，このレポートで何を議論するかを示しているが，テーマに関する社会的な背景が記述されていない．	自身の問題意識やテーマを設定した理由を記載しているが明確でない．このレポートで何を議論するかを示しているが，テーマとの関連が不明確である．テーマに関する社会的な背景を記述していない．	自身の問題意識やテーマを設定した理由が明確に記載されていない．テーマに関する社会的な背景の記述がない．このレポートで何を議論するかが示されていない．	問題提起が書かれていない．
テーマと内容の一貫性および論理性	テーマとの関連で一貫した内容で書かれている．論理的な構造と順序で説明されている．調査データや文献を正しく引用し，事実と区別して意見・考察を述べている．主張に根拠があり矛盾がない．結論に説得力がある．	テーマとの関連でほぼ一貫した内容で書かれているが，一部，構造と順序で論理的でない箇所がある．調査データや文献を引用しているが，意見・考察との区別がわかりにくい箇所が一部ある．主張には矛盾がない．	テーマとの関連でおおよそ一貫した内容で書かれているが，内容が飛躍し論理的でない箇所がいくつかある．調査データや文献の引用が不正確で，事実と意見・考察が区別されていない箇所が一部ある．	テーマとの関連がわかりにくく，内容が飛躍していたり矛盾している箇所が複数ある．構造と順序が論理的でない箇所が多い．調査データや文献といった事実と意見・考察の区別が曖昧に記述されている．	テーマとの関連性がなく，内容が飛躍して矛盾している箇所が多い．事実に基づかず意見や感想だけを述べている，あるいは文献等の内容を引用せずに自分の意見として述べている．
記述・表現のわかりやすさ	論文にふさわしい言葉遣いをし，常体で書かれている．主語述語の関係が整っている．文章が簡潔であり，冗長でない．	論文にふさわしい言葉遣いをし，常体で書かれている．主語述語の関係や，文章の関係性で一部わかりにくい箇所がある．	敬体の文章が混在し，論文にふさわしい言葉遣いでない箇所が一部ある．主語述語が整っていない文章が複数みられる．	敬体の文章が混在し，論文にふさわしい言葉遣いでない箇所が複数ある．主語述語が整っていない文章が多数みられる．	箇条書きが多用されていて，文章になっていない．主語述語が整っていない文章や論文にふさわしい言葉遣いでない文章が著しく多い．
レポートの形式的充足，校正の的確さ	誤字脱字がない．表紙，目次，ページが整っている．文献リストが整備されている．指定された文字数でまとめている．	表紙，目次，ページは整っている．文献リストが整備されているが，一部に誤字脱字がある．指定された文字数でまとめている．	表紙，目次，ページのいずれかが整っていない．文献リストに軽微な不備があり，誤字脱字が複数ある．指定された文字数でまとめている．	目次がなく，ページが挿入されていない．誤字脱字が多い．文献リストに不備がある．指定された文字数を大きく逸脱している．	表紙，目次，ページがなく，レポートの体裁が整えられていない．誤字脱字が非常に多い．指定された文字数より著しく少ない．

c. ポートフォリオによる評価

　ポートフォリオとは，紙ばさみや書類を運ぶケースという意味があるが，ここでのポートフォリオは単なる学習ファイルとは異なる．学習において，自分はどのようなことに努力しているか，どこがどのように成長したか，何を達成したかなどについての証拠になるものを目的，目標，基準などに照らして，系統的・継続的に収集したものを意味する．このポートフォリオに基づいて学生の成長を評価する方法が**ポートフォリオ評価法**である[14]．

　ポートフォリオ評価法は，学習過程での最終的な成果だけではなく，その途中の取り組

表Ⅷ-2-3　評価対象による分類と具体的な評価方法

パフォーマンス評価（プロダクトとプロセスを共に評価）				
プロダクト評価				プロセス評価
筆記試験による評価		パフォーマンス課題による評価		観察や対話に焦点を当てる評価
客観テスト式	自由記述式	完成作品の評価	実演・実技の評価	・活動の観察
・多肢選択問題 ・正誤問題 ・順序問題 ・組み合わせ問題 　　　　　など	・短答問題 ・論文体テスト 　　　　　など	・レポート ・小論文 ・研究論文 ・実験レポート ・作品，デザイン 　　　　　など	・口頭発表 ・ディベート ・機械，器具の操作 ・実演，実技 　　　　　など	・発問とその応答 ・討論 ・面接 ・ノート，日誌
		・プロジェクト		
・ポートフォリオ（p.247 参照）				

［西岡加名恵：教育評価の方法．新しい教育評価の理論と方法Ⅰ［理論編］（田中耕治編著），p.37，日本標準，2002 を参考に作成］

みなどを評価する方法である．学習過程で生み出される作品や記録をさまざまな観点から選択し系統的に整理する中で，それらを複数の側面から協働で深く検討することができる[15]．

　具体的には，ファイルに収める記録類を選択するところから開始されるが，それらは重要で残しておく必要がある記録を自分自身で評価することであり，リフレクションを伴うものとなる．また，以前に選択した記録をファイリングしていくことで，これまでの課題への取り組みや成長が評価できる．ポートフォリオによる評価は自己評価活動を中心に行われるが，同級生同士で話し合うことでその過程を確認することも可能であり，それは協同学習の意味を含み，相互評価の位置づけにもなる．さらに，教員がそれらについてフィードバックをすることで他者の視点を加えることができ，より深いリフレクションを促すことが可能となる．

　評価対象による分類と具体的な評価方法について**表Ⅷ-2-3**に示す．

コラム

絶対評価をめぐる捉え方

　田中[i]によれば，絶対評価とは，戦前の「考査（しさ）」の流れから，「絶対者を規準とする評価」を意味している．絶対評価の恣意性を排除するために「相対評価」という考え方が生まれたのであるが，「相対評価」が序列を助長する評価であるなど，問題が指摘されるようになってから，集団準拠評価ではない評価を総称して絶対評価として使われている現状がある．たとえば，「絶対評価」というキーワードを用いながら，「個々の学習者の姿を継続的・全体的に見ていくこと（＝個人内評価）」と説明していることもあれば，「目標に照らし合わせてその実現状況を見ていくこと（＝到達度評価）」と説明していることもあり，混乱の原因を生み出している．したがって，評価研究者からは「絶対評価」はあくまで「絶対者を規準とする評価」に限定すべきであるという意見も多い．しかし，事典やテキストでは，絶対評価＝到達度評価として説明しているケースが多いため，本章ではそのように扱っている．また，田中は，「到達

度評価」と「目標準拠評価」とを区別しているが，本章では両者を包含するものとして，到達度評価を用いている．

引用文献

ⅰ）田中耕治：絶対評価．よくわかる教育評価—やわらかアカデミズム「わかる」シリーズ（田中耕治編），p.16-17，ミネルヴァ書房，2005

学習課題

1. 診断的評価，形成的評価，総括的評価がそれぞれどのような目的でどのようなときに行われるかを説明してみよう
2. 目標分類体系学における行動目標の価値と課題について考えてみよう
3. これまであなたが受けてきた教育評価を思い出してみよう．その評価の基準，主体，対象がどのようなものだったかを考えてみよう

▌引用文献▌

1) ブルーム BS, ヘイスティング T, マダウス GF：教育評価法ハンドブック—教科学習の形成的評価と総括的評価（梶田叡一，渋谷憲一，藤田恵璽訳），p.58-60，第一法規出版，1973
2) 前掲1），p.429-441
3) 梶田叡一：教育評価，第2版，p.157，有斐閣，1992
4) 前掲3），p.80-81
5) 梶田叡一：形成的な評価のために，p.68-69，明治図書，1993
6) 田中耕治：ゴールフリー評価．よくわかる教育評価—やわらかアカデミズム「わかる」シリーズ（田中耕治編），p.30-31，ミネルヴァ書房，2005
7) 寺西和子（編著）：確かな力を育てるポートフォリオ評価の方法と実践，p.23-25，黎明書房，2003
8) 加藤幸次：プロダクト評価とプロセス評価．「生きる力」を育てる評価活動（加藤幸次，三浦信宏編），p.57，教育開発研究所，1998
9) A Revised Taxonomy of Intellectual Processes. The Research and Evaluation Section, Center for Educational Development, University of Illinois, College of Medicine, 1973
10) 日本医学教育学会：医学教育マニュアル1．医学教育の原理と進め方，篠原出版，1978
11) 厚生労働省：保健師助産師看護師国家試験制度改善検討部会報告書について，〔https://www.mhlw.go.jp/stf/newpage_17819.html〕（最終確認：2023年10月31日）
12) 西岡加名恵，石井英真，田中耕二：新しい教育評価入門—人を育てる評価のために，有斐閣，2015
13) Stevens DD, Levi AJ：大学教員のためのルーブリック評価入門（佐藤浩章監訳），玉川大学出版部，2014
14) 岸本　実：ポートフォリオ評価法．よくわかる教育評価—やわらかアカデミズム「わかる」シリーズ（田中耕治編），p.106-107，ミネルヴァ書房，2005
15) 前掲12），p.1118

3 看護学教育での評価の実際

この節で学ぶこと

1. 授業設計と教育評価の関係を理解する
2. 看護学教育での授業形態を考慮した評価について理解する
3. 実習における評価がどのように行われ，どのような課題があるのかを理解する

　看護学教育での評価の実際として，講義，演習，実習といった授業における評価を説明する．近年では，アクティブ・ラーニングが重要視されるようになり，講義を中心とした授業の中でもグループワークやプレゼンテーションといったパフォーマンス課題が取り入れられることが多いため，多様な評価方法を組み合わせることが推奨されている．また看護学実習では認知的側面だけではなく，技術的側面や情意的側面を統合して評価することが重要であり，どのような方法が活用されているかを紹介する．

A. 授業設計と教育評価

　教育評価は授業設計の一部であるため，授業の目的や方法などと関連づけて考えていかなくてはならない．また，講義，演習，実習のいずれにも共通する考え方のプロセスがある．

a. 目標設定

　授業での評価を考えるときには，教育の成果として学生にどのような能力を獲得させるのか，どのような方向性を見出すのかといった**目標設定**が重要となってくる．それを単元ごとにあるいは毎回の授業ごとに段階的に設定することから評価は始まる．

b. 評価対象

　何を評価するかを決定する．学生の学習成果のみを評価するのか，その途上の学習活動にも焦点を当てるのかということである．このことは授業展開とも大きくかかわってくる．たとえば，患者事例などのパフォーマンス課題を提示し，グループワークによってその事例を検討するという授業を考えた場合，その検討結果のみで評価するのか，途中経過も評価の対象とするのかということである．ブルームの目標分類体系学を利用すると，認知領域は知識や理論の想起，データの解釈，問題解決など，精神運動領域は観察や援助，コミュニケーションといった看護に必要な技術を中心に，情意領域は学習への姿勢，看護を実施する上での態度などを評価する．

c. 評価方法

前述した評価対象をどのような方法でデータ収集するかを決定する. たとえば, 上述の事例検討の場合, 検討結果をどのような観点で評価するのか, 途中経過をどのように評価するのか, などということである. そこから, 具体的なチェックリストや評価表を作成する.

また, 教師による評価だけでなく, 学生の自己評価や相互評価を取り入れることも考えられる.

d. 評価時期

学習進度との関連から, 授業の展開を考慮した段階的な評価時期を考える. たとえば, 年度の初めに学生のこれまでの学習状況を把握するための**診断的評価**として事前テストを実施する, 毎回の授業後にその理解度を確認するために小テストを実施する, あるいはある程度授業が進んだ段階で学習の進捗状況を確認するために**形成的評価**として中間テストを行う, 授業計画がすべて終わった後に学習の成果を判定するために**総括的評価**として期末テストを行う, などである.

e. 評価結果のフィードバックの方法

評価結果は学生にとって学習状況の情報であり, 適切な時期に適切な方法で知らされる必要がある. たとえば, 形成的評価として中間テストをした場合には, その情報は次からの授業の改善に生かされるだけでなく, 学生にいち早く伝えられる自己の学習状況の把握に用いてもらうことが重要である.

B. 授業形態を考慮した評価

授業形態は講義, 演習, 実習に分けられる. 実際の授業では, 演習の前に講義が行われたり, 講義の途中でグループワークや発表が取り入れられたりするので, 学ぶ内容に合わせて評価方法を組み合わせて実施される.

1● 講義を中心とした授業における評価

講義を中心とした授業では看護の知識や理論の想起や理解, それらに基づいた問題解決といった認知領域の目標を掲げた授業が主に展開される. したがって, 客観テスト式や自由記述式などの筆記試験が用いられることが多い. 筆記試験の場合は, 目標との関係から重要な内容を盛り込み, その目標に到達したかどうかを判断できる内容にする必要がある. 授業展開の中で学生に目標が伝えられていれば, 学生はそこを中心的に学習でき, 学習の方向づけにも役立つことになる.

また, 課題レポートという形で, 論理展開を評価することも多い. 課題レポートの場合は, 評価の観点を明確にすることが重要である. たとえば,

① 誤字や脱字などがなく形式的に充足されているか
② 内容が具体的で明確であるか
③ 論旨が一貫していて飛躍がないか
④ 文献などを用いて考察を深めているか

などである．評価観点が事前に学生に通知されていれば，学生はこの点を熟慮してレポートを書くことになり，学習の指標となる．また，p.247のようなルーブリックを使用することにより，学生に対して具体的な到達を提示することが可能になる．

　近年は，教員が講義で説明したことを覚えて理解するという受動的な学習（パッシブ・ラーニング）だけではなく，アクティブ・ラーニングが重視されている．そのため，毎回の授業中および前後の学習活動が評価の対象になる．授業目標に対する最終的な達成度のための総括的評価として，すべての講義が終了した後に行われる試験やレポート課題だけでなく，各授業における学生の取り組みを点数化して，総合的に評価している．

　授業中および前後の学習活動の評価はまた，形成的評価の意味も大きい．授業後に行われる小テストやリアクションペーパーなどから，その単元での学生の達成度を把握し，それに基づいて次の授業展開を考慮することができる．また，小テストを行わなくても，毎回の授業の中で発問を多用し，学生の反応を観察し，学生の授業内容の理解を把握することや，それに基づいて授業の展開や進行を見直すことも形成的評価となる．

　授業の途中での学生の参加度などを評価する上では，前述したポートフォリオ評価が活用できる．この評価法の場合，学生からはテストやレポートよりも自分の努力や学習内容をみてもらえるので良いという肯定的な反応が多いという報告もある[1]．

2 ● 演習を中心とした授業における評価

　演習を中心とした授業では，実際に看護に必要な技術を行うことによって，技術を習得・訓練する授業や，講義で学習した内容をもとに学生同士によるグループワークで話し合ったり，調べたことをまとめたり，それらを発表する形態をとる．たとえば，看護技術，看護過程を学ぶ授業などがそうであり，そこでは模擬的な看護場面が設定されて，具体的な看護実践に必要な課題を学んでいく．

　したがって，演習での評価はパフォーマンス課題による評価が中心となる．学生が何かを成しとげて初めて目標が達成されるからである．たとえば，看護技術の場合には，正確に安全に安楽に技術ができることが評価されるので，実技による評価が行われ，その際にはチェックリストが用いられることが多い．また，看護過程の場合には，紙面上の患者や模擬患者のデータを用いて，看護過程を展開し，アセスメントから看護計画立案までの一連の過程を成果として評価する．評価の観点を構成要素として設定した上で，それぞれの評価基準を説明するルーブリックを作成して評価することも可能である．

　演習では実際の学習の取り組みを観察できるので，プロセス評価も可能である．たとえば，看護過程の展開をする課題にグループワークを取り入れた場合には，そのグループワークでの学生同士の討議の様子や個々人が調べた資料なども評価の対象となり得る．その際には自己評価や相互評価を組み合わせることも可能である．また，前述したポートフォリオ評価法も活用できる．

　演習の場合は，実際のパフォーマンスが評価の観点となるため，授業の中で個々の学生を観察し学生とのやりとりを行いやすい．したがってそれらの情報を学生にフィードバックし，形成的評価として活用することが可能である．

3 ● 実習における評価

実習は講義と演習とを統合する位置づけにあり，看護実践能力を育成する授業として重要である．看護実践能力とは，単に看護技術を行うことでなく，関係者と適切な人間関係を構築し，状況に応じた適切な判断を行い，その人に合った看護を実践する能力を意味する．したがって，実習という授業で獲得しようとする能力は総合的な能力であり，評価はいくつかの方法を組み合わせて行われている．

実習では患者を取り巻く問題を知的に整理し，分析し，問題解決に必要な看護計画を立案するといった認知的側面のほかに，立案した看護を実施する技術的な側面，また患者に対する関心や姿勢，ほかの医療従事者に対する態度などの情意的側面が総合的に評価されなくてはならない．そのため，ブルームの目標分類体系学を活用して「知識」「技術」「態度」といった3領域に分けて行動目標を作成し，評価表を用いて評価する方法が日本に紹介されてきた[2]．しかし，実際には実習目標を3領域において完全に体系化することはできなかったため，行動目標という形式では残っているが，第1次的な目標，第2次的な目標といった段階を持ったものとしては示されなかった[3]．

現在，実習での実践はパフォーマンス評価であるという考え方から，実習評価表やレポート，実際の記録物などを組み合わせて評価が行われることが多い．実習評価表については，実習目標と対応する形で項目が設定され，項目ごとに到達度を評価するものの他，ケース発表やカンファレンスでの取り組みなどの項目を加えて評価するもの，ルーブリック評価を導入したものなど，各学校で実習ごとに工夫をして作成されている．

形成的評価という点では，実習評価では自己評価を早くから取り入れている．実習の途中に評価表を用いて中間評価をすることによって，形成的評価として活用することも可能である．自己評価を用いる場合には，過大評価や過小評価が起こりやすいことを念頭に，教師などからの他者評価を組み合わせることが重要である．自己評価が他者評価に照らし出されて初めて**内的基準**が確立され，自己評価能力が高くなるということを認識する必要がある．自己評価を課す場合には，学習者にその意義と方法を説明し，自己評価の判断をした理由を確認できるような仕組みを作ることが重要である．

a. 実習評価と実習指導

実習評価は評価表をつけることを最終目的として評価しているのではなく，学生が望ましく成長している過程を捉えるという目的があり，その成長過程を捉えなければ指導が成立しない．また，臨床での指導は固定したものではなく，患者の状態の変化などによって指導計画を変更しなくてはならないことも多い．そのため常に目的と事態とを照合させて新しい進め方を決定する必要があり，常に評価が行われている．したがって，実習評価は実習指導の出発点であり，評価と指導とは一体化し，常に形成的評価が行われているといっても過言ではないだろう．

b. 教育課程全体での実習を通じたポートフォリオ評価

教育課程で段階的に配置されている各看護学実習での学習体験は，その段階での統合的な評価と位置づけることができるため，ポートフォリオによる評価を活用して，そこで自己の成長と課題をリフレクションする機会にすることができる．たとえば，最初の実習に向けての自己の目標や課題と感じていることを記載してファイリングし，その実習が終了

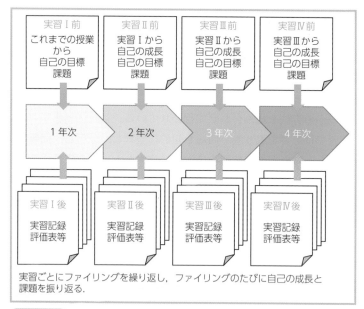

図Ⅷ-3-1 教育課程全体での実習を通じたポートフォリオ評価

した後に自分の学びにつながった記録や実習評価表などを選択してファイリングする．次の実習前には，ポートフォリオに保管された記録を見ながら自己の成長を振り返り，次回の実習に対する目標と課題を記載してファイリングする．その実習が終了した後に選択した記録をファイリングするということを繰り返していく．ファイリングの機会が自己評価の機会となるが，同級生からの相互評価や教員からの他者評価と組み合わせることも可能である．そうして最終学年の統合実習が終了した後には，教育課程を通しての自己の成長がポートフォリオとしてまとめられるというものである（**図Ⅷ-3-1**）．

学習課題

1. 看護学教育を評価するに当たって留意すべき，看護特有の側面を説明してみよう
2. 看護学教育において，講義・演習・実習といった授業形態によって評価をどのように工夫すればよいか考えてみよう
3. これまでにあなたが修めた科目について，あなたなりの授業設計・教育評価を考えてみよう

▌引用文献▌

1) 安川仁子：看護教育におけるポートフォリオの活用―学習のプロセスを重視した評価．看護教育 48(1)：18-23，2007
2) 鈴木敦省，小林清子：看護教育評価の実際，第3版，医学書院，1974
3) 佐々木幾美：看護学実習評価の変遷．日本看護学教育学会誌 10(4)：1-10，2001

第Ⅸ章

欧米における看護学教育

学習目標

1. 米国，英国における看護学教育の実際を理解する
2. 他国における看護学教育との比較を通して，日本の看護学教育の課題を考える

米国における看護学教育

この節で学ぶこと

1. 米国における看護制度とその特徴を理解する
2. 米国における看護学教育の制度とその特徴を理解する
3. 日本と米国の看護学教育の類似点と相違点を理解する

　米国における看護学教育は劇的かつ継続的な変化の途上にある．その背景には，社会と保健医療システムの変化がある．加えて，2020年に始まった新型コロナウイルス感染症（COVID-19）のパンデミックの影響により顕在化された問題も関連している．本節では，それらの問題に対応した最新のコア・コンピテンシー（p.259，d項参照）を含む，基礎教育，大学院教育，専門教育の動向など，米国の看護学教育についての概略を示す．

A. 米国における看護学教育制度

1 ● 看護学教育の概略

　米国において，看護学教育の変化を促している原動力には，以下のようなものがある．

- 登録看護師[*1]および資格を持つ看護学部教員の決定的な不足
- 教育および実践におけるテクノロジーの活用の増加
- 集団の人口統計学的変化
- 急性期ケアの複雑化
- 医療の地域密着型ケアへの移行

　看護師は米国の保健医療専門職としては最大のものであり，**登録看護師（RN）**として324万人以上が雇用されている[1]．米国の看護師の平均年齢は46.5歳で，うち54%が45歳以上であり，35歳未満の看護師は22%を占める．登録看護師の42%が学士もしくはそれ以上の学位を持っている．米国看護師協会は，予想されていた看護師不足は，パンデミックにより急速に悪化しており，さらなる看護師の養成が必要だと明言している[2]．

　これに加え，教育を受ける世代の変化やテクノロジーの発達により，カリキュラム，教育方略，教育スタイルおよび学生の学習ニーズに影響が生じている[3]．次のいくつかの問いを通して，その動向をみてみよう．

[*1] 米国の看護師は，所定の教育課程を修了後に看護師資格試験（NCLEX–RN）に合格し，働く州に登録しており，登録看護師（Registered Nurse：RN）と呼ばれる．

AACN	米国看護大学協会	American Association of Colleges of Nursing
ADN	看護準学士	Associate Degree in Nursing
ANA	米国看護師協会	American Nurses Association
ANCC	米国看護認定センター	American Nurses Credentialing Center
AONE	米国看護管理職協会	American Organization of Nurse Executives
APN（APRN）	高度実践看護師	Advanced Practice（Registered）Nurse
BS/BSN	学士/看護学士	Bachelor of Science/Bachelor of Science in Nursing
CCNE	看護大学評価機構	Commission on Collegiate Nursing Education
CNL	クリニカルナースリーダー	Clinical Nurse Leader
CNM	認定助産師	Certified Nurse Midwife
CNS	クリニカルナーススペシャリスト	Clinical Nurse Specialist
CRNA	麻酔専門看護師	Certified Registered Nurse Anesthetist
DNP	看護実践博士	Doctor of Nursing Practice
DNSc/DSN	看護学博士	Doctor of Nursing Science/Doctor of Science in Nursing
MS/MN/MSN	看護学修士	Master of Science/Master of Nursing/Master of Science in Nursing
NCLEX–RN	看護師資格試験	National Council Licensure EXamination-Registered Nurse
NCSBN	全米州看護評議員協議会	National Council of State Boards of Nursing
NLN	全米看護連盟	National League for Nursing
NLNAC	全米看護連盟認定委員会	National League for Nursing Accrediting Commission
NONPF	全米ナースプラクティショナー教員団体	National Organization of Nurse Practitioner Faculties
NP	ナースプラクティショナー	Nurse Practitioner
PhD	学術博士	Doctor of Philosophy
RN	登録看護師	Registered Nurse

本節で用いられる略語一覧

a. 学んでいるのは誰か？

　米国では一般的に，看護師を，専門性を持つキャリアとして考えている．このため，新たな職を模索している多くの人々が，その人生経験を踏まえて第2のキャリアとして看護師を目指すようになってきた．これを反映して，看護短期大学に入学する人の61%，看護大学に入学する人の24%は25歳以上である[4]．さまざまな職業経験を持つだけでなく，多様な人種的，文化的背景を持つ人が看護師資格を取得することで，看護師という専門職の質はさらに高められ，さまざまな患者のニーズに応えたケアの提供につながっている．

b. 教えているのは誰か？

　米国の看護学教育では最新の医療現場に合った基礎教育を促進するために，教員は常に最新の知識と技術を持つことが求められ，積極的に実践に参加することが義務づけられている．また近年の教育改革では，これまでの教員中心のアプローチから，学習者中心のアプローチにより重点を置くことが求められている．また大学では，教員が研究に費やせる

時間は，研究費を申請するときに概算した時間数（労働時間の何パーセントをその研究に費やすか）に応じて決められるため，多くの時間に該当する研究費を受け取ることにより，教育に費やす時間や担当する授業数は減少する．この理由から，研究助成金を授与するにあたり，申請した時間の合計が週40時間に達すると，その研究中は授業を担当することはできない．この場合大学は，教育を行える教員を別に確保しなくてはならない．

c. どこで学習が行われているのか？

現在の学生は，以前よりも年齢層が高くなっており，仕事をしていたり，子どもや家庭があったり，地域社会の活動に参加しながら，看護学士の学位を取る場合も多い．学習の場は教室や実習室だけでなく，できるだけ柔軟に，その人に合った学習環境が選択できる方向に変化してきている．たとえば，模擬臨床実習室やeラーニングを利用することで，オンラインによる能動的な遠隔学習ができる．基礎教育の多くはハイブリッドで行われていることが多く，実習以外の授業はウェブカメラなどを用いた遠隔授業も多い．学生が実際に登校し参加するか，遠隔で参加するかを選ぶことができる場合もある．能力に応じたプログラムを取り入れるため，eラーニングを利用した講座の提供や高度で正確な臨床シミュレーションなどの技術による教育方法やフリップドクラスルーム（反転授業，p.183参照）[*2]などの，革新的な教育および評価方法が取り入れられている．基礎教育においてもオンラインミーティングソフトを活用した授業で，特定の時間に参加しなければならないが，必ずしも登校しなくてもよい形での授業や，オンライン参加日と特定の登校日との組み合わせでの授業の提供が多い．実習の場は，病院から外来施設，地域社会の施設，ホームレス保護施設，看護師が運営するセンター，在宅，プライマリケア・クリニックへと広がっている．近年では，実習の受け入れ先不足が深刻であるため，大学が実習先と契約し，一部のプリセプター費用を負担するクリニカルスカラーシップ制度の導入によって実習先を確保するなどの試みがなされている．

d. 学ぶ上で大切なことは？

カリキュラムは，インターアクティブ[*3]で活動的な内容を取り入れ，現在の実践に即したものとなっている．急速に変化していく情報を入手して分析を行い，活用する能力が重要である．看護技術は必要であるが，実践を安全かつ十分に行うには，クリティカルシンキングに基づく，臨床的判断を行う能力が不可欠である．看護学生に必要とされる能力として，「患者中心のケア」「多職種連携によるチームワーク」「協働」「安全性」「質の向上」「エビデンスに基づく実践」「看護情報学の知識」がある．テンポが速く，多職種がかかわるヘルスケアの現場においては，効果的なコミュニケーション，協力，コンフリクト・マネジメント[*4]，実践を向上するための変革知識と技術といった対人技術が必要となる．近年は，健康促進，疾患予防，ウェルネスプログラム[*5]にこれまでより重点が置かれている．要因が複雑に絡み，絶えず変化し雑然としていることも多いヘルスケアの現場で，適切な

[*2] フリップドクラスルーム（反転授業）：学生は授業内容に相当する内容は自宅で学習し，授業中は学習した内容を使い積極的に発表や発展的なプロジェクトを行う形の教育方法．

[*3] インターアクティブ（な教育）：教える側からの一方通行な教授方法ではなく，教える側と教わる側が積極的かつ相互に参加する教育のこと．

[*4] コンフリクト・マネジメント：対立管理とも訳される．衝突，葛藤，対立をできるだけ協調的，創造的に解決すること．

[*5] ウェルネスプログラム：より良い健康状態であること（ウェルネス）を目指すプログラム．

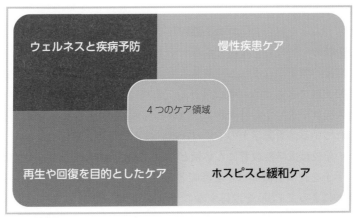

図Ⅸ-1-1　4つのケア領域
[American Association of Colleges of Nursing：The Essentials；Core Competencies for Professional Nursing Education, p.19,〔https://www.aacnnursing.org/Portals/0/PDFs/Publications/Essentials-2021.pdf〕（最終確認：2023年5月31日）より筆者が翻訳して引用]

実践が行えるように，看護学教育の目標は，生涯にわたる学習技能を育むことにある．また，近年健康格差や就労機会の格差を縮めるため，Health Equity and Inclusion（健康の機会が平等にあり，誰もにその機会を与えられること）という概念が強調されている．米国看護大学協会（American Association of Colleges of Nursing：AACN）は近年コンピテンシーに基づいた教育を推奨しており，大学がコンピテンシーに基づいた教育に移行するための，ツールキットを出版している．2021年にAACNのビジョンと指針を示すコア・コンピテンシー（The Essentials：Core Competencies for Professional Nursing Education, 2021）[5]が更新され，すべての基礎看護教育課程で4つのケア領域の知識と技術をさまざまなケアの場に対応できる形で習得できるようにしなくてはならないとした．この4つのケア領域とは，①ウェルネスと疾病予防，②慢性疾患ケア，③再生や回復を目的としたケア，④ホスピスと緩和ケアである（**図Ⅸ-1-1**）．これを受け，それまで必須ではなかったエンドオブライフ・ケアが基礎教育に取り込まれることになった．

2●登録看護師になる道筋

　米国で看護師になるためには，複数の進路がある．看護学教育のレベル，教育機関の種類，看護学教育課程の長さについて，選択が可能となっている．
　登録看護師になる教育課程は大きく分けて専門学校，看護準学士（ADN）課程，看護学士（BS/BSN）課程の3種類があり，病院，クリニック，学校，長期ケア施設，外来などのさまざまな場に卒業生を送り出している．歴史的には専門学校は，重要なものだったが，徐々に減少しつつあり，7課程を残すのみとなっている[6]．看護の役割が病院の外へと広がっていくにつれて，看護学教育が行われる場は，専門学校から短期大学や大学へと移ってきている．最も多いのは準学士課程である．看護学の準学士課程は約1,100あり，通常は短期大学で取得する．多くのプログラムは2年課程である[7]．準学士課程は看護技術の応用に重点を置いている．一方で，準学士であるがゆえに実践の範囲や，実践を行う

機会や場が限定される.

　単科大学や総合大学の学士課程は 4 年間であり，自然科学，人文科学，社会科学といった分野の一般教育を基礎とする.学士課程教育には，患者ケアおよび看護の役割についての理論的側面が含まれる.卒業生は，さまざまな急性期ケアや公衆衛生看護を含む外来ケアで実践できるように養成される（米国には日本のような保健師の免許はない）.保健医療の提供が入院から外来および地域社会へと拡大しているため，より大きな雇用機会が生まれている.看護学士の学位（BSN）により，より専門的な看護実践への道が開かれ，学士の学位は大学院教育にも必須となる.2023 年の統計では，学士課程は 1,000 以上ある[7].準学士を持つ看護師は，看護師として実践しながら，約 2 年で RN-BS（編入学）プログラムによって BSN を取得することができる.近年では多くの大学が，教育水準が高く成熟した学習者を迅速に看護専門職へと迎え入れるため，短期集中プログラム（Accelerated Program）を提供しており，1 年から 1 年半で BSN を取得することも可能になっている.このプログラムでは，一般的な学期間の休みなどを省くことで，短期間で必要単位を取得できるようにデザインされている.全米には 747 以上の RN-BS プログラムがあり，そのうち 650 課程は少なくとも教育の一部がオンライン方式で行われている[8].

　米国看護大学協会（AACN）は，すべての看護師が学士の学位を持つことを強く推奨している.また多くの病院は看護の質の高さを示すためにマグネットホスピタル認定[*6]を受けようとしていることもあり，これらの病院は学士を持った看護師を好んで採用している[9].さらに，米国医学研究所も "Future of Nursing：Leading Change, Advancing Health"（看護の未来：変革を導き，健康を高める）という文書を出版し，この推奨を支持している[10].2022 年の統計では，登録看護師の 70％が学士号もしくはそれ以上の学位を持っている[11].

　賃金水準は教育や経験の両方に基づくが，学士号を持つ登録看護師とそうでない看護師ではそれほど違いがない.しかし登録看護師の平均年収が約 70,000 ドルであるのに対し，准看護師の平均年収は約 50,000 ドルと差がみられる.2021 年には米国医学研究所[*7]が "The Future of Nursing 2020-2030：Charting a Path to Achieve Health Equity[12]"（健康の機会平等の達成に向けた計画）を出版し，平等な医療を提供する上での看護の役割や看護学教育強化の必要性を強調している.

▶ 米国と日本の大学教育制度の違い

　ここで，看護学教育における日本との大学教育制度の違いを紹介する.日本では一般的に看護系大学で 4 年間を過ごし，学士（看護学）を取得する.しかし，米国の多くの大学プログラムでは，入学前に 2 年間の大学レベルの基礎科目単位を取得していることが要求される.これらの単位はプリリクアイアメントといわれ，他大学や短期大学などでこれらの単位を取得することができる.看護学生はその後に，看護大学の専門科目を教える上級課程で 2 年間を過ごし，4 年間の教育に相当する看護学士の学位を得ることができる.す

[*6] マグネットホスピタル認定とは，米国看護認定センター（ANCC）に審査を申請し，施設での看護の質の高さを，エビデンスをもって証明することにより認定を受けることができる制度である.認定対象は，患者にとって安全であり，ケアの質が高く，看護師の職務満足度が高いことを示さなければならない.

[*7] 米国医学研究所（National Academy of Medicine）は，1970 年から全米での専門家による分析と推奨する健康政策指針を示す文書を出版している.2015 年以前の名称は Institute of Medicine であった.

でに他分野で学士以上の学位を持つ人が，短期集中でBSNを取得できるプログラムが数多く提供されている点も，日本と米国のシステムの相違点であるといえる．米国の教育システムにおいては，NCLEX-RNや認定試験を受けるために必要とされる単位を取得しているのかどうかが学位授与を行う審査基準となる．すなわち教育年限に下限はなく，必要な単位を取得すれば，たとえば1年半などでも学位が授与される．

3 ● 看護に対する規制と免許交付

　看護学教育課程を選ぶ場合，その教育機関が地域の認可を受け，州の看護評議会に承認され，民間の看護学教育認証機関からの認可を得ているか確認することが重要である．看護学教育機関は，認証機関の審査を受け認可を得ることで，国民の健康向上に寄与する看護師を養成する教育課程として，看護学教育の質と一貫性を確保し，全米的な認可基準を遵守していることを示すことが求められている．米国には，このような認証評価機関として，AACNの看護大学評価機構（CCNE）および全米看護連盟認定委員会（NLNAC）[13]の2つがある．

　看護師は，専門学校，準学士課程または学士課程を卒業した後，全米州看護評議員協議会（NCSBN）が実施する看護師資格試験（NCLEX-RN）に合格しなければならない．無資格，無能力の看護実践者から公衆を守るために，看護実践は政府の監督により規制されている[13]．NCLEX-RNは，基礎的な看護実践を安全に実施するための最低限の実践能力を試すコンピュータベースの試験である．NCLEX-RNに合格すれば，その州に看護師としての登録を行うことができる．2000年代以前は，看護師として従事することを希望するそれぞれの州に免許を申請し，登録しなければならなかったが，近年はCompact Statesという免許制度が多くの州で採用され，50州のうちの39州では，その州で登録されている免許が，Compact Statesに加入している他の州でも有効とされ，そのまま実践を行うことができるようになった．

　数十年にわたり，看護実践を行える最低要件を，学士の学位保有とすることに関して，盛んに議論が行われてきた．2006年には，看護学教育および実践に関する米国諮問委員会[10]が，2010年までに看護師の就労者の少なくとも3分の2を，看護学士以上の学位取得者とするように勧告した．4つの看護組織により構成された全米的な看護師団体であるTri-Council for Nursingは2010年に出された共同声明の中で，AACN，米国看護師協会（ANA），米国看護管理職協会（AONE），そして全米看護連盟（NLN）は，国全体の看護ニーズと安全かつ効果的な患者へのケアを提供するために，高い教育を受けた看護師の労働力が不可欠であることに同意している，と宣言した．この声明は，リーダー，教育者，**高度実践看護師（APN**[*8]**）**や看護科学者を育てるため，大学院教育を通した高いレベルの看護師養成継続の必要性をさらに後押しした[13]．2023年現在，大学以上の教育を受けた看護師の数は増加しているが，いまだに準学士の看護師も多い．しかしながら，多くの病院などでは，専門の認定を受けることを推奨し，一般内科外科，がん看護，クリティカルケア，整形外科などの認定を持つ看護師は飛躍的に増加している．

[*8] 州によって「APN」と称する場合と，「APRN（Advanced Practice Registered Nurse）」と称する場合があるが，ANAは「APRN」の呼称を推奨している．

看護師が不足していることから，看護師の数を増やす必要性が生じているものの，鋭敏・迅速に，多職種がかかわる保健医療現場の要求に応えるためには，クリティカルシンキングや臨床判断の技術を培った有能な看護師が必要とされている．前述の Tri-Council for Nursing[14] は，学士課程の教育を受けた看護師が望ましいとする意見報告書を出している．最近の研究は，看護学教育の質と看護実践のアウトカムとの強い関係性を示しており，AACN のファクトシート[*9]には多くの患者例とその実践によるアウトカムが取り入れられている[15]．看護学教育と患者ケアの質や安全性に関するアウトカムの関係性を追求する重要な研究が現在進行中である．

看護師不足については，高齢化の進展に伴いかねてより，その問題の深刻性について対策の必要性は語られてきたが，COVID-19 のパンデミックの影響により，看護師不足は予想されたよりもはるかに急速に進行した[16]．

B. 米国における看護学の大学院教育

1 ● 大学院教育の概要

1950 年代以前の米国では，免許交付後の教育は，非直接的なケア，看護管理，看護学教育の分野について，病院の教育プログラムで行われていた．現在は，看護学の大学院教育が，看護学士の基礎の上に構築されている．

大学院教育には，修士の学位と博士の学位を授与するプログラムがある．

- 修士の学位：**看護学修士（MN/MS/MSN）**
- 博士の学位：研究に重点を置いた博士として，**学術博士（PhD）**と**看護学博士（DNSc/ DSN）**，実践の博士として**看護実践博士（DNP）**

a. 修士レベルの大学院教育

米国における修士レベルの教育の目標は，専門分野を持つ APN を養成することにあるが，大学院教育では，看護学教育，看護研究，看護管理学やヘルスケア情報学などの専門に重点が置かれる場合もある．現在では APN の教育課程が，DNP のレベルに移行しつつある（ただし，一部はいまだ修士レベルである）．現在の修士レベルでは，看護学教育者，クリニカルナースリーダー（CNL）や看護情報学者[*10]を目指すための課程もある．AACN は，修士課程の新たな役割として，高度なジェネラリストの役割を担う CNL の育成を挙げている．また修士課程教育は，博士課程に向けた重要な基礎となる教育でもある．

APN には，以下の専門職が含まれる．

- ナースプラクティショナー（NP）
- クリニカルナーススペシャリスト/専門看護師（CNS）
- 認定助産師（CNM）
- 麻酔専門看護師（CRNA）

[*9] ファクトシート：保健医療の問題について，関連情報・文献を簡潔にまとめ，看護職の視点からの見解を示した文書．
[*10] 看護情報学者：ANA によって専門職として認められており，病院や大学で，電子記録に関するシステム設計や，研究プロジェクトの管理などにかかわる．

　修士課程を修了し，認定試験を受けた APN は，州の免許管理局に薬を処方できるよう処方権限を申請することができる．そのうえで，独立して臨床現場で診断・治療もできる．ほとんどの州では，登録看護師免許に付記して APN を承認している．一部では，専門看護師（CNS）に処方権を与えない州もある．米国では，医師や APN 以外にも一般的な処方を行える職種（Physician's Assistant/Associate：PA）もあり，APN と PA を総称して Advanced Practice Provider（APP）や Mid-Level Practitioner などと呼ばれることがある．多くの州では APN は独立処方権を持つのに対し，PA は医師とのパートナーシップの下に処方することができる．

　専門分野は小児，成人，高齢者，ウィメンズヘルス，新生児などがある[17]．近年，NP への関心が非常に高まっており，NP の社会的認知度は高い．絶対数としても，APN の中で NP の人口が最も多く，活躍の場も急性期治療の場からコミュニティやプライマリケアと非常に広い．対照的に，CNS の活躍の場は，多くが病院や大きなヘルスケア組織であり，その専門知識をもって高度実践と教育担当者として教育や組織変革に貢献することが多い．現在ではほとんどの州で，APN として登録するためには修士課程修了後 ANCC の提供する認定試験に合格していることが必要とされる．近年では ANCC の認定をプライマリー（第一の）認定とし，その他，がん看護学会やホスピス緩和ケア看護協会などが提供する高度実践看護師認定をセカンダリー（第二の）またはスペシャリティ（専門の）認定としている．APN の処方や技術の裁量権は，特定の薬剤や技術・手技によって法的に規定されているのではなく，スペシャリティの認定を持つものがそのスペシャリティに合った実践を行うべきであるという考え方であり，専門外の実践を行うことは越権行為とみなされる．このため，個々の免許の下に責任を持った実践を行うことが義務付けられる．また初めて APN が処方権の登録をする場合，卒後処方教育のプリセプターの管理下で一定の時間数を仮免許の状態で費やさなくてはならない．時間数は州により異なる．この際，明確で安全な処方計画（articulated plan for safe prescribing）を擁立し，常に変化する医療において最新の知識に基づいた実践を行うための計画を立てていることも求められる．

b. 修士課程修了後認定課程

　米国では，まだ博士課程に進む準備が整っていない，もしくは特定の専門を持ちたいと考える修士の学位を持つ看護師も多く，この場合は修士課程修了後認定課程に進むことができる．この認定課程には緩和ケア，高齢者ケア，ウィメンズヘルス，薬物依存など，さまざまな分野の大学院教育がある．この認定をとることで，看護師はその知識と技術を適所で十分に発揮できる可能性を広げることができる[*11]．

c. 博士レベルの大学院教育―学術博士（PhD）と看護実践博士（DNP）

　看護学の分野での学術博士の学位は，1950 年代の半ば以降，授与されている．しかし 1970 年代までは，米国のほとんどの博士取得看護師は，社会学，心理学，人類学，教育学などのほかの分野で学位を取得しており，幅広い知識と科学的研究の方法を看護学に適用してきた．1980 年までに看護学の学術博士課程は 30 を数え，以来その数は着実に増えてきている．

[*11] 免許は実践を行う上で法的に不可欠なものであるのに対し，認定は実践の質を保証するものである．

　2004 年に AACN は，2015 年までに APN の養成を博士課程で行うべきであるという目標を採択した．また，AACN は看護学において，従来の研究に重点を置いた学術博士（PhD）と異なる博士の学位「看護実践博士（DNP）」を提示した．看護実践において最終学位取得を目指す看護師のために，この新しい博士の学位を策定すべきであると提案した．

　この DNP の登場と，PhD の維持への要求の高まりが，米国における劇的な博士課程の増加につながった．2023 年現在，米国には PhD 課程は 147，DNP 課程は 429 あり，両方の課程を持つ大学もある[8]．PhD 課程は 2012 年に 131 課程あったことと比較しそれほど増えているとはいえないが，DNP 課程が 2012 年には 200 課程余しかなかったことから比較すると飛躍的に DNP 教育は増加しているといえる[18,19]．

　AACN は次のように述べている．

　　PhD は，研究と学際的な発見を行うキャリアにおけるもっとも正式で高度な教育の象徴といえる．この課程では，専門性を基盤とした知識の表現力や伝達力を備えた研究者を育てる．PhD 修了者は科学に寄与し，専門職を監督し，次世代の看護師を育て，看護の専門性を定義づけ，看護が専門職たることを維持する．PhD は最も高い学際的な学位であり，教育施設におけるさまざまな専門分野の中で，科学者として成功することが求められている．

　米国の PhD 課程の教育内容には，正規のカリキュラムに沿った授業，自主的な研究プロジェクト，博士論文がある．学生は，2～3 年間で看護学の発展に関連する広範な分野の授業を修了する．科学の歴史と哲学，研究方法とデザイン，統計学，質的研究，研究チームとの協力，研究倫理といった分野や，たとえば対象者，地域を設定したケアやヘルスケア提供実習といった，実践的で焦点をしぼった分野の授業を含む[20]．博士課程教育では，専門家間で協働を行う機会もある．

　米国の看護科学者らは近年，この先数十年間に必要とされるであろう看護実践や科学に関連した新興分野の構想を生み出している．これらの分野はいずれ将来の看護実践を導き，ヘルスケアシステムとその評価の発展に貢献すると考えられている．PhD の教育目標は，看護研究を独立して行うことにある．米国国立看護研究所の「2022-2026 年戦略計画」では，健康にかかわる公平性，健康の社会的決定要因，人口集団とコミュニティの健康，予防とヘルスプロモーション，システムとケアモデルに，看護研究の重点を置くとしている[21]．

　米国の看護学の PhD 課程は長きにわたり，世界各国の大学の看護学博士課程の設立にかかわっている．国によっては，米国の集中講義[*12]などのように，より多くの受講を要求する国もある一方で，研究指導の実施と看護実践に重点を置く国もある．PhD の教育を受けた看護師数が増加するにつれ，博士課程教育の質の重要性が問われるようになった．Kim らは看護学博士課程の質に関する研究を 7 ヵ国で行った．これによると，看護学博士課程教育は，教員やスタッフの専門分野，プログラムの構成，そして財源・物資が利用可能であるかが非常に重要であり，評価でも重点が置かれるとしている．この研究結果から，今後もグローバルな協力を奨励し，博士課程教育の質を高めていくことの必要性を訴

[*12] 集中講義：一般的には 1 週 1 講義であるが，集中講義では 1 週に複数の講義が入る．たとえば 1 月，7 月に 2 週間ずつ登校し，単位を取得する．

える基盤が確立されたといえる[22].

　看護学の PhD 修了者は，ナースサイエンティスト[*13]や研究者，看護学教育者，実習担当者，管理者やヘルスケア政策分析者などのように，さまざまな専門家の役割を担うよう教育されている．これらの役割は看護の学問を強化し，患者や国民へのヘルスケアサービスの発展に貢献する．PhD を持つ看護師は，看護職と看護科学の継続にとって，強力で，革新的であり，不可欠なものである．

　一方，DNP 修了者は，ヘルスケア提供のモデルを作り，臨床アウトカムを評価したり，ヘルスケアニーズを認識したマネジメントを行い，ヘルスケアシステム変革のために情報やテクノロジーを扱う，実践的なリーダーとしての教育を受けている．DNP 修了者は，ヘルスケア施設や看護学教育の場で，リーダーシップをとる役職に就くことを前提に教育されている．エビデンスに基づいた実践（EBP）とその評価は DNP 実践の核であるため，ほとんどの DNP 課程では，研究ではなく EBP プロジェクト（実践研究）を行うことが義務付けられている．EBP プロジェクトは研究ではなく，いわゆる質の向上（Quality Improvement：QI）プロジェクトであるため，研究の倫理審査においては「研究ではない」という審査決定，もしくは臨床独自の委員会から QI プロジェクトであるという認定を，プロジェクトの開始前に受ける必要がある．

　全米的な認定基準が発展し，看護大学は，大学院生を教えるために，看護専門分野の資格を持ち，臨床的にも有能な教員を確保しなければならなくなった．たとえば，全米ナースプラクティショナー教員団体（NONPF）は，「ナースプラクティショナー教育は，同じ専門分野で全米的に認定されている主導的 NP 教員のメンバーが直接調整を行ったものであること」「看護大学では，臨床コースの NP 教員による教育を通して，最新の臨床実践を学べるようにすること」という基準を設けている．この方針は，看護大学を認定する 2 つの組織，NLNAC と CCNE により是認されている．

　前述の DNP が登場した背景には，これまで，修士の学位を持つ教員が博士の学位を持たないために正式な教員としての職務に就けなかったことや，PhD を持つ教員が実践現場を離れて研究に集中しなくてはならなかったという不合理な状況があった．加えて，看護教員が臨床現場を長く離れているために，最新の臨床技術を得る機会がないという問題の原因にもなっていた．この看護学大学院教育の変化により，PhD を持つ教員は研究と教育に集中でき，DNP を持つ教員は将来の看護師を育てるための教育を行えるようになった．また，DNP は実践現場におけるエビデンスに基づいた実践を行うリーダーとしての働きもあり，より多くの博士の学位を持つ看護師が実践の現場で活躍することも期待されている．

[*13] 20 年以上前は，ナースサイエンティスト（Nurse Scientist）は一般的に"看護研究を行う研究者"を指し，現在もこの意味合いで使われることがある．近年，役職として「ナースサイエンティスト」を雇用する病院などの施設が増えている．役割として，①自身の研究活動を行うこと，②院内の研究促進，③EBP（Evidence Based Practice：エビデンスに基づく実践）の促進，④院内の実践の質向上とアウトカム評価，などが期待されている．

2●大学院における看護学教育の動向

a. 学んでいるのは誰か？

　さまざまな方法で大学院の看護学教育を受けることができる．学生の多くは，看護学士を得た上で大学院に入る．看護学部の中には，直接入学の手続きにより看護学以外の分野で学士の学位を取得した学生を大学院に受け入れているところがある．このような学生は看護師として免許を受ける教育を経て，CNL になるべく教育を受ける．看護学の博士課程ではこれまで，入学要件として修士の学位が必要だったが，現在多くの博士課程で，看護学士の学位のみを得た学生を受け入れており，修士と PhD，または修士と DNP の両方の学位を同時に取得できる課程がある．

b. 教えているのは誰か？

　米国では博士の学位を持つ看護教員がかなり不足している[23]．現職の教員が退職するにしたがって，2006～2010 年に教員不足が急速に深刻化した．これにより，全米の看護大学において学部ならびに大学院の募集人数が減少することが懸念された．実際，AACN によると 2021～2022 年には看護の教員数が必要教員数の 86.9％しか満たしておらず，入学条件を満たす 3,518 人（1.4％）の学生を受け入れられなかったと報告されている[23,24]．こうした背景もあり，前述の通り DNP の必要性が高まった．しかしながら，DNP 教育課程の数があまりにも急速に増加したため，修了のための研究に代わるエビデンスに基づいた実践「Capstone プロジェクト」の現場のメンターになりえる人材（PhD もしくは DNP 修了者）が非常に不足している．

c. どこで学習が行われているのか？

　看護学における大学院教育は，学部同様に教室，e ラーニングやオンラインの学習，自主的な研究，短期集中講義などのさまざまな形式で提供される．看護師が不足しているために，看護師は職場を離れにくくなっており，そのため遠隔地で利用できる教育法の活用が増加している．多くの大学院が完全オンラインのスタイルでの教育課程も提供しているため，地理的に遠い場所にある大学院で学位を習得する人も増えている．

　大学院の臨床看護学教育は，病院，地域の医療センター，公衆衛生の場，専門分野に応じた長期ケア施設で行われる．多くの大学院課程，特に完全オンライン課程では，学生自身が特定の実習要項に見合った実習先を探さなくてはならない場合も多い．学生が実習を行うには大学と実習先が実習協定（Corporative Education Agreement）を結んでいることが必要であるため，大学ではこのような手続きのサポートを行う部署があることも多い．

d. 学ぶ上で大切なことは？

　ますます複雑化しているヘルスケアの現場で実践を担える看護師を養成するために，学生はヘルスケア分野にかかわる上で保健政策，文化的な能力と多様性，社会正義，エビデンスに基づく実践，情報学，倫理，財政，リーダーシップに関する知識・能力を身につけることが求められる．

　博士課程教育では，看護学教育，管理学，政策における役割を担う準備とともに，新しい知識の開発（PhD）と，実践に関連したエビデンスに基づく知識の応用とリーダーシップ（DNP）に重点が置かれる．

e. 大学院教育の今後

　看護学の大学院教育は，専門職側のニーズと教職側のニーズそれぞれに対応するために変化し続けている．前述の通り，2004 年に AACN[20] は，すべての APN は 2015 年までに博士課程で教育を受け，DNP を取得するよう勧告した．しかしさまざまな理由があり，この目標はいまだ達成されていない．多くの APN の教育課程では DNP レベルへ移行しているが，まだ修士レベルで行っている教育課程も多い．

　2 種類の博士の学位，修士の学位となる CNL，そして APN 教育の継続により，看護師は患者，家族，集団，組織，ヘルスケアシステムの将来のニーズに対応できるように養成される．

　PhD と DNP それぞれを持つ看護師の連携が，博士課程教育において今注目される新しい分野となっている．いくつかの大学では，研究倫理，看護理論，コミュニケーション，執筆，リーダーシップ，多職種連携チーム医療や健康政策などの講義をこの 2 つの課程の学生が一緒に受けることもある[25]．将来的には，博士の学位を持つ看護師は，看護科学を発展させ，その科学を実践に移し，ヘルスケアの現場ではリーダーシップの役割を担い，そして患者，家族，地域社会のため，よい成果を生み出すべく，さらに協力していくであろう．

C. 米国における継続教育—専門能力開発

　看護師は生涯にわたる学習者とみなされる．知識の発展のスピードや複雑さ，ヘルスケア現場の変化のスピードは急激に加速しつつある．継続教育および専門能力の開発は，すべての看護師にとっての職業的義務であり，最新の知識と能力を維持するために不可欠とみなされる．ANA は，看護師の能力を高めて，初心者から熟練者への成長を早めるためには，継続的な専門教育と能力開発が不可欠であるとし，その政策と実践機会の拡充に取り組んでいる[17]．米国では，継続的な専門能力開発の機会は豊富にあり，職場から団体，学会，自己学習，大学まで，さまざまな場所で利用することができる．看護師免許は米国のすべての州で求められるが，継続教育は任意となる州もあれば，要件となる州もある．とはいえ，米国の州と属領の約 70％が，免許を持ち続けるために，能力の維持および継続教育に関する文書の提出を要件としている．また，APN は，その更新の際，特定の継続教育単位が必要となる．

　米国での雇用の多くは，特定の専門病棟でのポジションなどに直接申し込むことでなされる．このシステムはそれぞれの専門性を持った看護師を育てる上で利点の多い形態である．

　近年，多くの専門分野において，基礎教育を終えた人に対する，レジデンシープログラムという専門プログラムを，医療システムや病院などが提供している場合も多い．このためどの活躍の場であっても，一定期間の実践を終了した看護師はその専門での認定試験に臨み，認定を受けることが期待されている．

　たとえば内科病棟で働く看護師がクリティカルケア（ICU ケア）に移りたい場合，レジデンシープログラムに申し込むことにより，経験者でありながらも ICU ケアに特化し

た知識と技術教育を受けることが保証される．新卒の看護師に対するレジデンシープログラムも多く広まってきている．

a. 学んでいるのは誰か？

　実践能力，知識，技術を向上させるために，あらゆる教育レベルの看護師が，継続教育に参加するよう奨励される．最新の状況に精通し，能力を維持し続けるために，看護師はより高度な学位を取得することに加え，継続教育を通じて公式，非公式な研修の両方に積極的に参加している．看護師が対象者やニーズに合わせたケアを確実に提供できるよう，雇用者の多くは，上述のとおり，1年を通じて看護職員に継続的な院内教育プログラム（レジデンシープログラム）を提供している．

b. 教えているのは誰か？

　継続教育の指導者の多くは，修士の学位を取得した看護師である．病院レベル，あるいは大きなヘルスシステム[*14]では，ヘルスシステムレベルでカリキュラムが構成され，卒後教育を包括的に行っていることも多い．近年では，この中に看護師のセルフケア技術なども含み，看護師としてのキャリアを継続しやすい環境や人材の育成にも力を入れている．CNSは，患者教育とともに，看護師の臨床教育についての専門知識も持ち，自分が働いている場の内外で，看護師の教育を行うことが多い．大学で行われる継続教育では，大学教員が指導者である場合もある．

c. どこで学習が行われているのか？

　レジデンシープログラムなどの継続教育の多くは，勤務中に職場や雇用施設（例：病院，外来施設，地域の施設，長期ケア施設）で行われる．この教育時間も就労時間とみなされる．看護専門組織や，大学，短期大学で行われる場合もある．プログラムは，看護師の所属する臨床現場や病棟に合わせて限定したり，ANA，米国助産師協会，米国クリティカルケア看護師協会の地区，州，全米支部などの看護専門職団体のメンバーに対して提供されたりする．

　教育を提供する方法もさまざまである．看護師は短期間のワークショップや専門職学会の学術集会，教室で行われる公式な講義，模擬実習室，さまざまな遠隔教育法を活用したeラーニングやオンラインの講義で学習することが可能である．前述の通り，看護師不足により，継続教育を受けたくても職場を離れることが難しくなっている．このため，遠隔教育やオンライン教育が，とくに地方や看護師不足が深刻な地域に住む看護師にとって人気が高くなってきている．看護学雑誌の中には，『Journal of Continuing Education in Nursing』や『Journal for Nurses in Staff Development（JNSD）』など，看護臨床教育分野のエビデンスに基づくベストプラクティスを掲載しているものがある．また，ほぼすべての看護学雑誌が，看護師が最新の知識や技術を得る機会となるように，研究や臨床実践に関する論文を掲載している．さらに，多くの雑誌が，継続教育の記事とともに学習後の評価用テストを併載しており，看護師がそれに解答することで，看護師の免許更新や認定の更新要件に充当できる継続教育単位の履修証明が与えられる．

[*14] ヘルスシステムとは，経営母体が同一の複数の病院やクリニックサービスなどを運営する医療法人を指す．多くの大学病院なども，ヘルスシステムとしていくつかの病院を経営することで，スタッフの共用や医療機器導入などの円滑化や効率化を図っている．

　大学の看護学部には，継続教育や専門能力開発部門があり，学位取得を目指す学生と一緒に，学位取得を目指さない看護師が特別学生として正式コースに登録することを認めているところも多い．このような例からも，米国においては看護における専門能力の開発が，さまざまな条件，形式で，あらゆる実践領域で行われていることがわかる．

改訂第3版の原稿執筆にあたり，Hollie Caldwell 博士（コンコーディア大学セントポール校学部長），MaryBeth Makic 博士（コロラド大学教授）の協力を得た．

学習課題

1. 米国における看護制度，看護学教育制度の特徴を説明してみよう
2. 日本と米国の看護学教育の類似点と相違点について説明してみよう
3. 日本の看護学教育について，改善すべき点を考えてみよう

▌引用文献▌

1) Health Resources & Service Administration：NCHWA Nursing Workforce Dashboard, Demographics（2018），〔https://data.hrsa.gov/topics/health-workforce/nursing-workforce-dashboards〕（最終確認：2023 年 4 月 20 日）
2) National Council of State Boards of Nursing：Number of Active RN Licenses by State（4/25/2023），〔https://www.ncsbn.org/NND/Statistics/Aggregate-RNActiveLicensesTable.pdf〕（最終確認：2023 年 4 月 20 日）
3) Speziale HS, Jacobson L：Trends in registered nurse education programs, 1998-2008. Nursing Education Perspectives **26**(4)：230-235, 2005
4) National League for Nursing：Proportion of Student Enrollment by Age and Program Type, 2022,〔https://www.nln.org/news/research-statistics/newsroomnursing-education-statistics/nln-biennial-survey-of-schools-of-nursing-2019-2020-5383cd5c-7836-6c70-9642-ff00005f0421〕（最終確認：2023 年 7 月 31 日）
5) American Association of Colleges of Nursing：The Essentials；Core Competencies for Professional Nursing Education, p.19,〔https://www.aacnnursing.org/Portals/0/PDFs/Publications/Essentials-2021.pdf〕（最終確認：2023 年 5 月 31 日）
6) NCSBN：Annual Program Report,〔https://www.ncsbn.org/public-files/AnnualProgramReport-AggregateData-2022.pdf〕（最終確認：2023 年 7 月 31 日）
7) Nursing Schools 411：Nursing Schools and Program Guide of 2023,〔https://www.nursingschool411.com/〕（最終確認：2023 年 7 月 31 日）
8) American Association of Colleges of Nursing：RN to Baccalaureate Programs, 2023,〔https://www.aacnnursing.org/news-data/fact-sheets/degree-completion-programs-for-rns〕（最終確認：2023 年 7 月 31 日）
9) ANCC：ANCC Magnet Recognition Program,〔http://www.nursecredentialing.org/Magnet〕（最終確認：2018 年 1 月 10 日）
10) Institute of Medicine：The Future of Nursing：Leading Change, Advancing Health. National Academies Press, 2011
11) Smiley RA, Allgeyer RL, Zhong E, et al.：The 2022 National Nursing Workforce Survey, Journal of Nursing Regulation **14**(1)：S1-90, 2023
12) National Academy of Medicine：The Future of Nursing 2020-2030；Charting a Path to Achieve Health Equity,〔https://nam.edu/publications/the-future-of-nursing-2020-2030/〕（最終確認：2023 年 4 月 20 日）
13) National League for Nursing：Tri-Council for Nursing Calls for Collaborative Action in Support of the IOM's Future of Nursing Report,〔http://www.nln.org/newsroom/news-releases/news-release/2010/10/14/tri-council-for-nursing-calls-for-collaborative-action-in-support-of-the-iom-s-futureof-nursing-report〕（最終確認：2018 年 1 月 10 日）
14) American Association of Colleges of Nursing：The baccalaureate degree in nursing as the minimal preparation for professional practice. Journal of Proffessional Nursing **17**(5)：267-269, 2001
15) American Association of Colleges of Nursing：Academic Progression in Nursing；Moving Together Toward a Highly Educated Nursing Workforce,〔https://www.aacnnursing.org/Portals/0/PDFs/Position-Statements/Academic-Progression.pdf〕（最終確認：2023 年 8 月 7 日）
16) American Association of Colleges of Nursing：Fact Sheet；Nursing Shortage, 2022,〔https://www.aacnnursing.org/Portals/0/PDFs/Fact-Sheets/Nursing-Shortage-Factsheet.pdf〕（最終確認：2023 年 8 月 7 日）

17）ANCC：ANCC Certification Center,〔http://www.nursecredentialing.org/Certification〕（最終確認：2018 年 1 月 10 日）

18）American Association of Colleges of Nursing：AACN Fact Sheet-DNP,〔https://www.aacnnursing.org/news-data/fact-sheets/dnp-fact-sheet〕（最終確認：2023 年 7 月 31 日）

19）American Association of Colleges of Nursing：Data Spotlight；Trends in Nursing PhD Programs,〔https://www.aacnnursing.org/news-data/all-news/article/data-spotlight-trends-in-nursing-phd-programs#Fig2〕（最終確認：2023 年 7 月 31 日）

20）Wyman JF, Henly SJ：PhD programs in nursing in the United States：Visibility of the American Association of College of Nursing core curricular elements and emerging areas of science. Nursing Outlook **63**(4)：390-397, 2015

21）National Institute of Nursing Research：The National Institute of Nursing Research 2022-2026 Strategic Plan, 2022,〔https://www.ninr.nih.gov/sites/files/docs/NINR_One-Pager12_508c.pdf〕（最終確認：2023 年 8 月 7 日）

22）Kim MJ, Park CG, McKenna H et al.：Quality of nursing doctoral education in seven countries：Survey of faculty and students/graduates. Journal of Advanced Nursing **71**(5)：1098-1109, 2015, doi: 10.1111/jan.12606

23）American Association of Colleges of Nursing：New Data Show Enrollment Declines in Schools of Nursing, Raising Concerns About the Nation's Nursing Workforce,〔https://www.aacnnursing.org/news-data/all-news/new-data-show-enrollment-declines-in-schools-of-nursing-raising-concerns-about-the-nations-nursing-workforce〕（最終確認：2023 年 7 月 31 日）

24）American Association of Colleges of Nursing：Special Survey on Vacant Faculty Positions for Academic Year 2022-2023,〔https://www.aacnnursing.org/Portals/0/PDFs/Data/Vacancy22.pdf〕（最終確認：2023 年 7 月 31 日）

25）Murphy MP, Staffileno BA, Carlson E：Collaboration among DNP- and PhD-Prepared Nurses：Opportunity to drive positive change. Journal of Professional Nursing **31**：388-394, 2015

ⓒⓞⓛⓤⓜ

クリニカルナースリーダー（CNL®）―医療システムの変化と社会のケアニードに対応するために発展した新たな看護の役割

　米国の社会でも医療費の高騰，人口の高齢化，そして医療の高度化と細分化など，日本と同じような問題を数多く抱えている．そのようなことを背景に1999年に米国科学アカデミー医学研究所から米国の医療の質に関するレポート『人は誰でも間違える―より安全な医療システムを目指して』が出版された[i]．そのレポートでは，医療システムの複雑化，医療サービスの連携や調整の不整備，不必要で過度な医療の提供，人的エラーによる患者死亡数の上昇などが報告された．それらの問題に対応すべく，2001年には『医療の質―谷間を超えて21世紀システムへ』[ii]というレポートが出版され，医療の質や安全性を向上させるための提言がなされた．このような社会的背景の下に，米国の連邦政府は政府管掌の「メディケア」という医療保険の支払い方法を変更することとした．従来までは，病院や医師がサービスを提供した分だけ医療保険から支払いを受ける方法だったが，変更後は，サービスを提供したことについてのアウトカム，つまりどれくらい質の高いケアやサービスを提供し，患者の回復を促したか，また患者の退院後間もない再入院などの現象を抑えることができたかなど，ケアのパフォーマンスに基づいて支払う制度が導入されることになった．これにより，医療サービスを提供する病院は患者や家族に満足してもらえる安全で質の高いケアを，組織として提供しなければ経営が難しくなるという環境に置かれることになった．

　また，医療の中でケアを提供する看護師たちについても研究がなされ，学士の学位を持つ看護師の数が増加しているにもかかわらず，質の高いケアが提供されていないということも指摘された[iii]．現在の医療は多職種連携の環境で患者へのサービスが提供されるため，ケアのプロセスが複雑化し，良いケアのコーディネーションなしにはスムーズで質の高いケアの提供が難しく，良いアウトカムを生みにくいということが明らかになってきた．このような状況を踏まえて，ケアのプロセスや質と安全性の向上，ケアのアウトカムの管理，エビデンスに基づく臨床実践などをベッドサイドで実践する修士課程における教育を受けた高い臨床実践能力とリーダーシップを発揮できる看護師の必要性が高まった．その要請を受け，臨床の場と教育研究を行う学術の場からのリーダーが協力し合って，新しい看護の役割としてクリニカルナースリーダー（CNL）が正式な認定制度をもって2007年に誕生した．現在米国では，試験によって認定を受けた9,338人のCNLたちが病院や地域などさまざまな場所で活躍をしている（2023年2月現在）．近年CNLたちはベッドサイドにおける高度なジェネラリストとしての役割のみならず，病院や，いくつもの病院を運営する医療法人において，複雑な状況を抱える人々への医療の提供を質高く，かつコストを抑えるような大きなシステムレベルの創造的な取り組みを行い，目覚ましい成果を上げている．

　CNLの認定を受けるためには，看護学の修士課程において所定の科目を修了しなければならない．その中でも病態生理学，薬理学，フィジカルアセスメントは臨床上の知識と技術を兼ね備えた高度な看護実践をするためには欠かせない必須科目となっており，高度実践看護師（Advanced Practice Nurse：APN）といわれるナースプラクティショナー（NP）やクリニカルナーススペシャリスト（CNS）の学生たちと共に共通科目として学ぶ．NPやCNSは対象者や特定の疾患や病態についての診断，治療，病態の管理ということをより深く学んでいくが，CNLはケアが提供される環境（マイクロシステム）において生じている臨床の問題（例：転倒・転落）がどのような原因で発生しているのかということを深く分析し，問題解決や現状改善への取り組みを行うための理論を学ぶと共に実践の方法なども臨床実習と質改善のプロジェクトを通じて学ぶ．また，データ管理，リーダーシップ論，変革理論，コミュニケーションなど，多職種連携とケアのコーディネーションに不可欠なコースも履修する．現在，CNLの課程は，修士課程のレベルに加えて，看護の臨床博士課程（DNP）におけるリーダーシップ・看護管理の領域プログラムでも，認定に必要な単位取得が可能になってきており，ます

ます CNL の持つシステム思考とリーダーシップ能力が医療システムの高いレベルでも発揮されることが期待されている.

　CNL は高度な看護実践をするジェネラリストであり，特定の疾患や対象者に限定されることなく，どのような環境においても横断的に看護実践ができる看護師である. 言い換えれば，どのような臨床の場においても対応できる，プロセスや質改善のエキスパートと考えてよいのではないだろうか. CNL の臨床実践の規範となるものを米国看護大学協議会が提唱しており，以下の通りである[iv].

1) マイクロシステム（対象者にケアが提供される環境）における実践を行う
2) クライアント（ケアを受ける対象者）のアウトカムは実践の質を測るものである. データを収集して分析する
3) 臨床実践のガイドラインとするものは，エビデンスに基づくものでなければならない
4) クライアント中心のケアは，ケアにかかわるすべての専門職者やスタッフと協力して提供する
5) クライアントへの情報の提供は，セルフケアを促進し，ケアに関する意思決定において助けになるものである
6) 看護のアセスメントは，理論，知識の開発と発展において基礎となるものである
7) 無駄を省くと共に，資源を無駄にしない
8) 社会正義は看護に不可欠な価値観である
9) テクノロジーを用いたコミュニケーションは，総合的ケアとその継続性を助けるものである
10) CNL は看護職能の尊厳を護る役割を担っていると自覚しなければならない

　CNL は米国科学アカデミー医学研究所が掲げる 6 つの目標を満たす，①安全，②平等，③効果的，④効率的，⑤患者中心，かつ⑥遅れのないタイムリーな医療を提供すべく，最前線で患者にかかわる医療スタッフと肩を並べながら，チームの一員として質の向上に励んでいる[iv]. 重度患者の増加や医療費の高騰が問題視される中，医療スタッフ個々の能力を最大限に引き出せる環境を作り，最新のエビデンスを積極的に導入しながら質の管理をする CNL に医療の質や患者満足度の向上，それに伴うコストの削減において成果を発揮している. さらに，近年では地域で働く CNL も増え，地域社会の健康促進や地域ケアの質の向上に期待が高まっている.

引用文献

ⅰ) 米国医療の質委員会：人は誰でも間違える―より安全な医療システムを目指して（コーン L，コリガン J，ドナルドソン M 編，医学ジャーナリスト協会訳），日本評論社，2000
ⅱ) 米国医療の質委員会：医療の質―谷間を越えて 21 世紀システムへ（医学ジャーナリスト協会訳），日本評論社，2002
ⅲ) Committee on the Health Professions Education Summit, Institute of Medicine：Health Profession Education：A Bridge to Quality, Greiner AC, Knebel E eds, The National Academy Press, 2003
ⅳ) American Association of Colleges of Nursing：White Paper on the Education and Role of Clinical Nurse Leader, Feb 2007,〔https://bpb-us-e2.wpmucdn.com/faculty.sites.uci.edu/dist/d/469/files/2016/01/16.pdf〕（最終確認：2023 年 3 月 31 日）

2 英国における看護学教育

この節で学ぶこと

1. 英国の看護基礎教育制度を理解する
2. 英国の看護継続教育制度を理解する
3. 英国の看護基礎教育および継続教育を支える看護職観について話し合うことができる

※本節は，本書改訂第2版刊行時の最新情報に基づく記述となっている

A. 英国の看護制度の変遷

　英国はその正式名 "グレートブリテンおよび北アイルランド連合王国" が示すように，イングランド，ウェールズ，スコットランド，北アイルランドの4ヵ国からなる．日本の面積の3分の2ほどの面積に，約6,511万人（2015年時点）が暮らしている．英国では，総人口年齢の中央値が徐々に上昇しており，推計では2035年までに人口の約23％が65歳以上になるとされ，高齢社会における保健医療福祉の充実を目指している[1]．

　英国では，人々の最適健康状態の実現に貢献する専門職として看護職を位置づけている．英国の看護師は，主体的に自らの職業をコントロールし，質を担保していく仕組みを構築してきたが，どのように現在の看護の地位を確立していったのだろうか．近代看護の基礎

APN	高度実践看護師	Advanced Practice Nurses
BNA	英国看護師協会	British Nurses' Association
CFP	共通基礎課程	Common Foundation Programmes
CNS	専門看護師	Clinical Nurse Specialists
CPD	継続的専門職能開発	Continuing Professional Development
GCSEs	中等教育修了一般資格試験	General Certificate of Secondary Education
GNC	英国総看護審議会	General Nursing Council
GP	家庭医	General Practitioner
NHS	ナショナルヘルスサービス	National Health Service
NMC	看護助産審議会	Nursing & Midwifery Council
NOP	実務届け書	Notification of Practice
PREP	資格保持の要件	Post Registration Education and Practice
QAA	高等教育質保証機構	Quality Assurance Agency for Higher Education
RCN	英国看護協会	Royal College of Nursing
UKCC	英国看護助産訪問看護中央審議会	United Kingdom Central Council for Nursing, Midwifery and Health Visiting

本節で用いられる略語一覧

を築いたといわれるフローレンス・ナイチンゲール（Florence Nightingale, 1820-1910年）はどのような時代を生きたのだろうか．まずは，ナイチンゲールが40歳の頃の英国に降り立ち，英国の看護のあゆみを概観してみたい．

1 ● 登録制度と GNC の結成

　1860年，ロンドンの聖トーマス病院に看護師のためのナイチンゲール・トレーニングスクールが開校し，教育課程を1年とした看護のトレーニングが開始された[2,3]．その2年前の1858年には医師法による医師の登録の義務化が決定していた．トレーニングを受けた看護のニューリーダーらは，看護師も医師のように国家試験を受け登録を義務づけなくてよいのだろうかと考えるようになった[4]．

　看護師の登録の法制化をめぐる議論が活発になり，1887年には看護師の登録を義務づける英国議会法の制定を推進するための会合が持たれ，英国看護師協会（BNA）が結成された[5]．これに対し，ナイチンゲールは看護師としての適性は国家試験では測れないという見解を書簡で述べた．病院管理者らはさまざまな理由から登録に反対した[6]．また，ある程度の量的確保が必要な看護職が有資格者になった場合に支払う給与の額を根拠に，現実的でないとされた[7]．結果として立法には至らず，BNAは，系統だったトレーニングを受けたプロとしての自覚を打ち出して自主的に登録を行い，公衆を守る専門職としての意識を強調した[8]．

　一方，1902年には助産師登録法が制定され，助産師のトレーニングと登録が義務づけられた[9]．その2年後に看護師の登録を協議する委員会が設置され再び法制化が図られたが，トレーニング期間や内容への合意が得られず実らなかった[10]．転機は第一次世界大戦後に訪れた．大戦での女性の社会貢献と看護の活躍とが追い風となり，看護法制定への機運が次第に高まっていった．1916年には現在の英国看護協会（RCN）の前身となる看護協会（College of Nursing）が設立され，1919年には看護師登録法案が国会を通過し，登録を管理する英国総看護審議会（GNC）が結成された[11]．

2 ● NHS 法の制定と UKCC の結成

　1946年，英国は，すべてのライフステージにおける保健福祉国家を標榜し，全国民に良質のヘルスケアを無料で提供することを目的として，ナショナルヘルスサービス（NHS）法を制定し，1948年には制度が開始された．看護職はNHSの下，医療施設，地域看護，在宅サービスの分野で多くの役割を担うようになった[12]．

　1970年には，看護審議会が設置され，病院やコミュニティにおける看護師と助産師の役割を見直し，役割遂行のための教育内容を検討し，人々のニーズやヘルスサービス統合へのニーズに応える看護人材資源の活用を可能にする方策が審議され[13]，1979年には，看護助産訪問看護法として実を結んだ[14]．

　1983年には，GNCに替わる英国看護助産訪問看護中央審議会（UKCC）が結成され，登録管理，違法行為に関する審議を行うこととなった[15,16]．英国の各連合国には看護助産教育の質の監視機能および各教育課程における学生のトレーニング記録の管理を担当する審議会が設置された[16]．

3●看護教育改革プロジェクト 2000―看護助産法の制定と NMC の結成

　1986 年，UKCC は 21 世紀の看護体制の整備を目指して看護教育改革計画"プロジェクト 2000"を英国政府に提案し，広範囲にわたる看護教育改革を 1990 年より順次実施していった[17,18]．プロジェクト 2000 が開始される以前の看護学教育は，教育病院と看護学校の責任で行われ，看護学生はヘルスサービスを担う見習い職として賃金が支給されていた．しかし，この改革により，看護学生は病院に雇用される存在ではなく，もっぱら看護を学ぶ学生となった[19,20]．2001 年には新たな看護助産法が制定され，これに基づく看護助産審議会（NMC）が UKCC の機能を引き継いでいる．NMC から発表される基準の表紙には，いつも「基準を通して人々を守るために」という第 1 目的が記されている．

　2015 年の登録看護職数は約 69 万人（NMC，2015 年），2014-2015 年の 1 年間に新たに登録した者は 28,000 人で，このうち海外からの登録者は約 7,700 人である（NMC，2015 年）[21]．実際に NHS に雇用されている看護職者は約 315,000 人（NHS，2015 年）である[22]．

B. 英国の看護教育制度

　英国では日本の看護師に当たる資格は登録看護師である．プロジェクト 2000 により登録前の看護師の教育はすべて学士課程でなされるようになった．それまで，日本の看護師に相当するファーストレベルと，教育期間が 2 年間で看護師の指示の下に働くセカンドレベルに分かれていたが，レベルを一本化し，2013 年以降の看護師の新規登録はすべてファーストレベルのみとなった．登録は，新しい制度への移行期には 15 に分類されていたが，2005 年 4 月以降，看護師，助産師および地域公衆衛生専門看護師の 3 分類となり，看護師の登録は，成人，精神保健，学習障害，小児の 4 部門に分けられた（**表IX-2-1**）[23,24]．このため，英国の看護師教育は日本のようにジェネラリスト教育ではなく，スペシャリスト教育である．すなわち，大学への入学に先立ち，登録したい分類（part）や部門（branch）を選択し，その登録前教育課程のある大学に入学し，登録分類や部門に必要な能力を養う（**表IX-2-2**）．イングランド，ウェールズ，北アイルランドの学士課程は 3 年間，スコッ

表IX-2-1　英国の看護助産審議会（NMC）への登録の分類

分類 parts of the register[*1]	登録分野 fields as a nurse[*2]
看護師 Nurses	成人看護 Adult nursing
	精神保健看護 Mental health nursing
	学習障害看護 Learning disabilities nursing
	小児看護 Children's nursing
助産師 Midwives	
地域公衆衛生専門看護師 Specialist community public health nurses	

[*1] 看護職の登録は，看護師，助産師，地域公衆衛生専門看護師の 3 分類である．
[*2] 看護師は，4 分野に分かれる．看護学士課程の修了コースにより 4 分野の中から 1 つまたは複数の分野に登録する．
[Nursing & Midwifery Council：Standards of proficiency for pre-registration nursing education. p.23-25, 2004 および Nursing & Midwifery Council：Standards for pre-registration nursing education. p.13-48, 2010 を参考に作成]

トランドは4年間のコースである．看護師登録前教育課程を卒業すると学士（学位：BSc [Hons]，BN[Hons]*）が与えられ，NMCへの登録によって看護職への応募が可能となる．
　高等教育機関における看護教育課程はNHSの補助金を得ており，教育課程の質については，保健省とNMCおよびNHS下位組織との協働により，高等教育質保証機構（QAA）との契約に基づいて実施され，報告書が作成され，公表されている[25,26]．

1 ● 看護師

　看護師登録前教育は成人，精神保健，学習障害および小児の4部門に分かれてなされ，大学での教育課程も基本的にはこれに準じて分かれている（**表Ⅸ-2-2**）．複数の部門を統合した教育課程を設けている大学もある．入学要件は，入学時に17歳6ヵ月に達し，少なくとも12年間の一般教育課程を卒業している，あるいは，大学に入学する資格を証明できることが求められる[23]．学力に関しては，たとえば，5科目の中等教育修了一般資格試験（GCSEs）に合格（A〜C）し，そのうち少なくとも2科目でAを取得していること

表Ⅸ-2-2　英国の大学における看護教育課程の例

A大学	B大学	C大学
看護学士課程 　看護学（成人） 　看護学（小児） 　看護学（精神保健）	看護学士課程 　成人看護学 　精神保健看護学 　学習障害看護学 　助産学	看護学士課程 1年次：看護論，健康論，社会学，生物科学，倫理哲学，倫理学を学ぶ．1年次は健康な個人に焦点を合わせるが，病院実習も行う． 2年次：成人看護学，生命科学（解剖学，生理学，生化学，薬理学，栄養学，人類生物学）と社会科学（地域看護学，ヘルスプロモーション，社会政策，研究と倫理）を学ぶ．内科・外科病棟および地域看護，訪問看護，公衆衛生看護の実習を行う． 3年次：成人看護学，特に疾病および病理学に関連づけて学ぶ．臨床医から疾病と病理を学ぶ．研究方法論では，看護実践に関する研究の検索力と認識力を高める．臨床実践スキルを向上させる機会を持つ． 4年次：2学期を通して12週間の臨床実習を行う．臨床実践に関する課題研究論文に取り組む．看護ケアにつながるヘルスケア管理とヘルスケア関連の看護政策，ヘルスケア提供への影響因子，看護学生支援のための重要概念に関する科目を履修する．
修士課程 　看護学（成人） 　看護学（小児） 　看護学（精神保健）	修士課程 　上級臨床実践 　上級ヘルスケア実践 　認知症研究 　ヘルス＆ソーシャルケアリーダーシップ 　質改善指導 　公衆衛生＆健康増進	修士課程 　急性期＆クリティカルケア 　慢性期疾患管理 　ストロークケア 　看護学
	博士課程 　ヘルススタディ	博士課程 　看護学＆保健学

A：イングランドにあるUniversity of Nottingham（学部は3年制）
B：ウェールズにあるBangor University（学部は3年制）
C：スコットランドにあるUniversity of Glasgow（学部は4年制）

* 英国における看護系学部での取得学位の例．BSc（Hons）はBachelor of Science（Honors）の略，BN（Hons）はBachelor of Nursing（Honors）の略．

や，コミュニケーション能力，コンピュータを使えること，数量的思考能力が問われる．また，良好な健康と性格の持ち主であることが求められる[23]．入学後，学生は，理論学習および監督下での看護実習を通して学問的基盤と専門職者としての資質を培い，看護実践能力を修得する．実習は課程の50%を占め，コミュニティや病院で行われる[23]．

　看護師登録前教育課程は，部門共通の基盤である共通基礎課程（CFP）から始まる．CFPはフルタイムで12ヵ月の課程である．2年次と3年次は選択した部門の学科と実習を主に行う[23]．

　保健医療関連科学を他学部で修了した学生が看護師登録前教育を受ける場合には，最高50%までの既習科目の認定を受けることができる[24]．

a. 看護師資格4部門

（1）成人看護（Adult nursing）

　成人看護部門の資格は，病院，コミュニティ，家庭，ヘルスセンター，ナーシングホームなど広い領域で，さまざまな健康状態の成人の看護を行う資格である．慢性期あるいは急性期の疾患を持った人々のケア優先度を判断し，ケアの適用を考え，カウンセリングの技法を用い，ケース管理や教育指導を行うなど人々の生活の質を高めるためにさまざまな対人関係技術を駆使する．成人看護部門の登録看護師は，がんケア，救急医療，重症ケア，高齢者や女性の保健医療施設，学校看護などの領域で働く[23,24]．

（2）精神保健看護（Mental health nursing）

　精神保健看護部門の資格は，神経疾患あるいは精神疾患を持つ人々の看護を行う資格である．コミュニティ・ヘルスセンター，デイホスピタル，精神科外来などで，家庭医，精神科医，心理士，ソーシャルワーカー，作業療法士，アート療法士らとチームを作って協働する[23,24]．

（3）学習障害看護（Learning disabilities nursing）

　学習障害のある人々の健康状態はさまざまである．学習障害看護部門の資格は，学習障害を持つ人々の障害を少なくし充実感のある生活ができるように，彼らの精神的あるいは身体的な健康問題を改善し，彼らの健康と福祉を支えるための看護を行う資格である．仕事の場は，学習障害者の生活施設，教育訓練施設，コミュニティセンター，患者の家庭，職場，学校などである[23,24]．

（4）小児看護（Children's nursing）

　小児看護部門の資格は，0〜18歳の人々を対象とした看護を行うための資格である．小児の疾病への反応は成人とは異なり，小児特有のニーズを理解する能力やコミュニケーション技術などを修得する必要がある．小児看護師は病院，デイケアセンター，ヘルスクリニック，家庭などで医師，病院保育士，放射線技師，心理療法士，ソーシャルワーカーなどと協働し，子どものケアや子どもとその家族へのサポート，助言，教育・指導を行う．資格取得後，熱傷および形成，集中治療，子どもの保護，がんケアなどの領域での専門資格を病院や地域で得ることができる[23,24]．

2● 助産師

　日本の制度と異なり，助産師の教育を受ける要件として看護師の資格を求められること

はない．したがって，高校卒業後すぐに助産師の教育課程に進学できる．助産師の登録前教育はフルタイムで3年間の課程であり，最高5年間まで在学が認められている．パートタイムの学生は，最高7年まで在学可能である．学生がすでに成人看護部門の登録看護師である場合は，短縮して18ヵ月間のフルタイムの課程で学ぶことができる．精神看護，学習障害看護，小児看護部門での登録看護師の場合は，助産課程の短縮は認められていない[27]．

　助産師は，個としての女性とその家族を尊重したパートナーシップを基盤に，女性を中心とした倫理的で差別のない実践を行う．助産師の実践は変化し続ける性質のものであることを重視し，最適なエビデンスに基づく実践を指向する．学生は，登録助産師を目指して，助産師として適切なケア基準を保ち，チームとのコミュニケーションにより主要な技能を提供できるよう，生涯学習力を身につける[27]．

3 ● 地域公衆衛生専門看護師（Specialist community public health nurse）

　地域公衆衛生専門看護師は，人々の公平な健康の実現を目指して，個人，家族，コミュニティとの協働による健康増進，疾病予防，健康保持のための活動を行う．すべての人々の健康と健康増進にかかわる因子に影響する政策に関する学問分野や専門分野，機関の壁を乗り越えてパートナーシップを結んで活動することが強調される[28]．このような活動を担う地域公衆衛生専門看護師として登録資格を得るには，学士の学位を取得しさらに1年間学ぶ方法と大学院で学ぶ方法がある．他の専門分野から地域公衆衛生専門看護師の登録を希望する場合には，必要な科目を追加して学ぶこともできる．その場合，この課程に入学する以前の既習内容に関しては，全体の最高3分の1までの単位認定を受けることができる[28]．

C. 英国の看護継続教育

1 ● 登録の更新制度

　英国の登録看護師，助産師，地域公衆衛生専門看護師は，看護助産令（The Nursing and Midwifery Order 2001）により3年ごとの登録更新が要請されている．登録を管轄する看護助産審議会（NMC）は公を守るための存在であり，必須要件を満たす者のみに英国内における登録看護師としての実践を認めるとしている[29]．

　登録更新制度を導入する理由についてNMCは次のように説明している．登録更新は，

①看護師・助産師に期待される行動規範と職業基準への認識を高める．
②看護師・助産師として実践する際の行動規範上の役割について振り返り，基準を「具現している」ことを示す機会となる．
③新技術の開発や変化する保健医療ニーズへの理解により専門職実践を更新する．
④共有し，内省し，改善する文化を推奨する．
⑤専門職ネットワークおよび実践に関する議論を活発にする．
⑥看護・助産の専門職への公の信頼を強化する．

というねらいがある．2013年に看護師の登録がファーストレベルのみに統一され，それから3年目となる2016年4月に，NMCは小冊子「登録更新（Revalidation）」を作成した[29]．看護師および助産師の行動規範第22項に則り，登録更新の3要件が述べられている[30]．

① NMCが登録プロセスを調査できるように正当なすべての要求に応じる．
② 規定の実践時間を守り，専門職能開発活動を継続する．
③ 適切かつ定期的な学習と専門職能開発活動に参加して知識と技術を更新し，能力開発と実践力改善を続ける．

2 ● 看護職の生涯学習

（1）登録更新制度と生涯学習

　登録の更新に向けて，看護師および助産師は，行動規範に則った安全で効果的な実践を行うために，常に技術を更新し，実践力の改善を行い，能力を開発し続ける．そのため，次の事項の提示が求められる（**表IX-2-3**）[29]．

① 実務時間（実践技術を更新し，安全で効果的な実践を維持する）（**表IX-2-4**）
② 継続的専門職能開発（CPD）（技術と認識を高め，孤立した専門職者とならないために35時間のCPDを行う）
③ 実践に関連したフィードバック（患者や同僚などのニーズにさらに対応できるようになり実践を改善できる）
④ リフレクション記録（行動規範に照らして実践を変え改善を行う）
⑤ 省察的議論（改善に焦点を当てた省察的文化を醸成する）
⑥ 健康および性質（安全で効果的な実践を行う登録者の要件を満たすことを申告する）
⑦ 賠償保険への加入（全ヘルス関連専門職の法的義務）
⑧ 確認書（confirmation）（直属の上司による確認と確認者の署名）

　参加型学習や個人学習で行う専門職能の開発は，たとえば，セミナーや研修などへの参加が挙げられる．また，リサーチクェスチョンを設けた文献検討，実践に関連した個人あるいは同僚間での文献検討，実践結果へのコーチングやメンタリングなどがある．このような活動はすべて記録を作成し，可能であれば参加証明書を得る[31]．次の免許更新までの

表IX-2-3　英国における登録更新必須事項

必須事項	提出書類
① 実務時間申請	定式テンプレート記入
② 継続的専門職能開発（CPD）35時間（うち25時間は参加型学習）	定式テンプレート記入
③ 実践に関連したフィードバック	定式テンプレート5本
④ リフレクション記録	NMC様式の記録5本
⑤ 省察的議論	NMC様式の記録5本
⑥ 健康および性質（善良性）	自己申告
⑦ 賠償保険への加入（団体または個人加入）	証明するもの
⑧ 確認書	NMC様式への記入と署名

［Nursing & Midwifery Council：Revalidation, 2017 を参考に作成］

| 表Ⅸ-2-4 | 英国における登録更新に必要な実務時間 |

登録	必要実務時間
看護師	450
助産師	450
看護師＆地域公衆衛生専門看護師	450
助産師＆地域公衆衛生専門看護師	450
看護師＆助産師	900
（看護師/地域公衆衛生専門看護師＆助産師/地域公衆衛生専門看護師）	（看護に450時間，助産に450時間）

[Nursing & Midwifery Council：Revalidation, p.14, 2017 より筆者が翻訳して引用]

3年間に免許更新の必須要件を満たすために，ポートフォリオの作成が奨励されている．更新時の必須要件を確認するプロセスでは，確認者にポートフォリオを示しながら進めることが推奨される[29]．

（2）継続教育

英国では高度実践看護師（APN）やスペシャリスト（CNS）が育成され活躍している．APN は，豊富な経験を持ち高度な教育を受けたケアチームメンバーの一員であり，人々のヘルスケアニーズを判断し，治療し，必要時適切な専門職に照会（リファー）することができる[32]．CNS は，専門領域における高度な判断，裁量，意思決定を要する臨床実践を行うとともに，管理，教育，臨床実践開発研究を行う[33]．APN や CNS の資格を得るには，特定の領域で臨床経験を積み，大学院修士課程に入学し，RCN が認証した教育課程を修了する[34]．

RCN は専門職能開発のためのプログラムを各種提供している．キャリアアドバイスサービスがあり，履歴書を準備した上で個別に相談し，技術開発やさらなるキャリア開発のためのアドバイスを受けることができる．また，大学院に進学するための貸与奨学金制度を設けている．

キャリア開発のパスウェイに関する実態調査を実施した研究チームは，柔軟に働ける有能な労働力を輩出し，キャリアパスを更新して選択肢を豊かにすること，切磋琢磨できる組織に潜在力のある看護師を迎え，看護のイメージを刷新するための看護職キャリアの近代化を推し進めることが重要であるという政策提言を行っている[35]．

3 ● 看護師と処方

RCN（2012年）の報告[36]によると，英国における看護職による処方行為は増大し，この十数年間に重要性を増している．これは保健省，看護助産評議会，看護専門職団体，家庭医（GP）の支持を得たこと，また，救急や地域における処方が可能になるよう法的・政策的整備がなされてきたことによる．独立して処方できる看護師（Nurse independent prescribers）と補完的に処方ができる看護師（Nurse supplementary prescribing）を合わせると19,000人を超える．

イングランドでは，年間約1,280万の処方を看護師が行い，NHSに報告されている[36]．実際に，家庭医の処方の3分の1，病院や外来の処方の4分の1は医師によらない，いわ

ゆる包括処方となっており，安全かつ適切に実施されている．処方により看護師は，自律，職務満足，独立性を高めている．また，患者は医師の診療を長く待つことなく時宜を得た治療を受けられ，不必要な救急・外来受診や入院が減っていること，また，医師にとっては時間にゆとりが生まれるという報告がある．今後は，看護師による処方を活用した療養のモデルを発展させ，より患者に焦点を合わせた医療サービスの充実を図ろうとしている．

学習課題

1. 英国で登録看護師になるための教育課程を説明しよう
2. 英国で登録助産師になるための教育課程を説明しよう
3. 英国で登録地域公衆衛生専門看護師はどのような役割を果たしているか，説明しよう
4. 英国のような看護職の登録継続制度についてあなたはどう考えるか，日本の看護職のあり方と比較しよう

▎引用文献▎

1) Office for National Statistics：Population Ageing in the United Kingdom its Constituent Countries and the European Union, 2012
2) Baly ME：Florence Nightingale and the Nursing Legacy, 2nd ed, p.42, Whurr, 1997
3) Dossey BM：Florence Nightingale：Mystic, Visionary, Healer, p.221, Springhouse, 2000
4) Baly MF：Nursing & Social Change, 3rd ed, p.145, Routledge, 1995
5) 前掲4），p.145-146
6) 前掲4），p.146
7) 前掲4），p.146-147
8) 前掲4），p.147
9) 前掲4），p.148
10) 前掲4），p.148-149
11) 前掲4），p.149-154
12) 前掲4），p.181-185
13) 前掲4），p.304
14) 前掲4），p.239
15) 前掲4），p.305
16) Norman A：The legacy of the UKCC changing the helmsman. Nursing Management 9(5)：9-15, 2002
17) 前掲4），p.260-262
18) 前掲4），p.305-309
19) 前掲4），p.307
20) Fulbrook P, Rolfe G, Albarran J et al.：Fit for practice：Project 2000 student nurses' views on how well the curriculum prepares them for clinical practice. Nurse Education Today 20：350-357, 2000
21) Nursing & Midwifery Council：Annual Report and Accounts 2014-2015 and Strategic Plan 2015-2020, p.6, 2015
22) NHS Improvement：Evidence from NHS Improvement on Clinical Staff Shortages —A Workforce Analysis, p.6, 2016
23) Nursing & Midwifery Council：Standards of Proficiency for Pre-Registration Nursing Education, 2004
24) Nursing & Midwifery Council：Standards for Pre-Registration Nursing Education, 2010
25) QAA：Institutional Audit. King's College London, p.1-15, 2009
26) QAA：King's College London, Annex to the Report, p.1-21, 2009
27) Nursing & Midwifery Council：Standards for Pre-Registration Midwifery Education, 2010
28) Nursing & Midwifery Council：Standards of Proficiency for Specialist Community Public Health Nurses, 2004
29) Nursing & Midwifery Council：Revalidation, 2017
30) Nursing & Midwifery Council：The Code, 2015
31) Nursing & Midwifery Council：Guidance Sheet —Examples of CPD Activities, 2017
32) NHS Scotland：Advanced Nursing Practice Toolkit, 2017
33) RCN Factsheet：Specialist Nursing in the UK, 2014

34）RCN：Credentialing for Advanced Level Nursing Practice, Handbook for Applicants, 2017
35）Rafferty AM, Xyrichis A, Caldwell C：Post-Graduate Education and Career Pathways in Nursing：A Policy Brief, King's College London, 2015
36）Royal College of Nursing：RCN Fact Sheet：Nurse Prescribing in the UK, 2012

付　録

付録 資料1　日本の看護制度・看護基礎教育の変遷

時　期	年　代	看護制度	看護基礎教育	備　考
医療制度創設期 初期の産婆教育	1868（明治元）年	産婆ノ売薬世話及堕胎等ノ取締方（明治元年12月24日太政官）		文部省に医務課設立（1872年2月），医務局に昇格（1873年3月）
	1874（明治7）年	医制（文部省ヨリ東京・京都・大阪へ布達，明治7年8月18日，改正明治8年5月14日）		［医制］を受けて，衛生行政事務を文部省より内務省に移管（1875年6月），内務省衛生局設立（7月）
初期の看護教育	1884（明治17）年		東京府病院産婆教育所設立	
	1886（明治19）年		有志共立東京病院看護婦教育所設立（2年制，高木兼寛・リード（米））（10月），京都看病婦学校設立（2年制，ベリー（米）・リチャード（米））（4月），桜井女学校付属看護婦養成所設立（2年制，ヴェッチ（英））（11月）	帝国大学令制定（3月），師範学校令，小学校令（義務教育制を初めて標榜），中学校令制定（4月）（6月），万国赤十字条約に加盟
	1888（明治21）年		帝国大学医科大学看病法練習科設立（付添看護婦）（2月）	
	1889（明治22）年		帝国大学医科大学看病法講習科に変更（1年制，後に2年制看護婦）（4月）	大日本帝国憲法発布（2月）
	1890（明治23）年		日本赤十字社看護婦養成所設立（1年半制）	
	1893（明治26）年		大日本仏教慈善会（大日派）京華看病婦学校設立（2年制）（4月）	
	1898（明治31）年		本願寺派看護婦養成所設立（5月）	
産婆制度 産婆教育制度成立	1899（明治32）年	産婆規則（明治32年7月18日勅令345），産婆試験規則（明治32年9月6日省令47），産婆名簿登録規則（明治32年9月6日省令48）		日清戦争（1894～1895年），高等女学校令制定（1899年2月），私立学校令制定（1899年8月）
	1912（明治45）年		私立産婆産婆講習所指定規則（明治45年6月18日）	専門学校令制定（1903年3月），日露戦争（1904～1905年）
看護婦制度・看護教育制度成立	1915（大正4）年	看護婦規則（大正4年6月30日内令9）	私立看護婦学校看護婦講習所指定標準ノ件（大正4年8月28日内訓令462）	第一次世界大戦（1914～1918年），シベリア出兵（1918～1922年）
先駆的看護教育開始の時期	1920（大正9）年		聖路加国際病院附属高等看護婦学校設立（高等女学校卒3年）	結核予防法・トラホーム予防法制定（1919年3月）
	1927（昭和2）年		聖路加国際病院附属高等看護婦学校が聖路加女子専門学校として認可（本科3年，研究科1年）	関東大震災（1923年9月），内務省が小児保健所計画提示（1926年）
	1928（昭和3）年		日本赤十字社では社会看護婦養成を教育（8月）［社会看護婦生徒教育課程表］に基づき教育	大阪朝日新聞社会事業団公衆衛生訪問看護婦協会設立（1927年）
	1930（昭和5）年		聖路加女子専門学校で公衆衛生看護婦養成を開始	
保健婦制度・保健婦教育制度成立の時期	1937（昭和12）年	保健所法（昭和12年4月5日），保健所法施行規則制定（7月）		東京府が保健館設立（1935年）
	1941（昭和16）年	保健婦規則（昭和16年7月10日厚令36）看護婦規則改正（10月）	私立保健婦学校保健婦講習所指定規則（昭和16年7月16日厚令301）	国民体力法制定（1940年）
	1944（昭和19）年	看護婦規則改正（3月）	私立保健婦学校保健婦講習所指定規則に関する訓令（昭和19年1月19日厚令1）指定保健婦学校保健婦講習所教授科目並時間数等基準（昭和19年2月7日厚令47）	国民医療法（1942年）

時期	年代	看護制度	看護基礎教育	備考
GHQ指導者による新制度確立の時期	1945（昭和20）年	新「保健婦規則」（昭和20年5月31日厚令21）	新「保健婦養成所指定規程」（昭和20年6月27日令346）	日本無条件降伏（8月15日）、婦人参政権の実現（12月）
	1945（昭和20）年	連合軍総司令部（GHQ）公衆衛生福祉部に看護課、初代課長オルト就任（10月2日）		
幹部看護婦・保健婦（准看護婦）専任教員養成講習会の時期	1946（昭和21）年	看護教育審議会設立（3月25日）	第一次教育（佐節）派遣（3月）、GHQ、聖路加女子専門学校と日本赤十字女子専門学校を統合、東京看護教育模範学院開始（6月）、1953年解散	日本国憲法制定（11月3日）、日本産婆看護婦保健婦協会設立総会（11月23日）
保健婦・助産婦・看護婦（准看護婦）専任教員養成講習会の時期	1947（昭和22）年	助産婦規則（昭和22年5月1日勅令189）、二代目看護課長オルソン就任（5月）、保健婦助産婦看護婦令（甲・乙種看護婦）（昭和22年7月3日政174）	教育基本法（昭和22年3月31日法25）、学校教育法（昭和22年3月31日法26）、聖母女子学院設立（4月）、学校教育法施行規則（昭和22年5月23日文令11）、国立病院付属高等看護学院17校開始（9月）、保健婦助産婦養成所指定規則（昭和22年11月4日令28）	6・3・4制新学制による教育開始（4月）、労働基準法制定（4月）、日本国憲法施行（5月）
	1948（昭和23）年	初代課長保良せき、東京都に看護課設立（6月）、生医務局看護課設立（7月15日、その後地方にも看護課設立）、保健婦助産婦看護法（保助看法）（昭和23年7月30日法203）	保健婦助産婦看護婦養成所指定規則（以下、指定規則）一部改正（7月・10月）	厚生省病院管理研究所設立（5月）、医療法制定（7月30日）、国連、世界人権宣言を採択（12月）
	1949（昭和24）年		保健婦助産婦看護婦養成所指定規則（昭和24年5月20日文・厚令1）	国立学校設置法制定、国立新制大学設立、179校、国際看護婦協会に再加入（6月8日）
一部の教育機関で大学・短期大学教育開始 1950～1960年、日本における第一次医療技術革新（医薬品の進歩、気管内麻酔、輸血・補液、人工心肺等の進歩）で手術適応が拡大、急性伝染病から成人病・精神障害へ、治療から予防へ）	1950（昭和25）年	第一回甲種看護婦国家試験、完全看護制度の開始（10月）	初の私立看護短期大学設立、天使女子短期大学（3月）、後に天使厚生女子短期大学に名称変更（4月）、聖母女子短期大学設立（8月）	
	1951（昭和26）年	保助看法一部改正（昭和26年4月14日法203）、准看護婦制度設立、保健婦、助産婦の学校修業年限「1年」を「6ヵ月」とする（7月）、第一回保健婦国家試験、第一回助産婦国家試験（12月）	第二次教育（佐節）派遣、指定規則一部改正（昭和26年8月10日文・厚令1）、看護学校養成所新設と准看護婦養成所開設（9月）、9校開始	日本産婆看護婦保健婦協会の名称を「日本看護協会」と改称（以下 日看協）（7月10日）、対日平和条約・日米安全保障条約調印（9月8日）
	1952（昭和27）年		高知女子大学家政学部看護学科設立、初の4年制看護教育（2月）	初・中等教育に男女共学制 6・3・3制が導入（4月）、対日平和条約・日米安全保障条約発効（4月28日）
	1953（昭和28）年		東京大学医学部衛生看護学科設立（4月）、4月聖路加短期大学に改称	＜国際＞ICN道徳国際律の採択（7月9日～17日）
	1954（昭和29）年	GHQ看護課職員米国へ引き上げ（7月）	聖路加女子専門学校・日本赤十字女子専門学校・短期大学に昇格（3月）、京都市立看護短期大学設立、初の公立短大（2月）	日看協組織の変更→一部の会の名称を、看護婦会と改称（2月）
	1955（昭和30）年			6年制医学部設立（4月）
	1956（昭和31）年	行政整理の一環として、厚生省看護課廃止、医事課に統合（3月）、厚生省看護活動復活運動並びに保助看法現行維持運動（8月）	指定規則一部改正（昭和31年10月6日文・厚令2）、看護婦2年課程（進学課程）設立（1月）、1957年7月開設	第一回「厚生行政年次報告書（厚生白書）」を発表（10月）

時　期	年　代	看護制度	看護基礎教育	備　考
看護婦不足に対応／保健婦・助産婦・看護婦学校養成所増加に対する質・量の教育の検討の時期	1958 (昭和33) 年		聖路加短期大学が1ヵ年の専攻科設立 (3月)	国民健康保険 (新法) 制定 (昭和34年1月1日施行)
	1959 (昭和34) 年			看護婦不足の声高まる／日本看護連盟設立 (10月)
	1960 (昭和35) 年	日看協主催、第一回看護教育制度ゼミナール開催、将来のあり方について意見をまとめ、厚生・文部両省に陳情 (3月)／文部省、看護教育制度について検討開始		ILO・WHOと協力「看護婦の雇用と労働条件」研究報告 (4月)／病院スト多発、全国に広がる安保闘争
	1961 (昭和36) 年			国民皆保険制度施行 (4月)／高度経済成長／労働省「婦人労働白書」発表
	1962 (昭和37) 年	看護婦不足対策のため、厚生省、日本医師会、日看協の三者で看護制度協議会を開き検討 (1月)／日看協、日本病院協会と共催で病院で看護会議を催し、看護婦不足について検討 (2月)／厚生省医療制度調査会、看護婦不足、医療施設対策につき中間報告 (3月)	指定規則一部改正、2年制看護教育課程 (進学課程) の定時制 (夜間) 開設 (9月)	病院ストはほぼ収まりをみせたが、看護婦不足問題が深刻化
	1963 (昭和38) 年	日看協総会、高校教育としての准看護婦カリキュラム案が可決 (4月)／厚生省看護課復活	医療制度調査会、看護教育を学校教育第1条により設立とし、准看護婦制度の根本的検討を提言 (3月)／文部省大学等局に看護等教育課程改善会議を設立 (9月)、1964年3月「看護学校 (3年課程) 教育課程改善案」を発表	厚生省医療制度調査会最終答申 (3月)
	1964 (昭和39) 年	日看協、国立看護短期大学及び、看護教員養成課程創設について文部省、大蔵省、衆参両議院に要望書提出 (9月)	聖路加短期大学が聖路加看護大学に昇格／学校教育法一部改正 (5月)／高校職業教育の一環として高等学校衛生看護科開設、神奈川県立二俣川高校を皮切りにその後130校余に設置／日看護制度に関する意見具申 提出	
臨床技術革新・看護の専門化に対応した看護学の体系化と教育法第1条の学校設立が進行した時期	1965 (昭和40) 年		保健婦助産婦看護婦合同課程開設／看護短大に保健婦・助産婦教育課程 (専攻科) 設立 (4月)	理学療法士法、作業療法士法制定、母子保健法法制定／1965年頃より病床数が増加し、看護婦不足が増大
	1966 (昭和41) 年		文部省大学学術局に看護学校教育課程改善に関する会議「看護学校 (3年課程) 教授要目」発表 (7月)／厚生省「看護教育課程案」提出 (3月)／厚生省教科「特別教科 (看護) 教員養成課程が熊本大学教育学部に設立 (4月)、その後、徳島大学 (1967年)、弘前大学・千葉大学 (1968年) に設立、高校教員免許をもった高校看護の教員養成開始	
	1967 (昭和42) 年	日看協、働きながら学ぶ進学課程カリキュラム (積み重ね方式単位制) 試案を厚生省に提出 (7月)／看護婦不足解消、看護制度改正等、看護問題解決を訴えて全国一斉に看護活動開始 (12月)	国立大学に医療技術短期大学部設立、大阪大学を皮切りに、医学部付属看護学校の教育を第一条校へ移行／神奈川県立二俣川高校に2年制看護短大設立／保助看護学校養成所指定規則一部改正 (昭和42年11月30日文・厚令1)、3年課程看護婦養成所の教育課程全面改正【第1次カリキュラム改正】	准看護婦就業者数を上まわる／婦人の地位に対する国内委員会ILO第100号 (男女同一報酬) 批准・承認 (11月)／日本看護学会設立

時　期	年　代	看護制度	看護基礎教育	備　考
	1968（昭和43）年	保助看法一部改正（昭和43年6月1日法84），男子である看護人を看護士・准看護士に改める	名古屋保健衛生大学衛生看護学科開設（4月），1981年医学保健学部保健学科と改組 琉球大学保健学部保健学科設立 指定規則一部改正（昭和43年12月26日文・厚令1），2年課程全面改正	大学紛争
	1969（昭和44）年	看護婦不足対策として： 自民党看護問題特別委員会（後に看護問題小委員会と改組）（6月） 参議院社会労働対策小委員会・厚生省「看護婦確保基本大綱」発表（6月） 日本病院協会「看護制度に関する意見」高卒1年，定時制2年の実務教育看護婦制度案 全日本病院協会「看護制度の具体的改善案」高卒2年看護婦案（9月）		第二次医療技術革新前期 コンピュータ・MEの医療への導入が本格化，医療システム化が進行 安保闘争 高校進学率82%，大学進学率23.6%
社会の変化とニーズに対応した看護教育制度，看護学確立への動きと看護の専門化に対応した看護実践者，看護教育者，看護研究者の育成開始の時期	1970（昭和45）年	厚生省，高卒1年の准看護婦養成案を基本とする保助看法改正案廃案		
	1971（昭和46）年		指定規則一部改正（昭和46年3月2日文・厚令1），保健婦養成所と助産婦養成所の教育課程が全面改正（2月）	
	1972（昭和47）年	日看協総会，看護研修学校の専修学校申請を承認（4月） 雇用の分野における男女の均等な機会及び待遇の確保に関する法律制定（7月）		勤労婦人福祉法（7月），育児休暇認められる（女子教員・看護婦・保母）
	1973（昭和48）年	厚生省看護体制検討会「看護制度の改善に関する報告」発表（10月）		ILO・WHO合同会議報告書「看護職員の労働条件と生活」 一県一医大構想
	1974（昭和49）年		厚生省看護婦3年課程に定時制導入の方針	寝たきり老人が社会問題
	1975（昭和50）年		看護婦3年課程定時制設立 千葉大学看護学部設立，国立大学に初の4年制看護学部 学校教育法一部改正（昭和50年7月11日法59）（第82条の2専修学校の設立）（7月）	地域保健医療検討会議，寝たきり老人・精神障害者と家族，慢性又は難治性の患者等 日本看護系大学協議会設立（10月）
	1976（昭和51）年		聖路加看護大学編入学制度開設 専修学校設置基準制定（1月）	
	1977（昭和52）年	日看協，第1回看護教育セミナー開催		ILO「看護職員の雇用条件及び生活状態に関する条約」勧告
	1978（昭和53）年			日本看護研究学会（旧四大学研究協議会）設立（8月）
	1979（昭和54）年		千葉大学看護学部編入学制度開設（4月）	第二次医療技術革新後期（バイオテクノロジー（遺伝子工学・臓器移植・体外受精））
	1981（昭和56）年			日本看護科学学会設立（7月）

時　期	年　代	看護制度	看護基礎教育	備　考
	1982 (昭和57) 年	日看協「寝たきり老人訪問看護事業」実施	千葉大学看護学研究科附属看護実践研究指導センター開始 (4月)	厚生省, 老人診療報酬新設, 訪問指導および老人医療としての退院患者継続看護指導料決定
	1983 (昭和58) 年	老人保健法施行→厚生省保健婦増員計画		
	1984 (昭和59) 年	厚生省看護体制検討会「看護体制の改善に関する報告書」(6月)		
	1985 (昭和60) 年	日看協, 看護基礎教育の教育内容の検討について答申 (3月) 男女雇用均等法成立 (5月)	千葉大学教育学部特別科 (看護) 教員養成課程廃止 (3月) 北里大学看護学部看護学科設立 (12月)	
看護制度改革の基本的方向が示され, 看護界は看護専門職への改革に向けて取り組み開始の時期	1986 (昭和61) 年		日赤十字看護大学設立 (2月) 徳島大学教育学部特別教科 (看護) 教員養成課程廃止 (4月)	聖路加看護大学大学院看護学研究科 (博士課程) 設
	1987 (昭和62) 年	厚生省「看護制度検討会報告書」提出 (21世紀に向けての看護改革の基本的方向を検討, 看護系大学及び大学院の増設の促進, 専門看護婦の育成, 訪問看護婦, 保健婦等の養成体制の確立, 看護職格の男子への対象拡大, 生涯教育研究センターの拡充強化) (4月)	日本看護基礎教育検討委員会設立 厚生省, 看護婦等学校養成所教育課程改善に関する検討会設立 (8月)	日本看護歴史学会設立 (8月)
	1988 (昭和63) 年		日看協, 検討委員会「看護基礎教育 (3年課程) カリキュラム改善案」をまとめ, 要望書を厚生省に提出 (10月)	
	1989 (平成元) 年		指定規則一部改正 (平成元年3月29日文・厚令1), 保健婦養成所, 助産婦養成所, 3年課程看護婦養成所, 2年課程看護婦養成所, 准看護婦養成所の教育課程が全面改正 【第2次カリキュラム改正】	
	1990 (平成2) 年			日看協, 専門看護婦制度検討委員会答申 (3月)
	1991 (平成3) 年	自民党看護問題小委員会, 看護婦不足解消をねらい人材確保法制定を提案 (7月)	学校教育法一部改正 (平成3年4月2日法25), 教育課程の大綱化, 学校教育法施行規則・教育職員免許法・学位規則一部改正 大学設置基準・短期大学設置基準一部改正 (6月)	日本看護学教育学会設立 (7月)
看護系4年制大学急増の時期	1992 (平成4) 年	看護婦等の人材確保の促進に関する法律 (平成4年6月26日法86) (第三条の基本指針に定める事項があり, 第四条国は必要な財政上及び金融上の措置その他の措置を講ずるよう努めなければならない)	看護婦等の養成に関する課程改正 (6月)	看護婦等の人材確保の促進に関する法律 (6月) を契機に, 看護系4年制大学が急増し始める
	1993 (平成5) 年	保助看法一部改正 (平成5年11月19日) (第59条) [男子] 看護士の保健婦資格取得が可能となり, 保健士 [男子] 誕生. 保健婦資格に関する規定を準用	大学基準協会「看護学教育に関する基準」を定める	

時　期	年　代	看護制度	看護基礎教育	備　考
	1995（平成7）年		文部省，大学・短期大学における看護教育の改善に関する調査研究協力者会議「大学・短期大学に適応される保助看護学校養成所指定規則の在り方について（まとめ）」提出（6月）	専門看護師教育課程26単位開始（日看協，日本看護系大学協議会）
	1996（平成8）年		厚生省，医療関係者審議会保健婦助産婦看護婦部会の下部組織「保健婦助産婦看護婦の養成に関するカリキュラム等改善検討会中間報告書」（3月）／指定規則一部改正（平成8年8月26日文・厚令1），教育課程の大綱化，単位制の導入，基礎分野・専門分野の3分野に改正，統合カリキュラムの特例設けられる[第3次カリキュラム改正]	
	1997（平成9）年			認定看護師教育開始（教育機関・教育課程の認定，認定審査が行う）日本看護協会，専門看護師教育課程の認定制度設けられる（教育は修士課程）
	1998（平成10）年		学校教育法一部改正（平成10年6月12日法101）（第132条専修学校の2年課程以上の修了者は大学に編入学できる）	科研費補助金の申請分類で「看護学」が「医学一般」から独立し，1つの分科となる
看護教育機関における看護実践能力育成・促進の時期教育機関と病院の連携・協働の推進	2001（平成13）年	保助看法一部改正（平成13年12月12日法153），保健婦，助産婦及び看護婦又は准看護婦を保健師，助産師及び看護師又は准看護師に改める		文部省と科学技術庁が統合し，文部科学省設立（1月）厚生省と労働省が統合し，厚生労働省設立（1月）日本看護系大学協議会設立（9月）
	2002（平成14）年	厚生労働省「新たな看護のあり方に関する検討会中間まとめ」（9月）	文部科学省，看護学教育の在り方に関する検討会「大学における看護実践能力の育成に向けて」提出（3月）	
	2003（平成15）年	厚生労働省「新たな看護のあり方に関する検討会報告」（平成15年3月24日）(新人教育の充実，看護職員の臨床研修のあり方，臨床研修の制度化，継続教育の開発と充実)	厚生労働省「看護基礎教育における技術教育のあり方に関する検討会報告」（平成15年3月17日）	
	2004（平成16）年		文部科学省，看護学教育の在り方に関する検討会報告「看護実践能力の充実に向けた大学卒業時の到達目標」（平成16年3月26日）	
	2005（平成17）年		日本看護系大学協議会「看護学専門領域の評価システムの構築」委員会設立（4月）厚生労働省「医療安全の確保に向けた保健師助産師看護師等のあり方に関する検討会まとめ」（11月）	日本看護系大学協議会「高度実践看護師制度検討委員会」設立（4月）日本学術会議会員210人の中に看護界から初めて任命（10月）
	2006（平成18）年	厚生労働省医政局，「専門分野（がん・糖尿病）における質の高い看護師育成事業の実施について」（7月）	厚生労働省「看護基礎教育の充実に関する検討会」開始（3月）	平成18年度診療報酬改定・看護師の実質配置を患者7：看護師1とする入院基本料が加算・特定機能病院は必ず7：1看護体制が導入しないと特定機能病院の認定取り消しになる・ほかの病院は7：1看護体制導入は任意看護師立の争奪戦開始

時　期	年　代	看護制度	看護基礎教育	備　考
看護教育機関の独自カリキュラムの開発促進と新人看護師の初年度教育促進の時期	2007 (平成19) 年		厚生労働省「看護基礎教育の充実に関する検討会報告」(4月) 文部科学省「大学・短期大学における看護学教育の充実に関する調査協力者会議 報告書提出 (4月)	私立看護系大学急増
	2008 (平成20) 年		指定規則一部改正 (平成20年1月8日文科・厚労令1)、同年4月施行。基礎分野、専門基礎分野、専門分野I・専門分野II・統合分野と改正、看護実践能力の強化、教育機関独自カリキュラム開発推進する 【第4次カリキュラム改正】	平成20年度診療報酬改定
	2009 (平成21) 年	保助看法一部改正 (平成21年7月15日法78) ・看護師国家試験受験資格の第1項に「大学」に関する検討が明記 ・保健師、助産師の教育年限が「6ヵ月以上」から「1年以上」に延長 看護師等の人材確保の促進に関する法律一部改正 (平成21年7月15日法78) ・看護師自身及び事業主の卒後臨床研修が「努力義務」開始 厚生労働省「チーム医療の推進に関する検討会」開始 (8月)	文部科学省「大学における看護系人材育成の在り方に関する検討会」開始 (3月)→平成23年3月最終報告提出 厚生労働省「看護教育の内容と方法に関する検討会」開始 (4月)→平成23年2月最終報告提出 左欄の法律案により、看護基礎教育の大学教育への方向性が明示される (7月)	
高度看護専門職の時期 育成開始の時期 日本看護系大学協議会 厚生労働省：特定行為および特定行為研修開始	2010 (平成22) 年	保助看法一部改正 (平成21年7月15日法78)、施行 (4月) 厚生労働省「チーム医療推進会議」「チーム医療推進のための看護業務検討ワーキンググループ」開始 (5月)	厚生労働省「保健師教育及び助産師教育のカリキュラム改正案」(11月)	平成22年度診療報酬改定
	2011 (平成23) 年		保助看学校養成所指定規則一部改正 (平成23年1月6日文科・厚労令1)、同年4月施行。保健師教育課程名を「公衆衛生看護学」、単位以上、大学による選択制となる [28単位] 【第5次カリキュラム改正】 日本学術会議健康・生活科学委員会看護学分科会「高度実践看護師制度の確立に向けて-グローバルスタンダードからの提言」提出 (9月)	
	2012 (平成24) 年	厚生労働省「看護師特定行為・業務試行事業」「看護師特定能力養成調査試行事業」(2月) 厚生労働省「特定行為分類 (案)・教育内容等基準 (案)」提示、意見公募 (9月)		平成24年度診療報酬改定 日本看護系大学協議会「高度実践看護師教育課程 (案)」検討開始 (6月)
	2013 (平成25) 年	厚生労働省「チーム医療推進会議」に係る看護師の研修制度について」報告書 (3月) 提出		
	2014 (平成26) 年	保助看法一部改正 (平成26年6月25日法83) 第37条案2に特定行為が規定、翌年10月施行		平成26年度診療報酬改定
	2015 (平成27) 年	厚生労働省「特定行為及び特定行為研修に関する省令」(平成27年3月3日厚労令33) 厚生労働省「特定行為及び特定行為研修に関する省令の施行等について」(平成27年3月17日医政317第1号) 特定行為研修開始		日本看護系大学協議会臨時総会「高度実践看護師教育課程」が承認、開始 (2月)。高度実践看護師教育課程は、①専門看護師教育課程26単位、②専門看護師教育課程38単位、③ナースプラクティショナー46単位が含まれる

時　期	年　代	看護制度	看護基礎教育	備　考
看護学教育のさらなる充実に向かって歩み出した時期	2017（平成29）年		日本学術会議「大学教育の分野別質保証のための教育課程編成上の参照基準（看護学分野）」公表（9月） 文部科学省「看護学教育モデル・コア・カリキュラム」策定（10月）	
	2018（平成30）年		日本看護学教育評価機構が一般財団法人として発足（10月）	
	2019（令和元）年	厚生労働省「特定行為及び特定行為研修に関する省令の施行通知について」の一部改正（令和元年5月7日医政発0507第7号） 特定行為研修のより効率的な実施について，学習内容等を整理		
	2020（令和2）年		保助看学校養成所指定規則一部改正（令和2年10月30日文科・厚労令3），翌令和3年4月1日施行．総単位数97から102単位に増．専門分野I・II，統合分野を1つにまとめて専門分野に．在宅看護論の名称を地域・在宅看護論に改め，4単位から6単位に増． 【第5次カリキュラム改正】	
	2023（令和5）年		文部科学省「看護学教育モデル・コア・カリキュラム」の改訂検討開始	

付録 資料2　日本の看護基礎教育カリキュラムの変遷（保健師助産師看護師学校養成所指定規則，看護師教育課程を中心に）

年月日	事由	カリキュラム内容（学科）	時間	看護学内容	時間	臨床実習	時間	週	コメント
① 1946（昭和21）年 6月21日	東京看護教育模範学院（Demonstration School of Nursing）・看護教育審議会で検討した新教育課程	教育学，公民，英語，国語，音楽，体操，生物学　公衆衛生，公衆衛生概論及疫学，個人衛生，口腔衛生，環境衛生，産業衛生，学校衛生，農村都市衛生，人口問題，精神衛生，衛生統計，社会保険大意，性病予防　細菌学，消毒学，栄養学及調理法，食事療法，薬物学，理学，身体検査法，皮膚科学，外科学，婦人科学，内科学，眼科学，耳鼻科学，理学療法，異常産科学		看護史及び看護理論　看護学及び看護実習　繃帯学　内科看護法　外科看護法　精神病看護法　手術介補　伝染病学と看護法　小児科学と看護法　産科学と看護法（助産法）　整形外科学と看護法　結核学と看護法　救急処置　公衆衛生看護法　小児母性看護　農村生活調整　患者生活指導　健康教育　看護教育監督法及病室管理					
② 1947（昭和22）年 11月4日 厚令28	保健婦助産婦看護婦養成所指定規則　甲種看護婦養成所学科課程・学科に，内訳に大別・看護学に，看護史・看護論理，一般基礎看護，管理法，科ごとの看護，診療科などを合む・臨床実習は，診療毎の病室／外来の勤務	解剖生理学　病理学細菌学及び消毒法　看護学（内訳は右の通り）　薬理学及び食事療法　薬理学及び調剤法　衛生学　衛生統計　衛生法規　社会学大意及び医事社会事業　物理及び化学　教育及び心理　（小計）　（1,115時間の）ほかに語学（外国語を含む），音楽，体育，その他の教養科目を教授すること	90 70 585 120 45 50 20 15 30 45 45 1,115	看護史及び看護理論　一般基礎看護法　一般医療器械取扱法及び患者運搬法を含む　看護管理法　内科学及び看護法　外科学及び看護法（整形外科学を含む）　救急法及び繃帯法　小児科学及び看護法　産婦人科学及び看護法（結核を含む）　皮膚泌尿器科学及び看護法　眼科学及び看護法　耳鼻咽喉科学及び看護法　理学療法及び看護法　臨床診療介補技術（試験室検査法を含む）　総合症例研究　精神病学及び看護法　（小計）	20 100 15 50 80 45 45 45 30 15 20 10 15 35 585	病室その他の勤務　内科　外科　小児科　産婦人科　伝染病科（結核を含む）　手術室　調理室　精神病科　外来勤務　内科　外科　小児科　産婦人科　皮膚泌尿器科　眼科　耳鼻咽喉科　歯科　理学療法科　精神病科　その他　（小計）	20 100 15 50 80 45 45 45 30 15 20 10 15 35 585	88 15 15 15 12 10 10 8 3 40 4 4 4 4 3 3 3 2 2 3 8 128	総時間数 講義演習 1,115時間以上 ＋ 実習128週

年月日	事由	カリキュラム内容						コメント
		学科	時間	看護学内訳	時間	臨床実習	週	総時間数
③ 1949 (昭和24)年 5月20日 文・厚令1	保健婦助産婦看護婦学校養成所指定規則	解剖生理学	90	看護史及び看護倫理	30	病室その他の勤務	91～98	講義演習 925時間以上 ＋ 実習 107～115週
		細菌学	45	看護学理論及び実地	135	内科	16～20	
		公衆衛生	30	内科学及び看護法｛医師による	60	外科	16～20	
		栄養学及び食事療法（栄養学・食事療法）	45	｛看護婦による	40	小児科	15	
		薬物学（薬物学・調剤法）	30	外科学及び看護法（整形外科学及び手術室勤務を含む）	105	産婦人科	16	
		看護学（内訳は右の通り）	595	一般外科｛医師による	40	｛産婦人科	12	
		化学	45	｛看護婦による	35		4	
		社会学	15	整形外科｛医師による	15	伝染病（結核を含む）	10	
		心理学	30	｛看護婦による	30	手術室	10	
		（小計）	925	理学療法	15	調理室	8	
				伝染病学及び看護法（結核、性病及び寄生虫を含む）	75	外来勤務	16	
		（925時間の内訳） ほかに語学、音楽、体育、その他の教養科目を教授すること		小児科学及び看護法｛医師による	45	内科	3	
				｛看護婦による	25	外科	2	
				産婦人科学及び看護法｛医師による	20	小児科	3	
				｛看護婦による	45	産婦人科	2	
				皮膚泌尿器科学及び耳鼻咽喉科学｛医師による	25	眼科	2	
				｛看護婦による	20	耳鼻咽喉科	2	
				眼科学及び耳鼻咽喉科学及び看護法	15	皮膚泌尿器科	2	
				精神病学及び精神衛生	30	（小計）	107～	
				職業的調整	30		115	
				（小計）	595			
④ 1950 (昭和25)年 9月21日 文・厚令2	保健婦助産婦看護婦学校養成所指定規則一部改正	解剖生理学	90	看護史及び看護倫理	30	病室その他の勤務	84	講義演習 925時間以上 ＋ 実習 100週
		細菌学	45	看護学理論及び実地	135	内科	20	
		公衆衛生	30	内科学及び看護法｛医師による	60	外科	20	
		栄養学及び食事療法（栄養学・食事療法）	45	｛看護婦による	40	小児科（調乳室を含む）	10	
		薬物学（薬物学・調剤法）	30	外科学及び看護法（整形外科学及び手術室勤務を含む）	105	産婦人科	10	
		看護学（内訳は右の通り）	595	一般外科｛医師による	40	｛産婦人科	6	
		化学	45	｛看護婦による	35		4	
		社会学	15	整形外科｛医師による	15	伝染病（結核を含む）	10	
		心理学	30	｛看護婦による	30	手術室	10	
		（小計）	925	理学療法	15	特別調理室	4	
				伝染病学及び看護法（結核、性病及び寄生虫を含む）	75	外来勤務	16	
						内科	3	
						外科	2	

年月日	事由	カリキュラム内容		コメント

⑤ 1951（昭和26）年 8月10日 文・厚令1

事由：
保健婦助産婦看護婦養成所指定規則一部改正
・臨床実習は診療毎の病室／外来の［勤務］から［実習読］に変更
・男子の実習読み替え

カリキュラム内容

（925時間のほかに語学、音楽、体育、その他の教養科目を教授すること）

学科

学科	時間
化学	45
教育学	30
心理学	30
統計	15
社会学	30
（小計）	150

学科	時間
医科学概論	15
解剖生理	90
細菌学	45
精神衛生	15
社会福祉	20
衛生	50
｛個人衛生	20
｛公衆衛生概論	30
栄養	45
薬理	30
看護学（内訳は右の通り）	690
（小計）	1,000

看護学内訳	時間
看護史	20
看護倫理（職業的調整）	90
看護原理及び実際	135
公衆衛生看護概論	10
内科学及び看護法	90
皮膚泌尿器科学及び看護法 ｛医師による／看護婦による｝	60
外科学及び看護法（整形外科学及び手術室勤務を含む）	30
一般外科 ｛医師による｝／整形外科 ｛医師による｝ 看護婦による	110
伝染病学及び看護法（結核及び寄生虫を含む） ｛医師による｝	40
小児科学及び看護法（新生児を含む） ｛看護婦による／医師による｝	40
産婦人科学及び看護法（母性衛生及び助産法概論を含む） ｛看護婦による／医師による｝	15
精神病学及び看護法 ｛医師による｝ 看護婦による	15
眼科学、歯科学及び耳鼻咽喉科学（口腔衛生を含む）	80
皮膚泌尿器科学（性病を含む）	50
理学療法	30
（小計）	690

臨床実習

臨床実習内訳	時間	週
病室その他の実習	20	82以上
内科	20	16
外科	135	16
小児科（調乳室を含む）	10	12
産婦人科	90	14
｛産科 分娩室	60	8
｛　　新生児室		2
婦人科	30	2
伝染病（結核を含む）	110	4
手術室	40	10
特別食調理室	40	10
	15	4
外来実習	15	20以上
内科	80	3
外科	50	2
小児科	30	3
産婦人科	60	3
耳鼻咽喉科	40	2
眼科	20	2
歯科	70	2
皮膚泌尿器科	50	2
保健所	20	1
	25	
	15	
	10	
	40	
	15	
	15	
（小計）	595	102以上

科目	週
小児科	3
産婦人科	2
耳鼻咽喉科	2
眼科	2
皮膚泌尿器科	2
（小計）	100

コメント

総時間数 講義演習 1,150時間以上 ＋ 実習 102週以上

年月日	事由	カリキュラム内容				コメント

⑥ 1956（昭和31）年10月6日　文・厚令2

事由：保健婦助産婦看護婦学校養成所指定規則一部改正

カリキュラム内容

学科	時間	学科	時間
化学	45	医科学概論	15
教育学	30	解剖生理	90
心理学	30	細菌学	45
統計学	15	精神衛生	15
社会学	30	社会福祉	20
（小計）	150	衛生	50
		｛個人衛生	20
		｛公衆衛生概論	30
		栄養	30
		薬理	45
		看護学（内訳は右の通り）	30
		（小計）	690
			1,000

コメント：
臨地実習の病室その他の実習82週以上を84週以上に改め、精神科2を加える。
第27条男子である看護人の学校又は養成所の指定については、この省令の規定を準用する。これ以下に以下が追加される。
第7条9号中「産婦人科の病室」を「精神科の病室」と読み替える。
別表三臨床実習中、病室その他の実習の産婦人科14（産科8、新生児室2）、婦人科4）を精神科14と、外来実習の産婦人科3を精神科3と読み替える。

⑦ 1966（昭和41）年3月29日

事由：文部省改善案

カリキュラム内容

学科	時間	看護学	講義	実習	合計
一般教育科目		看護学総論	210		210
自然科学系（4科目以上）	（135以上）	成人看護学	330	855	1,185
物理学	30	小児看護学	75	225	300
化学	45	母性看護学	120	225	345
生物学	30	（小計）	735	1,305	2,040
統計学	30				
地学	30				
社会学系（3科目以上）	（105以上）				
社会学	30				
心理学	45				
教育学	30				
経済学	30				
法学	30				
人文科学系（3科目以上）	（90以上）				
文学	30				
美術	30				
倫理学	30				
宗教学	30				
史学	30				
専門科目					
医学概論	（135以上）				
解剖学	30				
生理学	45				
生化学	30				
薬理学（薬剤学を含む）	30				
病理学	30				
病原微生物学	30				
公衆衛生	（105以上）				
社会福祉	30				
（小計）	285				

看護学総論 15
成人看護学 45
小児看護学 45
母性看護学 15

コメント：
総時間数　2,835時間
講義演習　1,530時間
＋
実習　1,305時間

年月日	事由	カリキュラム内容	コメント
⑧ 1966 (昭和41)年 7月15日	厚生省意見	**一般教育科目** 自然科学系：物理学 30／化学 45／生物学 30／統計学 30 社会科学系：社会学 30／心理学 45／教育学 30 人文科学系（3科目以上）：文学 30／美術 30／倫理学 30／宗教学 30／史学 30／語学 30　（90以上） 外国語 120／体育 60 （小計）510 **専門科目** 医学概論 15／解剖学 45／生理学 45／生化学 45／薬理学（薬剤学を含む）45／病理学 60／病原微生物学 45／公衆衛生学 15／社会福祉 15／衛生法規 15 （小計）345 **看護学** 看護学総論 15／成人看護学 45／小児看護学 45／母性看護学 45 表（講義／実習／合計） <table><tr><td>看護学総論</td><td>210</td><td></td><td>210</td></tr><tr><td>成人看護学</td><td>450</td><td>1,260</td><td>1,710</td></tr><tr><td>小児看護学</td><td>120</td><td>210</td><td>330</td></tr><tr><td>母性看護学</td><td>120</td><td>240</td><td>360</td></tr><tr><td>（小計）</td><td>900</td><td>1,710</td><td>2,610</td></tr></table>	総時間数 3,465時間 講義演習 1,755時間 ＋ 実習 1,710時間
⑨ 1967 (昭和42)年 11月30日 文・厚令1 【第1次カリキュラム改正】	保健婦助産婦看護婦学校養成所指定規則一部改正 ・基礎科目、専門科目、看護学に大別 ・看護学を4体系に分類（看護学総論、成人看護学、小児看護学、母性看護学） ・実習を週時間数から時間数に変更	**基礎科目** 物理学 30／化学 30／生物学 30／統計学 30／社会学 30／心理学 30／教育学 30／外国語 120／体育 60 （小計）390 **専門科目** 医学概論 30／解剖学 30／生理学 30／生化学（栄養学を含む）30／薬理学（薬剤学を含む）30／病理学 30／微生物学 30／公衆衛生学 30／社会福祉 60／衛生法規 60 （小計）330 **看護学** 看護学総論 15／看護学概論 45／看護技術 45／総合実習 30／成人看護学 45／成人看護概論 45／成人保健 30／成人疾患と看護 15／（小計）330 （内科疾患と看護、外科疾患と看護、整形外科疾患と看護、精神科疾患と看護、泌尿器科疾患と看護、婦人科疾患と看護、眼科疾患と看護、皮膚科疾患と看護、小児疾患と看護、耳鼻咽喉科疾患と看護、歯科疾患と看護、保健所等実習） 表（講義／実習／合計） <table><tr><td>看護学総論</td><td>150</td><td>210</td><td>360</td></tr><tr><td>看護学概論</td><td>60</td><td></td><td>60</td></tr><tr><td>看護技術</td><td>90</td><td>90</td><td>180</td></tr><tr><td>総合実習</td><td></td><td>120</td><td>120</td></tr><tr><td>成人看護学</td><td>495</td><td>1,170</td><td>1,665</td></tr><tr><td>成人看護概論</td><td>30</td><td></td><td>30</td></tr><tr><td>成人保健</td><td>60</td><td></td><td>60</td></tr><tr><td>成人疾患と看護</td><td>405</td><td>1,170</td><td>1,575</td></tr></table>	総時間数 3,375時間 講義演習 1,605時間 ＋ 実習 1,770時間

年月日	事由	カリキュラム内容			コメント
⑩ 1988 (昭和63)年 10月27日	・病室実習を中心にした				

事由

・病室実習を中心にした

日本看護協会看護基礎教育カリキュラム検討委員会 看護基礎教育(3年課程)カリキュラム改善案
・一般教育、看護基礎科目、専門科目に大別
・専門科目を看護学とし、7体系に分類(基礎看護学、成人看護学、小児看護学、母性看護学、精神看護学、地域看護学)

カリキュラム内容

一般教育(6科目360時間) ★は指定科目とする

分類	科目	時間
人文科学	★哲学	60
	倫理学	60
	文学	60
	★心理学	60
	文化人類学	60
社会科学	★社会学	60
	経済学	60
	法学	60
	★教育学	60
自然科学	物理学	60
	化学	60
	生物学	60
	統計学	60
総合科学	生活科学	60
	行動科学	60
	情報科学	60
外国語科目	英語	120
保健体育科目	体育	45
(小計)		525

看護基礎科目

科目	時間
解剖・生理学	90
生化学・栄養学	60
薬理学	30
病理学	45
微生物学	45
社会福祉学	30
(小計)	300

専門科目

専門科目	講義	実習	合計
基礎看護学	255	135	390
看護学概論	75		75
基礎看護技術	180		180
総合実習		135	135
成人看護学	375	270	645
概論	30		30
保健と看護	15		15
健康障害と看護	330	270	600
老人看護学	90	90	180
概論	30		30
保健と看護	15		15
健康障害と看護	45	90	135
小児看護学	120	135	255
概論	15		15
保健と看護	45		45
健康障害と看護	60	135	195
母性看護学	135	135	270
概論	15		15
保健と看護	90		90
健康障害と看護	30	135	165
精神看護学	105	90	195
概論	15		15
保健と看護	30		30
健康障害と看護	60	90	150
地域看護学	45	90	135
概論	15		15
保健と看護	15		15
健康障害と看護	15	90	105
(小計)	1,125	945	2,070

	講義	実習	合計
小児看護学	120	180	300
小児看護概論	15		15
小児保健	30		285(保健所実習を含む)
小児疾患と看護	75	180	
母性看護学	120	210	330
母性看護概論	15		15
母性保健	75		315(保健所等実習を含む)
母性疾患と看護	30	210	
(小計)	885	1,770	2,655

コメント

総時間数 2,895時間
講義演習 1,950時間 + 実習945時間

年月日	事由	カリキュラム内容						コメント
		基礎科目	時間	専門基礎科目	時間	専門科目	時間	専門科目 / 時間	

①

年月日
1989（平成元）年
3月29日
文・厚令1
【第2次カリキュラム改正】

事由
保健婦助産婦看護婦養成所指定規則一部改正
・基礎科目、専門基礎科目、専門科目に大別
・専門科目を5体系に分類（基礎看護学、成人看護学、老人看護学、小児看護学、母性看護学）
・選択必修科目の設定
・男子の実習読み替え廃止

カリキュラム内容

基礎科目：
基礎科目	時間
人文科学2科目	60
社会科学2科目	60
自然科学2科目	60
外国語	120
保健体育（実技を含む）	60
（小計）	360

専門基礎科目：
専門基礎科目	時間
医学概論	30
解剖生理学	120
生化学	30
栄養学	30
薬理学	45
病理学	75
微生物学	45
公衆衛生学	30
社会福祉	30
関係法規	30
精神保健	45
（小計）	510

専門科目：
専門科目	時間
基礎看護学	300
看護学概論	45
基礎看護技術	195
臨床看護総論	60
成人看護学	315
成人看護概論	15
成人保健	30
成人臨床看護	270
老人看護学	90
老人看護概論	15
老人保健	15
老人臨床看護	60
小児看護学	120
小児看護概論	15
小児保健	30
小児臨床看護	75
母性看護学	120
母性看護概論	15
母性保健	30
母性臨床看護	75
（小計）	945

専門科目（コメント欄）：
専門科目	時間
臨床実習	1,035
基礎看護	135
成人看護	630
老人看護	
小児看護	35
母性看護	135
（小計）	1,035
選択必修科目（専門基礎科目、専門科目のうちから選択を行う）	150
・演習および校内実習は講義又は実習は講義に含まれる	

コメント
総時間数 3,000時間
講義・演習 1,815時間
＋
選択必修科目 150時間
＋
実習 1,035時間

---

②

年月日
1996（平成8）年
8月26日
文・厚令1
【第3次カリキュラム改正】

事由
保健婦助産婦看護婦養成所指定規則一部改正
［看護婦教育課程］
・基礎分野、専門基礎分野、専門分野に大別
・看護学の専門分野を専門分野と称す
・専門分野を7体系に分類（基礎看護学、在宅看護学、成人看護学、老年看護学、小児看護学、母性看護学、精神看護学）
・単位制導入

カリキュラム内容

看護婦教育課程　合計93単位

基礎分野：
基礎分野	単位
科学的思考の基盤	13
人間と人間生活の理解	

専門基礎分野：
専門基礎分野	単位
人体の構造と機能	13
疾病の成り立ちと回復の促進	
社会保障制度と生活者の健康	

専門分野：
専門分野	単位
基礎看護学	15
在宅看護論	6
成人看護学	
老年看護学	
小児看護学	
母性看護学	
精神看護学	
臨地実習	21
（小計）	

コメント欄

保健婦教育課程　合計21単位

専門分野	単位
基礎看護学	10
在宅看護論	4
成人看護学	6
老年看護学	4
小児看護学	4
母性看護学	4
精神看護学	
臨地実習	23
基礎看護学	3
在宅看護論	3
成人看護学	8
老年看護学	4
小児看護学	2
母性看護学	2
精神看護学	2
（小計）	59

地域看護学	単位
地域看護学概論	12（10）
地域看護活動論	3（2）
疫学・保健統計学	9（8）
保健福祉行政論（情報処理を含む）	4
保健所実習	2（1）
地域看護学実習	3
	3
（合計）	21（18）

年月日	事　由	カリキュラム内容			コメント

カリキュラム内容

看護師教育課程　合計97単位

区分	科目	単位
基礎分野	科学的思考の基盤 ⎱ 人間と生活，社会の理解	13
専門基礎分野	人体の構造と機能 ⎱ 疾病の成り立ちと回復の促進	15
	健康支援と社会保障制度	6
	（小計）	13
専門分野 I	基礎看護学	15
	臨地実習　基礎看護学	6
専門分野 II	成人看護学 老年看護学 小児看護学 母性看護学 精神看護学 臨地実習	21
	成人看護学 老年看護学 小児看護学 母性看護学 精神看護学	
総合分野	在宅看護論 看護の統合と実践 臨地実習 在宅看護論 看護の統合と実践	
	（小計）	63

保健師教育課程　合計23単位

科目		合計23単位
地域看護学（地域保健・産業保健を含む）	13	12（10）
個人・家族・集団の	10	2
地域看護学概論	3	
生活支援	3	
地域看護活動展開論	38	10（8）
地域看護管理論		
疫学	6	2
保健統計学	4	2
保健福祉行政論	4	3（2）
臨地実習	4	4
地域看護学実習	16	4
（保健所・市町村での実習を含む）	6	
個人・家族・集団の	4	2
生活支援実習	2	
（継続した訪問指導を含む）	2	
地域看護活動展開論	2	
実習	12	
地域看護管理論実習	4	2
	4	
	2	
	2	
（小計）	63	23（20）

年月日

⑬
2008
（平成20）年
1月8日
文科・厚労
令1
【第4次カリキュラム改正】

事　由

・時間数から単位数に変更
・総合カリキュラムでの取得が可能

［保健婦教育課程］
・地域看護学を2体系に分類（総論，地域看護活動論）

保健師助産師看護師養成所指定規則一部改正

［看護師教育課程］
・基礎分野，専門基礎分野，専門分野 I・専門分野 II・総合分野に大別

［保健師教育課程］
・地域看護学を2体系から4体系に分類（地域看護学概論，個人・家族・集団の生活支援，地域看護活動展開論，地域看護管理論）

コメント

年月日	事由	カリキュラム内容 看護師教育課程 合計97単位						保健師教育課程 合計28単位		コメント 合計28単位
		基礎分野	単位	専門基礎分野	単位	専門分野／総合分野	単位	保健師教育課程	単位	コメント
⑭ 2011 (平成23)年 1月6日 文科・厚労 令1 [保健師教育課程] 【第5次カリキュラム改正（保健師）】	保健師助産師看護師学校養成所指定規則一部改正 ・科目名の変更：地域看護学から公衆衛生看護学に改正 ・総単位数が23単位から28単位に改正 ・大学ごとに保健師教育課程を選択できる（☞p.73, 図Ⅲ-10参照）	科学的思考の基盤 人間と生活、社会の理解 （小計）	{13 13	人体の構造と機能 疾病の成り立ちと回復の促進 健康支援と社会保障制度 （小計）	{13 13	**専門分野I** 基礎看護学 臨地実習 基礎看護学 **専門分野II** 成人看護学 老年看護学 小児看護学 母性看護学 精神看護学 臨地実習 成人看護学 老年看護学 小児看護学 母性看護学 精神看護学 **総合分野** 在宅看護論 看護の統合と実践 臨地実習 在宅看護論 在宅看護論 看護の統合と実践 （小計）	{15 6 21 6 4 4 4 16 6 4 2 2 2 12 4 4 4 2 2 63	**公衆衛生看護学** 公衆衛生看護学概論 個人・家族・集団・組織の支援 公衆衛生看護活動展開論 公衆衛生看護管理論 疫学 保健統計学 保健医療福祉行政論 臨地実習 公衆衛生看護学実習（保健所・市町村での実習を含む） 個人・家族・集団・組織の支援実習（継続した指導を含む） 公衆衛生看護活動展開論実習 公衆衛生看護管理論実習 （小計）	13 10 3 3 38 6 4 4 4 16 6 4 2 2 2 12 4 4 4 2 2 63	16 (14) 2 14 (12)（健康危機管理を含む） 2 2 3 (2) 5 5 2 }3 28 (25)

年月日	事由	カリキュラム内容								コメント
		看護師教育課程　合計102単位						保健師教育課程　合計31 単位		
		基礎分野	単位	専門基礎分野	単位	専門分野	単位		合計31 単位	
⑮令和2年10月30日　文科・厚労令3【第5次カリキュラム改正（看護師）／第6次カリキュラム改正（保健師）】	保健師助産師看護師学校養成所指定規則一部改正　[看護師教育課程]・専門分野Ⅰ，専門分野Ⅱ，統合分野を一つにまとめて専門分野に・総単位数が97単位から102単位に改正・在宅看護論から地域・在宅看護論に名称変更	科学的思考の基盤　人間と生活・社会の理解	}14　（小計）14	人体の構造と機能　疾病の成り立ちと回復の促進 / 健康支援と社会保障制度	}16　6　（小計）22	基礎看護学　地域・在宅看護論　成人看護学　老年看護学　小児看護学　母性看護学　精神看護学　看護の統合と実践　臨地実習　基礎看護学　地域・在宅看護論　成人看護学・老年看護学　小児看護学　母性看護学　精神看護学　看護の統合と実践	11　6(4)　6　4　4　4　4　4　23　3　2　}4　2　2　2　（小計）66(62)	公衆衛生看護学　公衆衛生看護学概論　個人・家族・集団・組織の支援　公衆衛生看護活動展開論　公衆衛生看護管理論　疫学　保健統計学　保健医療福祉行政論　臨地実習　公衆衛生看護学実習　個人・家族・集団・組織の支援実習　公衆衛生看護活動展開論実習　公衆衛生看護管理論実習	18(16)　2　16(14)　2　2　4(3)　5　5　2　}3　（小計）31(28)	

付録　資料3　日本の看護継続教育の変遷

時　期	年　代	看護継続教育
	1907(明治40)年	日本赤十字社．看護婦長候補生の1年課程の養成開始，昭和19〜20年中断したが，昭和27年より再開
GHQ指導者による新看護・看護教育制度基盤形成の時期幹部看護婦・保健婦講習会の時期	1945(昭和20)年1947(昭和22)年	4月　看護教育審議会．看護指導者の講習会検討6月　看護教育審議会．厚生省．日本産婆看護婦保健婦協会が就業看護婦に対する短期講習会開催を提案，実施GHQ公衆衛生福祉部看護婦．3ヵ月間の看護婦再教育開始厚生省・日本産婆看護婦保健婦協会共催，甲種看護婦学校専任教員養成講習会(1ヵ月)厚生省．看護業務刷新のため幹部看護婦講習会を全国で開始保健婦会．一般保健婦再教育講習会(5日間)国立公衆衛生院保健婦学科．幹部保健婦再教育開始日本産婆看護婦保健婦協会．保助看再教育講習会(3週間)
	1948(昭和23)年	ロックフェラー財団援助金により戦後初の米国留学厚生省．全国地区別指導看護婦講習会開始(3ヵ月)
保健婦・助産婦・看護婦（准看護婦）専任教員養成講習会の時期	1948(昭和23)年1949(昭和24)年	厚生省．日本産婆看護婦保健婦協会後援，甲種看護婦学校専任教員養成講習会(4ヵ月)厚生省．看護婦専任教員講習会(4ヵ月)厚生省．新制保健婦養成所専任教員講習会(8ヵ月)
	1950(昭和25)年	文部・厚生省．看護婦学校専任教員講習会(3ヵ月)国立公衆衛生院．保健学校養成所専任教員養成を目的とした正規看護学科新設
	1952(昭和27)年	日本赤十字社．幹部看護婦教育部を設置，1年の指導者指導者教育開始厚生省．助産婦学校養成所専任教員講習会(6ヵ月)
	1953(昭和28)年	厚生省・日本看護協会看護婦部会共催，地区指導者講習会，8地区，1〜2ヵ月，昭和34年まで継続
	1954(昭和29)年	国立公衆衛生院．看護婦学校養成所専任教員のための1年課程設置．各県からの推薦制，昭和51年まで継続
	1955(昭和30)年	国立公衆衛生院．助産婦学校養成所専任教員のための1年課程設置．各県からの推薦制，昭和51年まで継続
	1956(昭和31)年1958(昭和33)年	日本看護協会看護婦部会・厚生省共催，第1回看護教育指導者講習会看護婦会，准看護婦教育指導者講習会(1ヵ月)，昭和37年まで厚生省．看護教育指導者短期講習会(9日間)
	1959(昭和34)年1960(昭和35)年	日本看護協会看護婦部会．看護教育指導者講習会(3ヵ月)，昭和43年度まで継続日本看護協会看護婦部会．臨床指導者講習会(1ヵ月)，昭和47年度まで継続
病院の増加及び保健婦・助産婦・看護婦（准看護婦）学校養成所増加に対して，看護管理者養成・看護教育養成時期	1960(昭和35)年	文部省．国公私立大学病院看護管理者講習会実施，昭和57年より千葉大学に委託，厚生省医務課主催看護管理講習会実施
	1962(昭和37)年1963(昭和38)年1964(昭和39)年	日本看護協会看護婦部会．第1回看護管理者研修会(10日間)，昭和47年まで継続日本赤十字社幹部看護婦教育部は日本赤十字社幹部看護婦研修所と改称厚生省．看護教員養成講習会(6ヵ月)予算は国立病院特別会計による(昭和42，43年の保健婦助産婦看護婦学校養成所指定規則の一部改正，教育課程の改正に対処するため)
	1965(昭和40)年1966(昭和41)年	東京大学医学部保健学科に大学院(保健学)設置東京大学医学部保健学科において夏・冬に高等学校看護学科教員現職教育講座開講日本看護協会看護婦部会．看護学校管理者研修会(10日間)，昭和45年まで継続
臨床技術革新・看護の専門化に対応開始の時期	1967(昭和42)年	日本看護協会．第1回成人病看護講習会(1ヵ月)日本看護協会．第1回精神病看護講習会(1ヵ月)日本看護協会．第1回看護コンサルタント研修(10日間)日本看護協会．第1回外科・整形外科看護講習会(1ヵ月)
	1968(昭和43)年1969(昭和44)年	日本看護協会．臨床指導者講習会(成人看護，小児看護，母性看護)日本看護協会．第1回保助看総合研修会開催(3ヵ月)
看護の専門化に対応した看護実践者・看護管理者・看護教育者・看護研究者育成開始の時期	1970(昭和45)年1971(昭和46)年1972(昭和47)年	厚生省．看護教員養成講習会(6ヵ月)は年2回開催となる，受講者急増のため日本看護協会．第1回管理者講習会(3ヵ月)日本看護協会．「日本看護協会看護研修学校」教員養成課程開校，前半6ヵ月間厚生省看護教員養成講習の委託事業，昭和61年度まで
	1973(昭和48)年1975(昭和50)年	日本看護協会．「ICU・CCU」講習会厚生省看護課．幹部看護教育指導者研修会(1年コース)開設神奈川県立看護教育大学校設立，看護教育学科・専門看護学科設置
	1976(昭和51)年	日本看護協会．地域看護コース，人工透析コース日本看護協会．看護のリーダーシップコース
	1977(昭和52)年	日本赤十字社幹部看護婦研修所．年2回入学生受け入れ，希望者増加のため，厚生省医務局看護課に看護研修研究センター設置厚生省．幹部看護教員養成課程教育開始
	1978(昭和53)年	厚生省看護研修研究センター．看護教員養成課程看護婦養成所教員専攻設置，幹部看護教員養成課程(期間1年になる)
	1979(昭和54)年1980(昭和55)年1981(昭和56)年1982(昭和57)年	千葉大学大学院看護学研究科(修士課程)設置聖路加看護大学大学院看護学研究科(修士課程)設置厚生省看護研修研究センター．保健婦養成所教員養成課程開始厚生省看護研修研究センター．助産婦養成所教員養成課程開始千葉大学看護学部付属看護実践研究指導センター開設，継続看護研究部・老人看護研究部・看護管理研究部設置文部省．国公私立大学病院看護管理者講習会開始(2週間)
	1985(昭和60)年	日本看護協会．看護継続教育，看護教育制度の両検討委員会答申

時　期	年　代	看護継続教育
高度看護実践者育成開始の時期	1986（昭和61）年	聖路加国際病院．初のET（ストーマ療法士）スクール開設 徳島大学開放実践センター・総合科学部開設 東京都立医療技術短期大学看護教員養成講座開設 聖路加看護大学大学院看護学研究科（博士課程）設置
	1988（昭和63）年	日本看護協会．訪問看護婦養成講習会
	1990（平成2）年	厚生省．看護職員生涯教育検討会発足
	1993（平成5）年	看護管理者ファーストレベル研修会開始
	1994（平成6）年	看護管理者セカンドレベル研修会開始
	1995（平成7）年	看護管理者サードレベル研修会開始 専門看護師制度（26単位）発足
	1996（平成8）年	日本看護系大学協議会，専門看護師教育課程が審査・認定開始
	1997（平成9）年	認定看護師制度発足
	1999（平成11）年	日本看護協会認定部が認定教育課程を認定看護基礎教育機関と病院の連携協働：新人教育プログラム開発
	2006（平成18）年	厚生労働省医務局，専門分野（がん・糖尿病）における質の高い看護師育成事業実施（各府県40日，20人）
高度実践看護師育成開始の時期	2009（平成21）年	保健師助産師看護師法一部改正：保健師国家試験受験資格1年以上の教育
	2011（平成23）年	保健師助産師看護師学校養成所指定規則一部改正：看護学基礎カリキュラムは，保助看に共通する看護学の基礎＋看護師教育となり，保健師教育・助産師教育は選択制．大学が保健師教育課程を選択する（大学院・大学等）
	2014（平成26）年	保健師助産師看護師法の一部改正：特定行為，特定行為研修が規定され，実施
	2015（平成27）年	日本看護系大学協議会，高度実践看護師教育課程（ナースプラクティショナー46単位）開始．専門看護師26単位は，専門看護師38単位へ移行中
高度実践看護師育成の成熟の時期	2019（令和元）年	日本看護系大学協議会が，ナースプラクティショナー（JANPU-NP）の資格認定審査を開始
	2020（令和2）年	特定行為研修を組み込んだ新たな認定看護師教育の開始・認定看護分野の再編

（髙橋みや子，佐野むね，石鍋圭子，斉藤みちよ，三上れつ：年表戦後看護教育のあゆみと研究学校＜日本看護協会研修学校20周年記念誌＞．日本看護協会看護研修学校，p.191-215，1991年11月を参考に作成）

索　引

看護学テキスト NiCE

看護教育学（改訂第 3 版）　看護を学ぶ自分と向き合う

2009 年 12 月 25 日	第 1 版第 1 刷発行	編集者　グレッグ美鈴，池西悦子
2015 年 7 月 20 日	第 1 版第 4 刷発行	発行者　小立健太
2018 年 3 月 10 日	第 2 版第 1 刷発行	発行所　株式会社　南　江　堂
2023 年 8 月 30 日	第 2 版第 4 刷発行	☎113-8410 東京都文京区本郷三丁目 42 番 6 号
2024 年 2 月 15 日	改訂第 3 版発行	☎(出版) 03-3811-7189　(営業) 03-3811-7239

ホームページ　https://www.nankodo.co.jp/
印刷・製本　小宮山印刷工業

Ⓒ Nankodo Co., Ltd., 2024

看護学テキスト NiCE

- 看護学原論
- 基礎看護技術
- ヘルスアセスメント
- 看護倫理
- 看護理論
- 地域・在宅看護論Ⅰ 総論
- 地域・在宅看護論Ⅱ 支援論
- 成人看護学 成人看護学概論
- 成人看護学 急性期看護Ⅰ 概論・周手術期看護
- 成人看護学 急性期看護Ⅱ 救急看護・クリティカルケア
- 成人看護学 慢性期看護
- 成人看護学 成人看護技術
- リハビリテーション看護
- エンドオブライフケア
- がん看護
- 緩和ケア
- 老年看護学概論
- 老年看護学技術
- 小児看護学Ⅰ 小児看護学概論・小児看護技術
- 小児看護学Ⅱ 小児看護支援論
- 母性看護学Ⅰ 概論・ライフサイクル
- 母性看護学Ⅱ マタニティサイクル
- 精神看護学Ⅰ こころの健康と地域包括ケア
- 精神看護学Ⅱ 地域・臨床で活かすケア

病態・治療論（シリーズ全14巻）

- 【1】病態・治療総論
- 【2】呼吸器疾患
- 【3】循環器疾患
- 【4】消化器疾患
- 【5】内分泌・代謝疾患
- 【6】血液・造血器疾患
- 【7】腎・泌尿器疾患
- 【8】脳・神経疾患
- 【9】運動器疾患
- 【10】感染症/アレルギー/膠原病
- 【11】皮膚/耳鼻咽喉/眼/歯・口腔疾患
- 【12】精神疾患
- 【13】産科婦人科疾患
- 【14】小児疾患

- 災害看護
- 国際看護
- 看護管理学
- 医療安全
- 感染看護学
- 家族看護学
- 看護教育学
- 看護関係法規
- 生化学
- 薬理学
- 微生物学・感染症学
- 看護と研究 根拠に基づいた実践

※最新の情報は南江堂 Web サイトをご確認ください.

 南江堂　〒113-8410 東京都文京区本郷三丁目42-6 （営業）TEL 03-3811-7239 FAX 03-3811-7230　www.nankodo.co.jp

231025IT